Helga Simon-Wagenbach
Klarer Geist – Weites Herz

Verlag Via Nova

Helga Simon-Wagenbach

KLARER GEIST WEITES HERZ

Die Wirkung des integrativen Übens im Yoga

vianova
Verlag Via Nova

Wichtiger Hinweis:
Die in diesem Buch veröffentlichten Übungen wurden von der Verfasserin und vom Verlag sorgfältig erarbeitet und geprüft. Eine Garantie kann dennoch nicht übernommen werden. Eine Haftung der Verfasserin bzw. des Verlags für Personen-, Sach- und Vermögensschäden ist ausgeschlossen.

---

1. Auflage 2013

Verlag Via Nova, Alte Landstr. 12, 36100 Petersberg

Telefon: (06 61) 6 29 73

Fax: (06 61) 96 79 560

E-Mail: info@verlag-vianova.de

Internet: www.verlag-vianova.de / www.transpersonale.de

Umschlaggestaltung: Guter Punkt, München

Abbildungen: Veronika Karl, Yogaschule Nordbayern, Erlangen

Satz: Sebastian Carl, Amerang

Lektorat: Susanne Klein, Hamburg

Druck und Verarbeitung: Appel und Klinger, 96277 Schneckenlohe

ISBN 978-3-86616-250-1

Inhalt

Vorwort von R. Sriram

Yoga lässt sich nicht erlernen in einem Schnellverfahren. Die Erfahrungen, die der Yoga verspricht, ergeben sich allmählich in einem langsamen Reifeprozess. In Helga Simon-Wagenbach haben wir eine Autorin und Yogakundige, die den Weg seit Langem, unablässig und hingebungsvoll beschreitet und dabei tiefe Fragen stellt. Auch dient sie auf verschiedene Weise dem Thema „Yoga“ durch ihr persönliches Leben. Als sie vor 20 Jahre zu mir mit dem Wunsch kam, ihr Wissen bei mir weiter zu vertiefen, hatte sie schon etwa 20 Jahre Yogaerfahrung hinter sich. Ich hatte großen Respekt vor ihrer Bereitschaft, meine Schülerin zu werden, auch wenn sie um einiges älter war als ich und offensichtlich mehr Jahre mit regelmäßigem Üben des Yoga verbracht hatte als ich. Ich sah darin ihren großen Respekt für und ihr tiefes Interesse am Yoga. Und dies erinnert mich an die Bhagavadgita, die den Weg zu tiefem Wissen über ein Thema lehrt: sich dem Thema hingeben, Fragen dazu stellen und dem Thema dienen.

Dass es bei Yoga um viel mehr als bloße Körperübungen geht, ist ein oft wiederholter und viel gehörter Gedanke. Aber worin liegen denn wirklich der Unterschied und das ganze Spektrum des Yogawissens und wie übt man sich in diesen weitreichenderen Aspekten des Yoga? Darüber hört man wirklich wenig. Die drei Standbeine des Yoga sind *Asana*, *Pranayama* und *Dhyanam* – Körperübungen, Atemtechniken und Meditationspraktiken, alle eingebettet in einen spirituellen und geistigen Rahmen. Das vorliegende Buch enthält ein kluges und umfangreiches Wissen über die größeren Dimensionen des Yoga, bleibt aber vollkommen im Bereich der praktischen Übungen. Ein Buch wie dieses ist wichtig in einer Zeit, in der die Popularität des Yoga immens gestiegen und die Entfernung von seinen Wurzeln gleichermaßen gewachsen ist. Die Autorin hat langjährige Erfahrungen in allen Aspekten des Yoga – als Übende und als eine hochgeschätzte, bekannte Yogameisterin. Ich wünsche ihrem Buch viele Leser. Sie vermittelt darin Weisheiten und Erfahrungen, die alle Yogaübenden beglücken und bereichern werden, die mehr suchen als nur ein paar einfache Übungsanleitungen zum Abschalten.

Dezember 2012
R. Sriram

Vorwort

Der Titel meines Buches, „Klarer Geist – Weites Herz“, weist zunächst auf eine Seinsweise hin, deren Verwirklichung in jedem Menschen als Möglichkeit angelegt ist. Sie kann und wird sich prozessartig und schrittweise entfalten, wenn die Zeit dafür reif ist, wenn die Voraussetzungen für diese Reife im entscheidenden Augenblick stimmen.

Was bedeutet das konkret?

Auf welche Art und Weise sich diese besondere Seinsweise im Außen, im Alltag auswirkt, bzw. was sie bewirkt, kann individuell sehr unterschiedlich und vielfältig sein.

Das hängt davon ab,

1. welche psycho-mentalen Fähigkeiten und Möglichkeiten jeder Mensch als Basis mitbringt und in welcher Lebenssituation er sich befindet;
2. welche Entwicklungsschritte, von der Ausgangssituation beginnend und darauf aufbauend, in Folge gewählt und ausgeführt wurden;
3. *wie* ein Mensch sich auf den Reifungsprozess innerhalb seiner Selbst-Entwicklung einlässt. *Wie* ein Mensch übt und diese innere Haltung auf sein äußeres Handeln überträgt, ist bedeutsamer als das *Was.*
   Wenn das *Was* (Inhalte der Übungspraxis und die Situationen im Alltag) im Geiste des *Wie* (der besonderen inneren Haltung) geschieht, dann werden Übung und jede sonstige Aktivität positive Veränderungen mit sich bringen und ein Ausdruck von Lebenskunst sein.

Von der einfühlsamen, ineinandergreifenden Übungspraxis hängt es also weitgehend ab, ob sich in uns Klarheit und Weite sowie äußere und innere Freiheit als anhaltende Wirkung des Übens ausbreiten.

„Die Türe geht nach innen auf“, sagte Karlfried Graf Dürckheim. Im Yogasutra des Patañjali steht im dritten Buch, Sutra 35, der ebenfalls wichtige Hinweis, dass man erst dann seine unvergängliche Wirklichkeit, das reine Sein, erkennen kann *(Purusa jnana)*,wenn im Prozess der Yogapraxis Denken und Fühlen geklärt und vollständig nach innen gerichtet werden können. Erst dann löst sich die bindende Verstrickung in äußere Formen und Ereignisse sowie die Verwicklung in gewohnheitsmäßige Gedanken und Gefühle.

Darüber hinaus erschließt sich dem Übenden dann aber gleichzeitig auch die jeder äußeren Erscheinungsform zugrunde liegende innere Essenz. Das bedeutet, es erschließt sich die subtile Potenzialität (Möglichkeit der Verwirklichung) der einzelnen Sinne, der verschiedenen Gefühle, der ständig wechselnden Gedanken und auch die Essenz der gröberen, materiellen Formen.

Diese Fähigkeiten sind Ausdruck eines erweiterten Einfühlungsvermögens, das mit Einsichten in die unverfälschte Realität verbunden ist. Das bisherige Leben wird dadurch erhellt und kann durch die Bewusstwerdung und die Integration der sogenannten inneren Schattenkräfte transformiert werden.

Alles bisher Beschriebene beruht auf Erfahrung und soll Impuls dafür sein, durch die Beschäftigung mit diesem Buch und durch die integrierten Yoga-Übungsbeispiele Schritt für Schritt eigenes Erfahrungsvertrauen weiterzuentwickeln und zu stabilisieren. *Yoga, Yogameditation, Integrale Yogameditatio*n und die *Kunst des Übens* sind dabei die zentralen Themen.

Der Weg geht von außen (Ausgangssituation) durch immer neue, angepasste Yoga-Übungsschritte nach innen (Innenwahrnehmung), wo dann die geistige und energetische Integration aller Kräfte stattfindet. Dadurch kann sich der alles verwandelnde Bewusstseinsraum jenseits des Denkens öffnen.

Es geht aber nicht nur nach innen, sondern folgerichtig dann auch über die reine Innenschau hinaus in die Transzendenz, in den offenen, weiten Raum hinter den Prägungen der Egostruktur. Dieses „Hintergrundfeld" kann sich wiederum über die durchlässig gewordenen Erfahrungsebenen (Sinne, Denken, Fühlen) als verwandeltes bewusstes Sein im Außen des alltäglichen Lebens verwirklichen.

Da mir dieser innere, integrierende Prozess sehr wichtig ist, sind für mich sowohl das Praktizieren als auch das Lehren des integrativen Übungsweges und der „Integralen Yogameditation" zum unverzichtbaren Lebensthema geworden. Zum besseren Verständnis wird das erste Kapitel meines Buches eine Einführung in diese Thematik sein. Nachfolgend werden dann alle Aspekte des besonderen yogischen Übens beleuchtet, wie sie uns, insbesondere auch durch das Yogasutra des Patañjali, vermittelt werden.

Durchdringt man, möglichst übend, auch den Sinn der verschiedenen Sanskritbegriffe und ihrer Erläuterungen, so kann manches Wort augenblicklich wie ein Schalter wirken, mit dem man das Licht einschaltet und damit bisher noch unbewusste, dunkle Räume ausleuchtet. Es geht einem im wahrsten Sinne des

Wortes ein Licht auf; es wird vieles klarer, das Herz kann weit werden, Staunen, Freude und Vertrauen breiten sich aus! Dabei werden die alten, aber universell bedeutsamen Weisheiten als fundamentale Quelle in das Bewusstsein des heutigen Menschen integriert und können Impulse zu weiteren, differenzierteren Verwirklichungen auslösen.

Die den einzelnen Themen zugeordneten Übungsvorschläge (Praxis) sind als exemplarische Vorschläge zu verstehen, die sich in langjähriger Anwendung bei vielen Menschen bewährt haben. Sie erheben nicht den Anspruch, allein verbindlich und allumfassend zu sein. Viele Übungen sind sehr einfach und können bei entsprechender Kompetenz und Praxis ergänzt, variiert oder vom Schwierigkeitsgrad her vertieft werden.

Die Quelle der meisten *Asana*- und *Pranayama*-Übungen ist die Yogatradition von Sri Krishnamacharya und T.K.V. Desikachar. Viele Übungsimpulse verdanke ich meinem persönlichen Lehrer R. Sriram und der spirituellen Begleitung durch meinen Zen-Lehrer Willigis Jäger. Authentische Lehrer anderer Traditionen haben mir ebenfalls sehr wertvolle Erfahrungen vermitteln können, bei denen es viele Berührungspunkte gibt.

Die Essenz der Erfahrung kennt keine Unterschiede, sie ist grenzenlos!

Einführung

Ein integraler Übungsweg und die „Integrale Yogameditation"

Was ist ein integrativer Übungsweg? Was ist unter „Integraler Yogameditation" zu verstehen? Im Kontext der west-östlichen Weisheitslehren ist Yoga, und damit auch die Integrale Yogameditation, ein eigenständiger, ganzheitlicher Übungs- und Erkenntnisweg, der insbesondere auch den Alltag mit seinen Herausforderungen integriert.

Nach den Erkenntnissen von Bewusstseinsforschern, Philosophen und Lehrenden muss ein integraler Weg von den folgenden drei Grundvoraussetzungen ausgehen, wenn er zukunftsweisende, sich durch Nachhaltigkeit und Heilung auszeichnende Bedeutung haben soll:

1. Die grundlegende Fähigkeit zur Selbsttranszendenz

Aufgrund der seit Jahrtausenden gewachsenen tiefen Erfahrungen einzelner hoch entwickelter Menschen, speziell durch die Meditation, kann man davon ausgehen, dass in jedem Menschen die Fähigkeit zur Selbsttranszendenz (Überschreitung der vom Denken dominierten Egostruktur) und zur Erfahrung der innewohnenden Non-Dualität (Einheit, *A-dvaita*) angelegt ist.

> „Der menschliche Organismus hat mit seinem Gehirn,
> in seiner gegenwärtigen Form, die Kapazität
> für diese höheren Zustände."
> **KEN WILBER**

Diese Grundaussage gilt unabhängig von der historischen Zeit und dem jeweiligen Kulturraum. Der Weg der Verwirklichung ist jedoch vom Zeitgeist und den konkreten Bedingungen, unter denen Menschen praktizieren, geprägt.

Die von Wilber erwähnte grundsätzliche Kapazität des menschlichen Gehirns für „höhere Zustände“ wird durch die fortschreitenden Ergebnisse der Hirnforscher unserer Zeit nicht nur bestätigt, sondern noch übertroffen. Das im Gehirn angelegte Potenzial erweitert sich signifikant durch meditative Übungen, die über lange Zeit praktiziert werden.

2. Die Sinnfragen des Menschen

Durch die konditionierte, ausschließliche Bindung an die äußere, eingrenzende Existenz (Egostruktur und das jeweilige Umfeld) bleibt die Erfahrung des allumfassenden Bewusstseins zunächst unbewusst.

Leidvolle Empfindungen wie Enge und des Getrenntseins oder andererseits eine übersteigerte Egozentrik sind die Folgen. Daraus entstehen die auch uns bekannten Sinnfragen: „Wer bin ich eigentlich?“, „Warum leide ich?“, „Was ist der Sinn meines Lebens?“, „Gibt es noch eine andere, tiefere Erfahrungsebene außer meinen Gedanken und Emotionen?“

Diese Fragen und der dabei empfundene Leidensdruck sind die wichtigste Motivation für eine positive Veränderung durch einen integrativen Übungs- und Heilungsprozess.

3. Der Körper

Alle äußeren und inneren Wahrnehmungsebenen des Menschen (Körper, Atem, Sinne, Gefühle und Gedanken) müssen durch eine energetische und bewusst wahrgenommene Balance zur Ganzheit integriert werden.

Dieses dynamische Geschehen ist die Voraussetzung für eine tiefe Erfahrung, die nicht aus dem Denken und dem Nachdenken kommt. Sie kann eine stabile, andauernde Veränderung des Menschen und seines Handelns in der Welt bewirken.

> „Ein Körper ist die energetische Unterstützung
> der verschiedenen Zustände und Ebenen des Geistes.“
> **KEN WILBER**

Wenn die Yoga-Praxis eine differenzierte und gleichzeitig ganzheitlich positiv verändernde Wirkung auf das ganze „System Mensch" haben soll, so ist es von großem Vorteil, auch um die verschiedenen Wahrnehmungsebenen zu wissen. Erst dann kann man gezielt die inneren und äußeren Zustände erspüren und beim Üben Prioritäten setzen.

Rückblick auf die Anfänge der Weisheitslehren

Advaita Vedanta *(*die Lehre vom ungeteilten Sein) und die Upanischaden haben schon etwa seit 900 v. Chr. die mystische, innerlich erfahrbare Weisheit von der Einheit der Wirklichkeit gelehrt. Das absolute, unteilbare Sein verwirklicht sich demnach, neben allen anderen Formen, insbesondere auch als Mensch.

Eine der Kernaussagen in den Upanischaden lautet: „*Aham Brahman asmi* – Ich bin Brahman bzw. ich bin das Absolute." (Brhadaranyaka-Up.) Dieses absolute, noch in sich ruhende Bewusstsein manifestiert sich durch das Wirken seiner dynamischen Kraft (*Prana)* auf sehr differenzierte Art und Weise als drei miteinander kommunizierende sogenannte „Körper" (*Sariara*). Jede dieser drei menschlichen Wahrnehmungsebenen birgt in sich vom Groben zum Feinen und bis zum Subtilsten, also von außen nach innen, insgesamt fünf Umhüllungen bzw. Verhüllungen (*Kosa*) des Wesenskerns (*Atman).* (Taittiriya-Up.)

Alle sind während unserer Körperlebenszeit in einer sich ständig verändernden Austauschbewegung. Der Begriff „Bewegung" ist in diesem Zusammenhang sehr wichtig, damit wir uns die einzelnen Ebenen nicht als statische Formen oder Zustände vorstellen, sondern am Beispiel unserer eigenen Existenz das dynamische Prinzip des Lebens verstehen und erfahren.

Um jedoch die Vernetzung der scheinbar verschiedenen Kräfte und die zugrunde liegende Einheit mit dem Wesenskern erkennen zu können, muss dieses dynamische Veränderungsgeschehen innerhalb aller Wahrnehmungsebenen durch Achtsamkeit und Übung bewusst gemacht werden und zu einer zentriert fließenden Balance kommen. Nur in dieser Erfahrung erkennt man dann die Einheit in der Vielfalt des eigenen Lebens und der Welt. Man weiß intuitiv, wer man jenseits aller Bewegungen, Ablenkungen, Blockaden und Konditionierungen in der Wesenstiefe ist.

Wir sind dieses alles schaffende, alles umfassende, alles mit Leben erfüllende und alles verändernde Bewusstsein. Wir erfahren es auch als Ur-Wirklichkeit und erkennen, dass diese Essenz nicht nur der Urgrund des Menschen ist, sondern gleichzeitig auch die Quelle aller Erscheinungsformen des Universums.

Das, was wir zutiefst sind, manifestiert sich durch gemeinsam wirkende Strukturen und Erfahrungsebenen als eine individuell gestaltete Form in Raum und Zeit.

Die hier beschriebene spirituelle Erfahrung kommt nicht aus der Ebene des Denkens sondern, wie schon gesagt, aus der Intuition. Wenn wir in einem ganz besonderen inneren Zustand sind, z.B. in tiefer Meditation, in der Verschmelzung mit einer Musik, einem Bild, einem Naturschauspiel oder in der Liebe, berühren wir unsere Wesenstiefe, die Ur-Wirklichkeit.

Worte, Gedanken und Handlungen, die direkt nach einer derartigen Erfahrung auftauchen, sind intuitiv und entspringen nicht dem rationalen Nachdenken. Berührt man sehr oft durch sich wiederholende Übungen die eigene Tiefe, so stabilisiert sich die intuitive Ebene und wird nachhaltig zur authentischen äußeren Handlungsqualität. Das ist sehr bedeutsam für alle lehrenden und für alle therapeutisch wirkenden Menschen.

Der Religionsphilosoph und Etymosoph Roland Ropers hat diesen Prozess in einem Vortrag sehr anschaulich erläutert: „Bevor wir intellektuell werden können, müssen wir intuitiv sein. Das lateinische Deponens *intueri* bedeutet: hineinschauen, nach innen blicken. … Nachdem wir tief in uns selbst innen hineingeschaut haben, können wir an der Quelle des Ur-Grundes die Edelsteine des Wissens aufsammeln: ‚*intra legere*‘, im Inneren sammeln und lesen. Intellekt ist ein ständiges Sammeln an der Quelle“.

Intellekt und Ratio werden oft miteinander verwechselt oder einander gleichgesetzt. Ratio, das rationale Denken, kommt aus unserer begrenzten mentalen Struktur, die im Yoga und auch im Buddhismus als *Citta* (engl. *mind)* bezeichnet wird. Die Ratio hat einen sehr hohen Wert für die Bewältigung unseres täglichen Lebens. Identifiziert man sich jedoch ausschließlich mit dieser, bei aller Wertschätzung doch eingeschränkten Ebene, so kann dadurch die umfassendere Wirklichkeit des Geistes (Sanskrit *cit,* engl. *spirit*) verborgen bleiben. Das ist dann im wahrsten Sinne des Wortes eine Verhüllung (*Kosa*).

Demgegenüber ist der Intellekt im vorher beschriebenen Sinne eine offene, unbegrenzte Qualität des Denkens, die aus der Erfahrung der Wesenstiefe kommt und intuitiv ist. In der Tiefe hat unser Bewusstsein Zugang zu allen Möglichkeiten (Potenzialitäten), die in uns ruhen, und die sich dann durch die Intuition realisieren können.

Die Fähigkeit zur Intuition ist mehr oder weniger in jedem Menschen angelegt. Ihre Realisierung im äußeren Leben als kreativer Einfall, als intuitive Eingebung in einer speziellen Situation, fällt aber selten nicht einfach so vom Himmel als „reiner Zufall". Nein, es bedarf meistens einer ganzheitlichen Vorbereitung: über die spürende Achtsamkeit in der Übung mit dem Körper, dem Atem und dem Geist.

Die einfachste Art und Weise der Vorbereitung sind: das Innehalten, das Verändern des gewohnten Alltagsrhythmus (Verlangsamung), das Fokussieren der Sinne und Gedanken, die Stille und das zeitweise Schweigen. Werden diese einfachen Vorbedingungen begleitet von unterstützenden Übungen, insbesondere in Verbindung mit dem Atem, dann fällt uns der besondere Gedanke, die besondere Kreativität, im wahrsten Sinne des Wortes zu. „Zufall" bekommt dann einen ganz anderen Sinn.

> „Der Zufall trifft nur einen vorbereiteten Geist."
> **LOUIS PASTEUR, 1822–1895**

Es ist also entscheidend, dass wir unsere Wahrnehmungsebenen spüren, klären, integrieren und transformieren. Besonders wichtig ist dabei, mit welcher inneren Einstellung, mit welchen Methoden, und mit welchen Inhalten wir das tun.

1. Der grobstoffliche, äußere Körper

Der sogenannte grobstoffliche Körper besteht insbesondere aus den Knochen, den Muskeln, der Haut, den Geweben und den Sinnesorganen. Er ist die äußerlich sichtbare und innerlich spürbare Verhüllung (*Kosa*) unserer unteilbaren Wesensnatur (hier *Brahman* genannt). Innerlich spürbar sind insbesondere seine konkreten Funktionen: Nervensystem, Blutkreislauf, Atmung. Er ist dadurch die „energetische Stütze" des Wachbewusstseins und unterstützt die Ebene des materiellen Geistes. In der Taittiriya-Upanischad heißt er *Annamaya-Kosa,* die aus Nahrung gemachte und durch Nahrung erhaltene Hülle.

„Wachbewusstsein" bedeutet, Wahrnehmung und Aufmerksamkeit sind vorrangig nach außen gerichtet und mit äußeren Formen und Situationen identifiziert. Dieser grobstoffliche Körper ist aber auch die individuell ganz besondere und einmalige Gestalt, mit der und durch die sich jeder Mensch als Teil der Welt erkennt. Über die Sinne macht er konkrete Erfahrungen und ist fähig zu handeln.

Der grobstoffliche Körper ist zwar eine sehr dichte und vergängliche Verhüllung unseres unvergänglichen Seins, gleichzeitig aber auch eine schützende Hülle nach außen und nach innen während unserer Körperlebenszeit. Manchmal wird er auch als Gefäß oder sogar als Tempel des Geistes bezeichnet, um seine Bedeutung für unsere ganzheitliche Entfaltung zu unterstreichen. Er ist aber keinesfalls „nur" ein Gefäß. Auch der qualitativ noch höher zu bewertende Begriff „Tempel" trifft nicht die ganze Wirklichkeit. Das, was als Körper bezeichnet wird, ist von seiner differenzierten Vielschichtigkeit her eine Ganzheit, ein Holon, das nicht nur Raum für die Bewegungen des Geistes bietet, sondern selbst eine Manifestation des hinter allen Formen wirkenden Bewusstseinsfeldes ist. Somit ist der Körper, auch in seiner festen, gröberen Struktur, Wahrnehmungsorgan für jede Erfahrung. Damit er seine Aufgaben erfüllen kann, muss er als wertvolles Instrument sorgsam respektiert und verantwortungsvoll behandelt werden.

Die Bedeutung des Körpers auf dem spirituellen Weg hatte man in der Zeit der Upanischaden jedoch noch keineswegs erkannt. Im Gegenteil, der Körper wurde sogar missachtet und die gesamte Aufmerksamkeit ausschließlich auf die geistige Ebene ausgerichtet. Erst durch die viel spätere Entwicklung zum Tantrismus (ab ca. 500 n. Chr.) entstanden ein ganzheitliches Körperbewusstsein und die Erkenntnis, dass der Körper als Wahrnehmungsorgan eine tragende Funktion im vielfältigen Netz des Lebens hat.

Der Mensch wurde nun als eine energetisch zusammenwirkende Einheit erlebt, und *Prana,* die Lebenskraft, die gleichzeitig mit Bewusstsein einhergeht, stand nun im Mittelpunkt. Auf dieses Wissen gestützt, entwickelten sich dann vielfältige, praktische Übungswege, die auch als *Hatha-Yoga* bezeichnet werden.

Die im wahrsten Sinne des Wortes An-Wesenheit (Präsenz) des höchsten Bewusstseins (*Brahman*) innerhalb aller menschlichen Wahrnehmungs- und Ausdrucksformen (Immanenz) wird in den Upanischaden als *Atman* (Selbst) bezeichnet, abgeleitet von *an*, „atmen, leben". Diese Definition ist Ausdruck der tiefen, mystischen Erfahrung:

„Ayam atma Brahma – Dieses Selbst ist das Absolute." (Mandukya-Up.)

Jeder atmende, lebendige Mensch ist eine Verwirklichung des Höchsten. Folgerichtig spricht die Taittiriya-Upanischad im Modell der Körperhüllen nicht nur von *Kosa,* sondern erweiternd von:

- *Annamaya-Atman*
- *Pranamaya-Atman*
- *Manomaya-Atman*
- *Vijnanamaya-Atman*
- *Anandamaya-Atman*[1]

Man kann das als Hinweis darauf verstehen, dass sich der absolute Wesenskern des Menschen (*Atman*) als innere Erfahrung durch energetische Prozesse sehr differenziert ausdrückt. Dem vom Denken beherrschten Alltagsgeist erscheinen diese subtilen Wahrnehmungsebenen als Verhüllungen (*Kosa*), durch die er sich in manchen Situationen eingeengt und von seinem Innersten getrennt fühlt.

Wie der Körpergeist sich selbst und die ihn umgebende Welt wahrnimmt, *wie* der einzelne Mensch reagiert und agiert, hängt entscheidend davon ab, wie klar, einfühlsam, unverfälscht und umfassend sich seine Gedanken und Gefühle durch eine tief greifende innere Entwicklung nach außen ausdrücken können. Ansonsten sind und bleiben sie eben nur ein kleiner, begrenzter Ausschnitt der eigentlichen, innewohnenden Möglichkeiten.

Aus diesem Grunde ist es auch heute noch sehr wichtig und hilfreich, sich mit den weiteren Hinweisen zum inneren, feinstofflichen Körper in der Taittiriya-Upanischad zu beschäftigen.

2. Der feinstoffliche, innere Körper

Diese Ebene ist die vielschichtigste und bedeutungsvollste für unsere Verwirklichung als Mensch während unserer Körperlebenszeit. Sie ist die „energetische Stütze“ (Ken Wilber) für alle inneren Prozesse und Informationen, die der Psyche zugeordnet werden können.

In den Upanischaden wird der feinstoffliche innere Körper dem Traumbewusstsein zugeordnet. Im Traumbewusstsein wechseln wir von außen nach innen. Eindrücke vergangener Erfahrungen können sich zeigen; sie kommen aus dem Unterbewusstsein, aus dem sogenannten „Schatten“ in unsere bewusste Wahrnehmung und können auf der körperlichen Ebene konkret erfahrbare Reaktionen auslösen wie z.B. Angst, Herzklopfen, veränderte Atmung etc.

---

1 Siehe dazu: Eckard Wolz-Gottwald: *Yoga-Philosophie-Atlas*, S. 59.

Innerlich können sich die Schattenanteile unseres Bewusstseins als Träume zeigen. Wir sprechen in diesem Zusammenhang oft auch von sogenannten Albträumen, wenn es sich um bedrohliche Energien und Bilder handelt. Meistens sind es unangenehme und bedrohliche Erlebnisse, die unser Bewusstsein in das Schattenreich unserer Psyche bewusst oder unbewusst verdrängt. Kommen sie ans Licht des Traum- oder auch des Tagesbewusstseins, so fordern sie uns eindringlich zum Reagieren und Handeln auf. Sie sind „Rufer in der Wüste"; wir erschrecken heftig, wenn sie sich zeigen. Wir müssen aber lernen, hinzuschauen und zu akzeptieren, dass auch diese Kräfte zu uns gehören und verstanden werden wollen. Für alles, was zu uns gehört, tragen wir Verantwortung und müssen uns einfühlsam darum kümmern. Meistens braucht man dazu Begleitung.

Genauso zeigen sich aber auch positive und beglückende Träume oder Erinnerungen. Sie können eine Widerspiegelung freudiger Erlebnisse sein, die unser Leben bereichert und beglückt haben. Es kann auch das aufsteigen, was als *Ananda* (Glückseligkeit) bezeichnet wird und nichts mit äußeren Wunscherfüllungen und schönen Erlebnissen zu tun hat. In dieser Erfahrung berühren wir unser tiefstes Wesen. Durchdrungen von unbeschreiblicher Freude ruhen wir im leidfreien Raum des unvergänglichen Seins.

Im Verlauf eines integrativen Reinigungsweges können im Traumbewusstsein auch kreative Intuitionen aufsteigen, die für unser Leben richtungsweisend und Ausdruck einer offenen Weite des reinen Bewusstseins sind. Auch sie zeigen sich meistens als Bilder und Gefühle. Diese Intuitionen sind energetische Bewusstseinsimpulse, die aus der Tiefe kommen. Wenn sich durch eine bestimmte Übungspraxis, manchmal auch plötzlich, eine innere, fließende Balance aller Kräfte einstellt, dann kann die intuitive Einsicht etwas ganz Neues, Unerwartetes, Heilsames ans Licht bringen. Wir verstehen diese Intuitionen oft auch als den Ruf, als den Weckruf unserer inneren Stimme, und wissen dann ganz genau, dass wir ihr vertrauen können.

Die inneren Sinne

Im intuitiven Gewahrsein öffnen sich nach und nach immer mehr auch die Fähigkeiten der inneren Sinne:

- LAUSCHEN IN DIE STILLE
  Im Yoga sprechen wir beim Lauschen in die Stille, nachdem ein Ton verklungen ist, vom „Nachklang", z.B. vom Nachklang des Mantras OM. Das heißt,

wir nehmen lauschend die innere Berührung der verklingenden Schwingung wahr. Diese Form des Lauschens ist gleichbedeutend mit höchster Präsenz. Wir berühren bei diesem Nachlauschen unseren eigenen Urgrund und verschmelzen wieder mit ihm zur ursprünglichen Einheit.
Das Lauschen und Nachlauschen auf alle feinen Naturgeräusche führt uns ebenfalls, wenn wir einmal wirklich innehalten und still sind, in die Berührung mit dem reinen Sein, aus dem diese Laute kommen. In der Tradition der Zen-Meditation gibt es zu dieser „Lauschhaltung" ein Koan:
„Wenn Du auslöschst Sinn und Ton, was hörst Du dann?"

- INNERES SCHAUEN
  Das innere Schauen wird in der indischen Tradition auch als *Darsana* bezeichnet und auf die innere Einsicht in eine Lehre oder eine Übungspraxis bezogen. P.Y. Deshpande, ein Kommentator des Yogasutra von Patañjali, schreibt in seinem Vorwort zu „Patañjali. Die Wurzeln des Yoga": „Der Titel ‚Yoga Darsana' weist auf eine Schau oder eine Vision hin, die nicht durch die physischen Augen erreicht werden kann. Sie kann nur erlangt werden durch einen Daseinszustand, ‚Yoga' genannt – daher ‚Yoga Darsana'".
  In der Mystik des Abendlandes spricht man u.a. vom „Schauen ins nackte Sein". Erst, wenn die physischen Augen geschlossen sind, „*myein*" (griech., die Augen schließen), zeigt sich die verborgene, geheime Urwirklichkeit, das reine Sein.

- INNERES SPÜREN
  Das innere Spüren bedeutet, dass man im intuitiven Prozess nicht mehr nur vordergründig über die Haut, über äußere Berührung oder spontan ausgelöste Gefühle spürt, sondern innerlich ergriffen ist von der subtilen Schwingung des bewussten Seins. Sie breitet sich in diesem Seinszustand wellenförmig durch alle Daseinsschichten aus.

- INNERES SCHMECKEN
  Das innere Schmecken kann man in seiner tiefen Bedeutung nur verstehen, wenn man weiß, dass mit dem lateinischen Wort *sapientia* sowohl der Geschmack (*sapere* = schmecken) als auch die Weisheit gemeint ist. Weisheitslehrerinnen und Weisheitslehrer sprechen in diesem Zusammenhang oft auch vom „einen Geschmack", der das ganze Sein erfasst. Das bedeutet, dass man sich die erfahrene Wirklichkeit im wahrsten Sinne des Wortes *einverleibt,* mit ihr auf allen Wahrnehmungsebenen eins wird und in ihr aufgeht.

Mit dem Öffnen der inneren Sinne im intuitiven Prozess, der einem Versenkungsgeschehen entspricht, geschieht von ganz alleine ein fließender Übergang in die Erfahrung der Einheit, in die Erkenntnis der unteilbaren Ur-Wirklichkeit.

Die beschriebenen Inhalte des Unterbewusstseins bzw. des Traumbewusstseins können in bestimmten Situationen auch in das Wachbewusstsein einbrechen und dort sowohl labile Balancen als auch Disbalancen, d.h. Ungleichgewichte, auslösen, die für die Bewältigung des äußeren Lebens Impulse geben. Auf den spirituellen Übungs- und Therapiewegen sind das Zeichen dafür, dass sich Strukturen durch Bewusstwerdung verändern, denn die innere und die äußere Wahrnehmung wirken wechselseitig aufeinander und sind immer fließend miteinander verbunden.

Sowohl die Träume als auch ihre Aus- und Einwirkungen im Wachbewusstsein sind unabhängig von ihrer Färbung positive und heilsame Erfahrungen. In manchen Fällen ist für das Verstehen und die Integration dieser Erfahrungen, wie schon mehrfach in anderen Zusammenhängen erwähnt, eine Wegbegleitung wünschenswert, damit der innere Prozess zur Reifung und nicht zur Irritation und zum Leiden führt.

Die Inhalte der Träume sind in den meisten Fällen keine konkreten Abbildungen der Realität und auch keine Prophezeiungen. Es sind Herausforderungen, die uns zum Hinschauen und zum Annehmen auffordern, damit wir angemessen damit umzugehen lernen und entsprechend handeln können. Sie gewähren in jedem Fall einen Einblick in die inneren Wirklichkeiten unseres Daseins mit einem dynamischen Potenzial an Möglichkeiten. Sie sind energetische Bewusstseinsprozesse. Genauso verhält es sich mit den sogenannten Tagträumen, die ebenfalls auf verschiedene Art und Weise therapeutische Bedeutung und vielschichtige Anwendungsmöglichkeiten beinhalten. Statt von Tagträumen könnte man auch von Imaginationen oder Vorstellungen sprechen.

Diese Erfahrungen werden im Yoga vielfach als Übungsaspekte integriert. Man spricht dann von *Bhavana* (Visualisationen oder Vorstellungen), die Bilder von Situationen und Eigenschaften mit Einfühlung (Empfindung) und Reflexion verbinden. Auf die bedeutsame Praxis mit *Bhavana* werde ich in einem späteren Kapitel näher eingehen.

Die Kosa

Der innere, feinstoffliche Körper hat drei differenzierte, aber auch gleichzeitig ineinander übergehende und ineinander wirkende Funktions- und Erfahrungsebenen:

1. die Ebene des *Prana,* der Lebens- und Bewusstseinsenergie vor allem in Beziehung zum Atem *(Pranamaya-Kosa/Pranamaya-Atman).*
2. die Ebene des *Manas,* der mentalen und emotionalen Bewegungen des denkenden Geistes *(Manomaya-Kosa/Manomaya-Atman).*
3. die Ebene eines schon weitgehend geklärten Geistes, der sich durch Einsicht, Intuition und Unterscheidungsfähigkeit auszeichnet *(Vijnanamaya-Kosa/Vijnanamaya-Atman).* Auf dieser Ebene ist geistige Weite und Klarheit im Sinne von Weisheit möglich. Das Hintergrundsfeld des unteilbaren, reinen Bewusstseins wirkt sich nun durch Intuition und Kreativität auch auf unser Alltagsdenken und Fühlen (*Citta*) heilsam verändernd aus. Diese geistige Wirkkraft wird im Sanskrit als *Buddhi* bezeichnet. Die verändernde Schwingung durchdringt dann gleichermaßen auch alle anderen Ebenen, die zwar unterschiedlich erfahrbar, aber niemals voneinander getrennt sind. Sie sind ein hoch differenziertes „ Beziehungsgefüge". Die daraus resultierende tief greifende Entwicklung ist zwar zunächst ein kaum merkbares Geschehen, das aber nach und nach die bisherige, konditionierte Egostruktur transparent (durchlässig) werden lässt und sich fortschreitend im Außen des Alltags als ganzheitlich verändertes Handeln verwirklicht. *Vijnanamaya-Kosa* ist das offene Tor zur Transzendenz.

„Wo Klarheit herrscht, steht Handeln unter keinem Druck."
T.K.V. DESIKACHAR

„Unser Denken bestimmt unser Handeln."
HANS-PETER DÜRR

Auf allen diesen miteinander wirkenden Ebenen des feinstofflichen oder inneren Körpers kann Bewusstwerdung und Heilung (*Cikitsa*) geschehen, insbesondere durch ausgewogene Ausführung von konkreten Übungen und durch differenzierte, besondere Anwendungen. Alle Wahrnehmungsmöglichkeiten werden dabei mit einbezogen: der Atem, die Sinne, die Empfindungen, die Reflexion nach dem Üben, Intuition und Einsicht sowie die verbale und non-verbale Kommunikation.

Die besondere Bedeutung von Pranamaya-Kosa

Prana in Form von Lebenskraft, Atem und Bewusstsein ist das verändernde und alle Ebenen integrierende Element, die feinstoffliche Wirkkraft des Lebens. Er ist die lebendige Brücke zwischen Körper und Geist.

Für mich ist deshalb *Pranamaya-Kosa* die wichtigste Funktionsebene des subtilen, inneren Körpers, die integrieren, zentrieren und heilen kann. Und zwar sehr differenziert durch die unzähligen *Prana*-Bahnen (*Nadi*), durch die in unserem Körper ein lebendiger Fluss möglich ist. Man spricht von 72.000 *Nadi,* durch die *Prana* mit allen Potenzialen (Kraft, Lebendigkeit, Bewusstsein) strömt, wenn die Bedingungen dazu vorhanden sind bzw. geschaffen werden. Der Begriff „*Nadi*" kommt von *nad,* das wiederum Bewegung, Antrieb und auch Schwingung bedeutet.

Innerhalb dieses Fließens befinden sich in elementar wichtigen Körperregionen rotierende und pulsierende *Prana*-Verdichtungen, die man mit der Bewegung eines Rades vergleicht und deshalb *Cakra* (Rad, Kreis) nennt. Nach Klausbernd Vollmar sind die *Cakra* energetische Zentren im feinstofflichen Körper, deren Aktivität man bei entsprechend entwickelter spürender Achtsamkeit manchmal deutlich wahrnehmen kann. Durch sie werden auch Impulse der Außenwelt aufgenommen und verarbeitet. Man kann sie auch als „Energiewirbel" bezeichnen, in denen sich energetische, subtile Informationen von innen und außen vermischen und die Impulse für unterschiedliche Gefühle, Gedanken und Selbstheilungskräfte sein können.

Der Psychoanalytiker Carl Gustav Jung (1875–1961) hat die *Cakra* als „Symbole für menschliche Bewusstseinsstufen" und auch als „Symbole der Wandlung" bezeichnet. Im Sinne der „Integralen Spiritualität" und auch im Sinne des Verständnisses von Yoga bedeutet das Wandlung oder Transformation durch innerlich stattfindende Integration, die wiederum zur Ganzheit und Transzendenz führt.

Das hier erwähnte Konzept der *Nadi* und *Cakra* als sehr subtile Erfahrungsebenen des *Pranamaya-Kosa* verdanken wir einer Entwicklung, die erst durch die Erkenntnisse des Tantrismus (ab ca. 500 n. Chr.) möglich war.

Das, was in der Taittiriya-Upanischad als Konzept erläutert wurde, füllt sich nun im Tantrismus mit Leben im wahrsten Sinne des Wortes. Lebenskraft und Bewusstseinskraft sind nicht mehr getrennt. Sie sind die Einheit des immerwährenden Lebens. Alle Erfahrungsmöglichkeiten des Menschen dienen, wie feine Instrumente, dem Ausdruck dieser Einheit, sowohl als vergängliche Prozesse wie auch als unvergängliches Sein, das hinter aller Veränderung steht.

Die Vayu

Bei der Durchdringung der vielfältigen Aspekte von *Prana* ist es für die Übungspraxis unverzichtbar, auch das Konzept und die praktische Anwendung der fünf verschiedenen *Vayu* (Energiebewegungen/Energiefunktionen, Lebenskräfte) in unserem inneren Körper zu verstehen. Das Sanskritwort *Vayu* bedeutet wörtlich „Wind, Luft".

Wie zu den fünf *Kosa,* so finden wir auch zu den fünf *Vayu* sehr wertvolle Hinweise in den Upanischaden, konkret in der Prasna-Upanischad. Eingebettet in eine kleine Legende erfahren wir dort Entscheidendes für die Übungspraxis im Zusammenwirken von fünf unterschiedlichen Aspekten des *Prana.* Sie gewährleisten die lebenserhaltenden, reinigenden und stärkenden Prozesse in den einzelnen Körperregionen. Die Voraussetzungen für dieses integrierte Wirken müssen durch eine gut durchdachte Übungspraxis geschaffen werden.

Die beiden grundlegenden und direkt aufeinander bezogenen *Vayu* sind *Prana-Vayu* (Brustraum) und *Apana-Vayu* (unterer Bauchraum). Alle Zustände und Aktivitäten in diesen beiden Räumen können durch die Einatmung, die auch *Prana* genannt wird, und durch die Ausatmung, die auch *Apana* genannt wird, zu einem harmonischen Zusammenwirken (*Samana-Vayu*) verändert werden.

Prana-Vayu steht also sowohl in Zusammenhang mit dem Brustraum als auch mit dem Wirken der Einatmung in diesem Raum, durch die die Lebenskraft des kosmischen *Prana* von außen in den Körper gebracht wird.

Apana-Vayu steht entsprechend sowohl in Zusammenhang mit dem unteren Bauchraum als auch mit dem Wirken der Ausatmung, deren Lebenskraft der Ausscheidung und damit der inneren Reinigung dient. Dieser Begriff steht aber darüber hinaus auch für alles, was ausgeschieden und geklärt werden muss, damit *Prana* und *Apana* in Balance sind. Das, was sich in uns als sogenannte Schlacke (physisch, psychisch und mental) mit der Zeit ansammelt und nicht transformiert wird, sondern liegen bleibt, blockiert zunehmend die allgemeine Lebenskraft und macht krank.

Die Balance von *Prana-Vayu* und *Apana-Vayu* hat durch die Vernetzung aller Lebenskräfte auch Auswirkungen auf die drei anderen *Vayu*:

- *Udana-Vayu* ist die Form der Energiebewegung oder Lebenskraft, die im Hals- und Kehlraum insbesondere auf die Stimme und die Sprache wirkt.

- *Vyana-Vayu* ist die Kraft der Verteilung in alle Körperbereiche.

- *Samana-Vayu* ist die Kraft in der Mitte des Körpers (Nabelregion), die durch das Zusammenwirken von *Prana-Vayu* und *Apana-Vayu* das sogenannte Verdauungsfeuer (Lebensfeuer = *Agni)* in der richtigen Stärke zum Brennen bringt.

Für die Kunst des Übens im Yoga bedeuten alle beschriebenen Bereiche, die *Pranamaya-Kosa* zugeordnet werden, dass die Praxis von *Pranayama* (bewusste Atemachtsamkeit und Atemregulierung) der bedeutsamste Zugang zur positiven Veränderung von bestehenden Zuständen im Körper, in der Psyche und im mentalen Geist ist. Daraus können sich Selbst-Erkenntnis, Selbst-Verwirklichung und Heilung entfalten.

Alle Teilaspekte des feinstofflichen, inneren Körpers kommunizieren ununterbrochen miteinander, mit dem grobstofflichen Körper und darüber hinaus mit der Außenwelt und dem gesamten Kosmos.

Hinter dem Zusammenspiel von grob- und feinstofflichem Körper wirkt letztendlich noch eine ganz, ganz feine Ebene, die wie eine Membran durchlässig ist für Einsichten in den Raum der Urwirklichkeit. Sie ist unsere eigentliche Wirklichkeit, jenseits von Gedanken und Emotionen und unberührt von Leid.

3. Der kausale Körper

In der Taittiriya-Upanischad wird der dritte „Körper“ als „Ursachenkörper“ beschrieben, der nur noch eine ganz feine, durchlässige Verhüllung des Wesenskerns darstellt. Er ist nach Ken Wilber die „ energetische Stütze“ des traumlosen Tiefschlafs, in dem die menschlichen Ebenen und Strukturen geklärt und zur Ganzheit integriert sind. Was bleibt, ist die alles durchdringende Ebene von *Ananda,* der wunschlosen Glückseligkeit und Freude (*Anandamaya-Kosa*), die nicht von äußeren Bedingungen abhängig ist.

Das Bewusstsein löst sich auf dieser Ebene sowohl von der Anbindung an den Körper als auch von der Anbindung an den psycho-mentalen Geist. Dadurch kann es sich schrankenlos in den unendlichen Raum der Urwirklichkeit ausdehnen. In dieser Erfahrung ist es erfüllt von unbeschreiblicher Klarheit und Wachheit, die nichts damit zu tun hat, ob der Körper schläft oder wach ist. Diese Erfahrung geschieht, man kann sie nicht anstreben, manchmal wird sie auch als Gnade beschrieben, die einem bedingungslos zufällt.

Es muss aber immer wieder betont werden, dass es sich hierbei ausschließlich um die Lösung der *Bindung* an veränderliche, sinnlich wahrnehmbare Strukturen handelt. Der Körper, die Sinne und der psycho-mentale Geist übernehmen nach wiederholter und stabilisierter Erfahrung der inneren Verwandlung eine dienende und unterstützende Funktion, frei von Anhaften und Beherrschen. Die Qualität der sinnlichen und der gefühlten Erfahrungen und auch des Denkens verändert und weitet sich umfassend. Der rationale Geist (*Citta*) wird von Intuition und Weisheit beseelt. Dies ist ein evolutionärer Schritt vom integrierten, rationalen zum transpersonalen, intuitiven Bewusstsein, das nicht mehr gebunden ist an die personalen, egozentrischen Begrenzungen.

Der indische Weisheitslehrer Eknath Easwaran (1910–1999) beschreibt in der Einführung zu seinem Buch „Die Upanischaden" den Ursachenkörper als „Körper der Freude, einem stillen, ätherischen Innenbereich an der Schwelle reinen Seins. Die Barriere der Individualität verschwindet, indem sie sich in einem Meer reinen, undifferenzierten Gewahrseins auflöst." Der Übergang vom noch sinnlichen Empfinden der unendlichen Freude durch das Ich zum reinen Gewahrsein jenseits der Sinne ist fließend.

Zum besseren Verständnis des Begriffes „traumloser Tiefschlaf" schreibt Eknath Easwaran in der gleichen Einleitung: „Wie ein angebundener Vogel es müde wird, vergeblich umher zu fliegen, um einen Ruheplatz zu finden, und sich schließlich auf seiner eigenen Sitzstange niederlässt, so lässt sich der Geist, gleichwie der Körper, nieder, um auszuruhen im ‚traumlosen Schlaf'. Diese stille Welt ist in den Tiefen des Geistes immer vorhanden. Sie ist die tiefste, universalste Schicht des Unbewussten. Erwache in diesen Zustand, sagen die Upanischaden, und Du wirst sein, wer Du wirklich bist, frei von der Konditionierung durch Körper und Geist in einer Welt, die nicht begrenzt ist von den Ein-Schränkungen durch Zeit, Raum und Kausalität."

In dieser tiefen Klarheit gibt es auch keine Träume mehr, die man aufarbeiten muss.

Das fließende Erwachen auf dem Höhepunkt des meditativen Prozesses vom „traumlosen Tiefschlaf" in die vollkommene Versenkung (*Samadhi*), wird in den Upanischaden als „vierter Bewusstseinszustand" (*Turiya*) bezeichnet. Es gibt keine raum-zeitliche Wahrnehmung mehr und auch keine Gedankenbewegung in *Citta*, dem „meinenden Selbst".

Was bleibt, ist reines Gewahrsein: *Cit*, „reines, undifferenziertes Bewusstsein, jenseits der Aufspaltung in Beobachter und Beobachtetes". Bewusstsein nimmt sich selbst wahr, ohne Hilfsmittel, ohne Vermittlung über das Denken. Das Bewusstsein ist leer von Vorstellungen, Wünschen und Konzepten. Aber die grenzenlose Fülle (*Purna*) des absoluten, unendlichen Seins, *Sat,* offenbart sich dem nun reinen Gewahrsein, begleitet von grenzenloser und bedingungsloser Freude (*Ananda*).

Sat-Cit-Ananda (Sein-Bewusstsein-Glückseligkeit) ist mit den Worten der Upanischaden-Mystik unser wahres Selbst. Die Erfahrung selbst unterscheidet sich aber in der Essenz nicht von mystischen Erfahrungen anderer Kulturen zu anderen Zeiten.

Kehrt man aus dieser Versenkung auf die Ebene des Denkens und des Körpers wieder zurück, so weiß man nun intuitiv und nicht durch Nachdenken, dass man das absolute Bewusstsein ist. Den Körper, die Gedanken, die Gefühle und die Sinne haben wir zum Wahrnehmen und Handeln in der äußeren Welt. Die Art und Weise *wie* diese „Instrumente" gestimmt sind und zusammenspielen, entscheidet über unser Da-Sein und unser Handeln in der Welt.

Die inneren Erfahrungen lassen uns bewusst werden und erwachen. Sie durchdringen verwandelnd alle unsere menschlichen Wahrnehmungsebenen (*Kosa*). Das Leben ändert sich entscheidend.

Schlussfolgerung

Wie schon erwähnt, sind die beschriebenen Ebenen und Geisteszustände in allen Menschen als inneres Potenzial angelegt. Ihre Verwirklichung und insbesondere ihre weitere Differenzierung und Weiterentwicklung hängt jedoch vom gegenwärtigen, individuellen Zustand der einzelnen Menschen ab.

Vieles ist unbewusst, kann aber durch entsprechende Übungs- und Lebensimpulse ins Bewusstsein, d.h. ins Licht, treten und wird stabilisiert. Es sind dann die sogenannten „höheren" Bewusstseinsqualitäten, wie zum Beispiel die unterscheidende Erkenntnis (*Viveka*), die unsere existenziellen und spirituellen Sinnfragen beantworten können: Wer bin ich, und was habe ich? Was ist vergänglich, was unvergänglich?

Auch die Erfahrung des einen Seins, das wir Urwirklichkeit nennen, und das innere Wissen um die allgegenwärtige und immerwährende Verbundenheit aller Wesen und aller Formen kann sich unter ganz bestimmten Voraussetzungen verwirklichen. Der integrative Yoga-Übungsweg schafft diese Bedingungen. Wirklichkeit kann dadurch in jedem bewusst erlebten Augenblick immer wieder aufs Neue entstehen. Zunächst werden das vorherige Bewusstsein und seine Erfahrungen integriert. Im Augenblick der Integration entsteht aber immer etwas ganz Neues, oft Unerwartetes, das aus dem großen Potenzial des Hintergrundfeldes der unbegrenzten Möglichkeiten in Erscheinung tritt. Verwirklichung ist dynamisch: *etwas wirkt.*

Die drei eingangs beschriebenen Grundannahmen und Voraussetzungen sind, wie schon erwähnt, die zielorientierte Basis für eine zukunftsweisende, allgemein gültige „Integrale Spiritualität". Sie sind aber auch die drei Grundpfeiler jeder integrativen Yoga-Übungspraxis bis hin zur „Integralen Yogameditation", deren Besonderheit ich in den nachfolgenden Kapiteln näher beschreiben werde.

Auf diesen grundsätzlichen Erkenntnissen, vor allem des Vedanta (Upanischaden) und des Yoga (Yogasutra des Patañjali), beruhen auch die heute wissenschaftlich beweisbaren Ergebnisse der Bewusstseinsforschung. Weisheitslehrerinnen und Weisheitslehrer der heutigen Zeit geben außerdem wegweisend Zeugnis von einer neuen, lebensnahen und alltagstauglichen Spiritualität. Alle Erfahrungsebenen des Menschen können und müssen dabei durch eine entsprechende Praxis einbezogen werden.

Viele neue Erkenntnisse sind mittlerweile hinzugekommen und müssen berücksichtigt werden, soweit sie der Bewusstseinsentwicklung dienen. Dazu gehören beispielsweise verschiedene Richtungen der Psychologie, Soziologie, Ökologie, Quantenphysik, Hirnforschung, Neurobiologie, um nur die bedeutsamsten zu nennen. Bei der Beschäftigung mit diesen Sparten der Wissenschaft und ihrer Anwendung sind aber die Beziehungen zu den Grundebenen der alten Weisheitslehren herzustellen, zu überprüfen und als authentisches Erfahrungswissen zu integrieren. Nur dann können die einzelnen Forschungen und Einsichten als ganzheitlich angesehen werden.

Integrale Spiritualität und ein integrativer Übungsweg müssen also immer und in jeder westlichen und jeder östlichen Tradition von der Tatsache ausgehen, dass der Mensch eine energetisch zusammenwirkende Einheit von Körper, Psyche und Geist ist, durch die sich das höchste, uneingeschränkte Bewusstsein ausdrückt. Es ist das Hintergrundfeld, die Ur- Wirklichkeit, die hinter allen äußeren Erscheinungen steht und ununterbrochen wirkt, wenn wir sie nicht aus Unwissenheit, egozentrischer Verblendung und Festhalten an alten Strukturen blockieren.

Die *Kosa* sind nicht nur differenzierte Wahrnehmungsebenen, sondern sie sind auch ununterbrochen wirkende, feinstoffliche Kräfte für jede integrative Übungspraxis und für jede integrativ und damit ganzheitlich wirksame Therapie. Speziell in der Anwendung der Yogatherapie ist es sehr hilfreich zu erkennen, auf welcher Ebene (*Kosa*) der Erstimpuls für eine Übungspraxis und/oder für eine therapeutische Unterstützung gesetzt werden muss, damit der Veränderungsprozess im Sinne von individuell angemessener Balance beginnen kann.

Im Yoga, im Ayurveda und in der Ayurvedischen Psychologie gehen wir davon aus, dass jeder Mensch „mit einem ganz eigenen energetischen Schwingungsmuster zur Welt kommt. Es geht ihm gut, solange er in dieser Urschwingung ist“.[2] Wie und was muss also der erste Übungsimpuls sein? Welche Eigenschaft muss er haben, damit seine Wirkung nicht nur an der Oberfläche eine flüchtige, kurzfristig wirksame Reaktion auslöst? Wie und wodurch kann der gewählte Übungsimpuls möglichst viele Tiefenschichten erreichen, sie noch intensiver miteinander kommunizieren lassen, damit dieser eine, besondere Mensch in Berührung mit unserer Wesenstiefe kommen kann?

Bei diesen Fragen wird es schon deutlich, dass es sich bei der Art und Weise des innerlich und äußerlich wirksamen Übens um eine alles integrierende „Kunst“ handeln sollte. Die Einheit von Atem, Körper und Geist, die Einbeziehung von Ton, Klang und Vibration, die Berührung und die begleitende „spürende Achtsamkeit“ sind die Themen, die in späteren Kapiteln näher beleuchtet werden.

---

2 Jean-Pierre Crittin, *Ayurvedische Psychologie*, S. 26.

Yoga – der älteste Weg

Der älteste aller spirituellen Übungswege, der als integrativ bezeichnet werden kann, ist der Weg des Yoga. Warum?

Bedeutende Kommentare zum Yogasutra von Patañjali gehen so weit zu sagen: Yoga ist Meditation, Yoga ist Einung, Yoga ist Verschmelzung (*Samadhi*). Die Definition des Wortes „Yoga" hilft uns, diese Aussagen zu verstehen. Der Sanskritbegriff „*Yoga*" ist etwa dreitausend Jahre alt und bedeutete ursprünglich „*yuj*" (anschirren, anjochen). Zwei Zugtiere wurden durch ein Joch vereinigt, um in die vom Wagenlenker gewünschte Richtung zu gehen.

Beobachten wir die normalerweise zerstreuten und sich ständig wellenförmig verändernden Bewegungen auf der Ebene unserer Sinne, Gefühle und Gedanken, dann wird uns klar, dass Meditation sowie bewusstes Handeln in Übung und Alltag nur möglich sind, wenn sich dieser psycho-mentale Unruhezustand beruhigt. Erst dann vereinigen sich, wie bei den Zugtieren, alle Energien zu einer zentrierten Kraft, die auf ein Ziel ausgerichtet werden kann. Geschieht dies anfangs noch willentlich durch eine unterstützende Übung, so stellt sich dann gerade dadurch allmählich die innere Ruhe (bei Patañjali „Yoga-Zustand" bzw. *Cittavrtti-Nirodhah* genannt) von ganz alleine ein. *Cittavrtti-Nirodhah* wird von R. Sriram auch als ein „dynamischer Ruhezustand in *Citta*" definiert, der den Menschen zu anhaltender Achtsamkeit befähigt.

Das kann man sehr gut nachvollziehen, wenn man sich die innere Entwicklung vom Unruhezustand zum Ruhezustand bewusst macht: Gefühle und Gedanken sind *Vrtti,* Bewusstseinswellen, bewegte Ausdrucksformen des Gehirns. Sie werden durch Sinneseindrücke, Erinnerungen, Wünsche und konditionierte Verhaltensmuster ununterbrochen erzeugt. Sie tauchen in unserer Wahrnehmung auf und verleiten uns normalerweise zur Reaktion. Sie binden und beherrschen unseren Geist und unsere Psyche aber nur dann, wenn wir schwach, zerstreut, unklar und nicht achtsam genug sind. Das ist die Ausgangssituation für den inneren Veränderungsprozess.

Oft kaum merklich verwandelt uns Schritt für Schritt die Anwendung kontinuierlicher Übungsimpulse, die auf besondere Weise unseren individuellen Bedingungen und Möglichkeiten angepasst sind.

Nähern wir uns aber immer mehr dem „Yoga-Zustand" der wachen Ruhe, dann erfahren wir, quasi als innerer Zuschauer, dass plötzlich ein Gedanke oder eine Emotion in unserem Gewahrsein auftaucht, wir uns aber nicht mehr wie früher fast zwanghaft damit identifizieren und daran binden. Wir nehmen wahr, dass diese drängenden *Vrtti* sich dann abschwächen, oft auch einfach wieder verschwinden. Dafür können neue Inhalte auftauchen – das Spiel beginnt von vorne, wir schauen ihm zu, und manchmal sind wir darüber erstaunt, was da alles unerwartet und meistens unnötig auftaucht.

Nur der geschulte Geist bleibt bei diesem Spiel des *Citta* ruhig, frei und klar wahrnehmend. Nur in dieser gesammelten Ruhe kann unser Geist von Augenblick zu Augenblick entscheiden, welcher Gedanke, welche Empfindung wichtig ist und der absoluten Identifikation und sofortigen Klärung bedarf. Manches kann warten und zu einem späteren Zeitpunkt wieder angeschaut werden, ehe man eine Handlungsentscheidung trifft. Manche Bewegungen im Geist sind einfach hinderlich, unnötig und gewohnheitsmäßiges Widerkäuen von Worthülsen und konditionierten Empfindungen. Das muss losgelassen werden, weil es uns begrenzt.

Da die ruhigen Phasen in Psyche und Geist genauso wie die ständigen Bewegungen jeweils energetische Zustände sind, kann bzw. muss man vom „dynamischen Ruhezustand" sprechen. Er ist gekennzeichnet von einer anhaltenden feinen Vibration, von der Bereitschaft, auf Impulse zu reagieren. Er ist die reine, unbeeinflusste Präsenz (Gegenwärtigkeit), ohne von einer abgesonderten Bewegung bestimmt zu sein.

Welle *(Vrtti)* ist in diesem Geschehen ein sehr anschaulicher Begriff, der den Vergleich mit der Welle und dem Meer zulässt.[3] Wie die Meereswelle so ist jeder Gedanke, jede Emotion eine reale Manifestation des zugrundeliegenden Ganzen, der noch ungeteilten, unbewegten Wirklichkeit. Auf den psycho-mentalen Geist bezogen könnte man vergleichend sagen, jede Gedankenwelle ist ein individueller Ausdruck des reinen, ungetrübten Bewusstseins.

Wie eine Meereswelle erhebt sich ein Gedanke, ein Gefühl aus der klaren Tiefe des Seins. Der Urgrund und die auftauchende Form sind in der Essenz eins. Im Augenblick des Auftauchens handelt es sich noch um neutrale Energie. Diese Wellen werden dann aber vom individuell unterschiedlich geprägten Geist (*Citta*) eines Menschen wahrgenommen, zugeordnet, benannt und bewertet. Von diesem

---

3 Siehe hierzu auch das Buch *Die Welle ist das Meer* von Willigis Jäger.

Augenblick der Wahrnehmung an sind sie gefärbt vom jeweiligen Zustand des individuellen Geistes und seinen Erwartungshaltungen.

Im Zustand des Alltagsbewusstseins reagieren wir sofort auf die psycho-mentalen Wellen. Wir beschäftigen uns mit ihnen, verwickeln und identifizieren uns, oder wir lehnen sie gemäß unserer Konditionierungen ab. In diesem turbulenten Geschehen unseres zerstreuten und gleichzeitig gebundenen Geistes bemerken wir den klaren Ursprung in der Tiefe nicht.

Ein unruhiger, zerstreuter und ständig reagierender Geist verliert auch immer mehr die Kraft der reinen und spürenden Achtsamkeit, um die inneren Zusammenhänge zu erkennen, damit sich neues, uneingeschränktes Bewusstsein entfalten kann. Wir alle kennen diese „Unruhezustände", deren Ursachen wir auch oft sehr genau definieren können. Wir werden sie nicht gänzlich verhindern und ausrotten können – so ist eben der normale Geist. Das ist die *conditio humana*, die Grundbedingung der menschlichen Existenz in Raum und Zeit.

Wird diese Unruhe aber zu einer chronischen Reaktion auf alle Situationen, dann kommen wir innerlich und äußerlich aus dem Gleichgewicht. Ein Gefühl von innerer Enge und die Neigung zum Pessimismus im Denken schränken dann nicht nur unseren Geist ein, sie haben auch eine verheerende Auswirkung auf die Qualität des Atems und auf alle Körperfunktionen.

Gut, wenn wir diese negativen Veränderungen merken, dann kommt uns in den Sinn: Es muss sich etwas ändern! Zunächst suchen die meisten Menschen verständlicherweise im Außen nach Hilfsmitteln, Tipps und möglichst sofort wirksamen Gegenmaßnahmen, um so schnell wie möglich wieder so funktionieren zu können wie vor diesen „Störungen" im gewohnten Ablauf des alltäglichen Lebens.

Auch wenn man es manchmal nicht wahrhaben möchte und es sich auch nicht vorstellen kann, aber die Ursache fast allen Leidens liegt im Zustand des Geistes. Bis es zum wirklichen anhaltenden Leiden kommt, kann eine sehr lange Zeit der Disbalance vorausgegangen sein, deren erste Anzeichen kaum merkbar waren. Hin und wieder können uns auch Phasen der Ausgeglichenheit einen trügerischen Normalzustand vorgaukeln. Um aber emotional und mental nachhaltig heil zu werden, muss sich der gewohnte und reaktive Zustand des Alltagsgeistes verändern!

Wie kann Veränderung stattfinden?

Durch eine zentrierende, transformierende Praxis, der man aufgrund von über Jahrtausende bestätigten Erfahrungen vertrauen kann. In unserer Zeit, gerade auch durch die Forschungsergebnisse der Hirnforschung und der Neurobiologie, kristallisiert sich immer mehr heraus, dass insbesondere Meditation (*Dhyana*) die heilwirksamste und inspirierendste Übung überhaupt ist. Nach meiner persönlichen Übungs- und Lehrerfahrung ist es insbesondere die ganzheitliche Anwendung der *Yogameditation.*

Im fortschreitenden Prozess der Bewusstseinsevolution bedeutet Yoga in diesem Zusammenhang nun nicht mehr nur, wie anfangs beschrieben, „anschirren, anjochen", sondern ganz besonders auch „vereinen, verbinden, integrieren", was auf eine verfeinerte, besondere Handlungsqualität hindeutet.

Was ist zu integrieren?

Es gilt, die normalerweise auseinanderstrebenden Energien und Bewusstseinskräfte all unserer Daseinsebenen (siehe hierzu die Erläuterungen zu den drei „Körpern" und ihren wirkenden „Hüllen" bzw. *Kosa*) in Einklang zu bringen. Es müssen also Körper, Sinne, Gefühle, Gedanken und das aus ihrer jeweiligen Verfassung heraus entstehende Handeln im Alltag, in der Welt, zu einer ausgewogenen Balance integriert werden.

Von besonderer Bedeutung sind in diesem Zusammenhang auch die schon vorhandenen und die neu entstehenden Beziehungsfelder. Hier sind sowohl zwischenmenschliche, persönliche Beziehungen, als auch berufliche und soziale Beziehungen sowie ihre Einbettung in das jeweilige kulturelle und religiöse Umfeld gemeint. Das Vorhandene und das neu Entstehende sind nicht getrennt voneinander. Sie sind Bestandteile eines dynamischen Beziehungsgeflechts, das in jedem Augenblick offen ist für eine neue Wirkung, für ein neues, verändertes Gewahrsein.

Es ist also ein sehr breites Erfahrungsspektrum mit unterschiedlichen Energiepotenzialen, das es zu vereinigen und zu integrieren gilt. Erst dann entstehen von ganz alleine die Voraussetzungen dafür, dass sich in uns, durch die Übungspraxis bis hin zur Meditationserfahrung, das Tor zur heilenden Wesenstiefe und Bewusstseinsstille öffnet.

Es muss also schon einiges geschehen sein, ehe die anhaltende Vertiefung im eigentlichen, inneren Meditationsprozess beginnen kann. Yogameditation bedeutet, dem durch die vielfältige Yoga-Übungspraxis (mit dem Körper, dem Atem und der Achtsamkeit) schon beruhigten Geist (*Citta*) eine anhaltende Ausrichtung geben zu können. Die Ausrichtung kann man auch Fokussierung nennen. Das heißt, die „spürende Achtsamkeit" verbindet sich ununterbrochen nur mit einem Aspekt (Atem, Wort, Mantra, Körperraum), anstatt auf alle Ablenkungen, die in Form von Gedanken, Emotionen, Sinnesanregungen auftauchen, zu reagieren. Die drängende und zerstreuende Energie des Vielen schwächt sich ab und tritt in den Hintergrund der Wahrnehmung. Die auf einen Fokus gebündelte Kraft wird in gleichem Maße gestärkt und tritt als neuer, klarer, zentrierter Zustand des Geistes in den Vordergrund. Die Bedeutung und Notwendigkeit des Fokus tritt dann ebenfalls immer mehr in den Hintergrund. Der anfangs hilfreiche, gar notwendige Fokus verschwindet einfach in der Weite des inneren Raumes.

„Verschwindet" bedeutet hier, dass der oder die Praktizierende, der Fokus und der dynamische Prozess der ununterbrochenen Verbindung beider durch die spürende Achtsamkeit miteinander zu einer Einheit verschmolzen sind.

Warum „Integrale Yogameditation"?

Die Bedeutung von Yoga und Yogameditation erweitere ich nun noch durch den Begriff der „Integralen Yogameditation".

Wenn wir etwas miteinander verbinden oder zwei Aspekte vereinigen und ihnen damit als zentrierende Kraft eine gewünschte Ausrichtung geben, dann setzen wir willentlich einen Impuls zur Veränderung. Dies geschieht insbesondere durch:

- die achtsame Verbindung der Atembewegung mit der Körperbewegung,
- das Verbinden der Aufmerksamkeit mit nur einem Wort,
- das Verbinden und Verschmelzen nur mit dem nächsten Atemzug,
- Berührung (*Nyasa*).

Durch dieses spezielle Verständnis der praktischen Anwendung von Yoga entsteht dann jeweils innerlich ein *integrierter Zustand*, natürlich in sehr unterschiedlicher

Qualität und Intensität, je nach Auswahl der entsprechenden Übung und nach dem Ausmaß, in dem sich der gesetzte Impuls wiederholt.

Das Verbinden, das Vereinigen wird gemacht (durch die Yogaübung), die Integration entsteht dabei als:

- neue innere Wahrnehmungsqualität,
- Erfahrung eines Einheitszustandes,
- Heilung,
- direkte Wirkung ausgewählter Übungen,
- besondere, veränderte Lebensqualität,
- Yoga-Zustand.

Vom Verbinden zum Integrieren gestaltet sich ein Prozess von außen nach innen, vom Groben zum Feinen und darüber hinaus zum *Integriert-Sein* und zur Einsicht in unser wahres, ungeteiltes *Sein.*

Die Übungsansätze des Yoga und der Integralen Yogameditation stehen dabei in Übereinstimmung mit den Konzepten der *Integralen Spiritualität* nach Sri Aurobindo, Jean Gebser, Ken Wilber und anderen. Dies bedeutet ganzheitliches, verantwortungsvolles, integratives Handeln. Es bedeutet, von Augenblick zu Augenblick innerlich ganz und heil zu sein, unabhängig von den äußeren Ereignissen. Das Konzept darf sich nicht im integrativen Denken erschöpfen.

Ein in diesem Sinne handelnder Mensch ist und bleibt immer gleichzeitig ein *Übender*, der das Denken, gemeinsam mit allen anderen Wahrnehmungsmöglichkeiten, situativ bedingt einsetzt, um die *Einheit der Wirklichkeit* jedes Mal *neu* zu erfahren und zu gestalten. In diesem Sinne sind jede *Yogapraxis* und die *Integrale Yogameditation* eine Möglichkeit, *Integrale Spiritualität* zu verwirklichen.

Was ist das Ziel?

Das Ziel ist eine Zukunftsvision, der wir uns schrittweise nähern können:

> *Der integrierte Mensch,* der in jeder Lebenssituation aus der Tiefe seiner inneren Selbst-Verwirklichung fühlt, denkt und handelt.

Die Vision vom „integrierten Menschen" wurde unter dieser Bezeichnung in der Neuzeit erstmals von Jean Gebser (1905–1973) thematisiert. Selbst-Verwirklichung bedeutet in diesem Zusammenhang, dass sich das gesamte Potenzial des individuellen Seinsgrundes als besondere Handlungsqualität ausdrücken kann, weil dieser Mensch die Ego-*Bindung* und die dadurch entstehende *Begrenzung* überwunden hat. Ein Mensch, der die Egokräfte und damit sein *Citta* (Alltagsgeist) in dem Maße geklärt und transformiert hat, dass sie der Ganzheit im Sinne von Verbundenheit dienen können, ist in diesem Sinne ein integrierter Mensch. Alles, was wir an individuellen Ego-Kräften haben (Körper, Atem, Gedanken, Gefühle, Sinne) wird dann zum Katalysator für die in uns angelegten Möglichkeiten und wird zum achtsamen, ganzheitlichen, ego-freien (nicht ego-losen) Handeln.

Diese Evolution des Bewusstseins kann sich in jedem Menschen, in jedem Augenblick – *jetzt* – ereignen. Sie ist nie abgeschlossen und weist als „integrale Vision" eines neuen Menschenbildes in die Zukunft.

Im jeweiligen Augenblick des individuellen Bewusstseinssprungs entfaltet sich nicht nur das in uns ruhende Potenzial, das Immanente. Es kann auch gleichzeitig etwas ganz Neues, Unvorhergesehenes entstehen, vergleichbar mit einer Initialzündung von anhaltender Wirkkraft. Die Grundvoraussetzung für diesen Prozess ist, in uns Bedingungen zu schaffen, die Wandlung möglich machen.

Transformation (Veränderung) und Transzendenz (Überschreiten, Durchbrechen in die ego-freie Erfahrung) können aber auch auf eine Weise geschehen, die uns unerklärlich erscheint. Das *So-Sein* eines Menschen, der unabhängig von der Lebenssituation und ohne Erwartungen in einem starken Urvertrauen ruht, ist die Quelle dieser Erfahrungen. Für die meisten Menschen ist aber ein klärender Übungsweg von großer Bedeutung und unverzichtbar.

Der Weg der integrativ wirkenden Yogapraxis und der „Integralen Yogameditation" führt schrittweise von außen nach innen:

- zur Entfaltung und Verwirklichung der in jedem Menschen individuell unterschiedlich angelegten Möglichkeiten (Potenziale),
- zur Erkenntnis und Empfindung äußerer und innerer Blockaden, zur Einsicht in ihre Ursachen, und weiter fortschreitend letztendlich
- zu unterscheidender Erkenntnis (*Viveka*) zwischen der uneingeschränkten Urwirklichkeit und dem durch das Denken begrenzten Scheinwirklichkeit, die wir als Realität bezeichnen. (Der Begriff „Realität" kommt von dem lateinischen Wort *res,* „Ding, Sache". Unsere sogenannte Realität ist auf die Wahrnehmung und Bewertung von Sachen oder Dingen beschränkt und somit nur bedingt aussagekräftig, wenn es um die Erfahrung dessen geht, was dahinter wirkt, was im eigentlichen Sinne unvergängliche Wirklichkeit ist. Dieses eingeschränkte und abgegrenzte Wahrnehmen drücken wir in der Alltagssprache auch oft durch Formulierungen aus wie „etwas ist nur bedingt richtig" oder auch „das habe ich dingfest gemacht".)
- zur Befreiung (*Kaivalya*). Dies bedeutet in diesem Zusammenhang ein Freiwerden von der ausschließlichen Bindung an alle vergänglichen Strukturen und Erscheinungsformen, aus denen wir uns unbewusst eine nur „bedingt" wirksame sogenannte „Realität" schaffen. Wir fühlen uns dann in manchen Lebenssituationen hilflos, kraftlos „eingewickelt", abhängig von Wunscherfüllungen und fremdbestimmt. Erst, wenn durch einen kraftvollen, neuen Impuls „Entwicklung" beginnt und fortschreitet, erfahren wir, welche Klarheit, welche Weite in unserer Wesenstiefe ruht und jetzt durch die sich verändernden Bedingungen Wirklichkeit wird.

Es ist ein Weg der inneren Reifung und der Integration zur Ganzheit. Er ist die Voraussetzung für den Durchbruch zur Erfahrung der Einheit auf der Ebene der allumfassenden, immerwährenden und formlosen Ur-Wirklichkeit.

In diesem transzendierten Geisteszustand erkennen wir, dass wir zutiefst heil sind, dass unser innerstes Wesen, unser Herz, *heil* und *ganz* ist, frei vom Leiden des Sich-Getrennt-Fühlens und frei von ängstlicher Anhaftung.

Sei das äußere Leiden auch noch so groß, niemals sind wir getrennt von der Quelle allen Seins, von unserem Herzgeist. Wir erkennen es nur nicht, weil wir uns im Denken verloren haben.

Alle Übungswege, insbesondere, wenn sie integrativ angelegt sind, möchten die Voraussetzungen dafür schaffen, dass wir in unserer heilen Mitte, dem spirituellen Herzen erfahren, wer wir wirklich sind.

Die Urwirklichkeit – ein neutrales Wort für diese Dimension – ist nach Aussage aller Mystiker, aber auch moderner Physiker wie Hans-Peter Dürr, Weisheitslehrer wie Willigis Jäger oder Religionsphilosophen wie Roland R. Ropers, um nur einige zu nennen, ein unendliches Bewusstseinsfeld. Wir sprechen auch oft von der „höchsten Intelligenz", vom „göttlichen Bewusstsein". Mit „ göttlich" ist immer die Erfahrung gemeint, die alles das übersteigt, was von unseren Gehirnfunktionen, von unserem Alltagsgeist, ausgeht. Das Gehirn ist vergleichbar mit einem Computer. Es ist zwar begrenzt, aber auch als Instrument sehr wertvoll, um unser Dasein als Mensch zu verwirklichen und zu meistern.

Es gibt aber Bewusstseinsräume jenseits des Denkens mit einer Fülle von Möglichkeiten, die wir uns mit dem Denken alleine überhaupt nicht vorstellen können.

Es sind Potenziale (Hans-Peter Dürr), die unter bestimmten energetischen und geistigen Voraussetzungen in jedem Menschen auf individuelle Weise Wirklichkeit werden können. Verwirklichung als eine ganz bestimmte, unverwechselbare Ausdrucksform der Urwirklichkeit, als DAS.

In den Veden heißt es „*tat tvam asi* – DAS bist du". Auf der Ebene des universellen Bewusstseins gibt es keine Trennung zwischen Ich und Du. Auf der individuellen, äußeren Ebene unseres Daseins erleben wir uns getrennt voneinander bzw. einander gegenüberstehend. Für die Beziehung der Menschen untereinander ist eine neutrale, aber freundliche Distanz oft sehr wichtig. Es kann ein Schutz der Persönlichkeit sein, der Respekt und Wertschätzung noch erhöht, wenn der andere Mensch spürt, dass es sich nicht um eine negative Bewertung und Abgrenzung handelt. Im umgekehrten Falle können das Sich-Getrennt-Fühlen und das Nichtwissen um die innere Verbundenheit auch zur Verlustangst und damit zu leidvoller Bindung und zum Anklammern führen.

Im Grunde meines Wesens bin ich du und du bist ich – „*tat tvam asi*". ES manifestiert sich auch als Baum, als Tier, als Meer, als alles, was wahrnehmbar ist. Mit dieser Einsicht erfahren wir die Einheit untereinander und mit allem.

Der größte Teil dieser Wirklichkeit bleibt aber für uns Menschen mehr oder weniger unbewusst, denn sie kann nur von einem klaren, unbegrenzten Geist erfasst werden. Erst wenn wir ganz wach und bewusst sind, erkennen wir jenseits der Sinne und des Denkens die Einheit und „Glückseligkeit" *(Ananda)*.Weil jedoch unsere Wahrnehmungsinstrumente oft zu begrenzt und an das Denken gebunden sind, ja sogar vom Denken beherrscht werden, bleibt unsere wahre, alles umfassende Wesensnatur verhüllt.

Unser Wahrnehmungsinstrument ist der Körper mit den Sinnen, dem Fühlen und den Denkbewegungen. Das Gehirn ist Teil des Körpers und organisiert unsere Fähigkeiten. Jahrtausende lang wurde aber der Körper als getrennt vom Geist (Körper-Geist-Spaltung) und als etwas weniger Wertvolles angesehen. Damit wurde alles Körperliche abgewertet. Es war und ist oft auch heute noch ein dualistischer Ansatz. Mit den authentischen Erfahrungen der spirituellen Wege, insbesondere denen der Mystik, ist das nicht zu vereinbaren. Das heutige Wissen um eine „Integrale Spiritualität" und um eine universale Vernetzung geht von der *Einheit in der Vielfalt* und der *Vielfalt in der Einheit* aus.

Als Menschen sind wir eine Manifestation des Urgrundes und haben uns als Menschen zu vollenden und zu verwirklichen. Wir müssen ganz Mensch sein, mit allen Wahrnehmungsmöglichkeiten, die Menschsein bedeuten. Diese Fähigkeiten müssen natürlich fein aufeinander abgestimmt sein, müssen zusammenwirken und, wie schon beschrieben, integriert sein, damit die höchstmögliche Verwirklichung auch geschehen kann.

In der Bibel gibt es eine Stelle, die besagt, „dass man mit seinen Pfunden wuchern soll", um sich zu verwirklichen. Das ist eine vergleichbare Annäherung. Wie viel Potenzial blockieren wir oft aus Angst vor dem Scheitern und aus falschem Sicherheitsbedürfnis? Dabei kann Scheitern ein Aufbruch zu neuen Wegen einleiten, eine Chance sein.

Die klare Präsenz in jeder Handlung muss das oberste Prinzip sein und nicht die Angst. Dann kann das Herz uns den Weg aus den Zweifeln und der Enge in die offene Weite des Miteinanders weisen. Durch Abgrenzung und Eingrenzung können wir immer nur einen ganz kleinen Ausschnitt der unendlichen Bewusstseinsfelder erkennen. Das Wesentliche bleibt verborgen.

Es hat sich im Laufe der Jahrtausende schon sehr viel getan, auch wenn dies für den Zustand der Welt und das Gesamtbewusstsein noch absolut unbefriedigend und nicht ausreichend ist. Die Welt wird noch immer auf allen Ebenen vom Egozentrismus beherrscht.

Egozentrismus bedeutet immer Eingrenzung und ausschließliche Fokussierung auf die eigene, kleine Egopersönlichkeit, die sich als Individuum mit seinen Wünschen von anderen abkapselt oder sich auch einer Interessengruppe, sei sie religiös oder politisch, zwanghaft unterwirft. Dann ist es die Gruppe, die dieses eingeengte Dasein, das Egozentrische, verkörpert und sich zweckorientiert, oft kämpferisch von anderen distanziert.

So entstehen körperlich-seelisch-geistige Disbalancen, die u.a. auch für den Ausbruch von Kriegen mit verantwortlich sind. Es herrscht das Gegeneinander-Sein und nicht mehr das Miteinander-Sein.

Die zunehmende Erfahrung unserer eigentlichen, vom Herz-Geist geleiteten Bestimmung, ist die entscheidenden Voraussetzungen für Heilung. Heilung ist etwas anderes als Gesundheit.

Gesundheit ist ein ernst zu nehmender Aspekt der Heilung. Das Tiefergehende, alles Übersteigende, ist die innere Heilung unseres Wesens von den Leiden des Getrenntseins und der Anhaftung. Von dieser Erfahrung getragen und gestärkt, kann das heilende Bewusstsein in vielen Fällen Krankheiten heilwirksam beeinflussen.

Für alle inneren Prozesse, die schrittweise zum Heilwerden führen, ist ein klares, ungefärbtes Bewusstsein unverzichtbar. *Achtsamkeit* und klare, neutrale Wahrnehmung im Zusammenwirken von Bauch, Herz und Geist sind die Grundvoraussetzungen.

Es ist zu hoch gegriffen, wenn wir denken und hoffen, dass die vollkommene Achtsamkeit und Heilung immer sofort und durch jede Übung eintreten müssen und dann für alle Zeiten anhalten werden. Auch Heilung ist ein dynamischer Prozess, der sich immer wieder neu gestaltet und von den vorhandenen Bedingungen, die sich dauernd verändern, bestimmt wird. Aber jeder kleine achtsame Schritt wirkt, wenn er bewusst in die richtige Richtung gesetzt wird. Wir sollten uns diesem Übungsprinzip mit Vertrauen und Hingabe widmen und geduldig im Prozess bleiben.

Das ist keineswegs nur blinder Glaube. Es ist ein *Erfahrungsvertrauen,* auf das wir bauen können. Wir vertrauen der Erfahrung von weisen Menschen, die seit Jahrtausenden über die Essenz ihrer Erfahrungen berichten. Und wir vertrauen jeder Erfahrung, die wir selbst machen. Darauf aufbauend kann man sich einem weiteren Übungs- und Entwicklungsschritt anvertrauen.

Jede Erfahrung hinterlässt einen subtilen, inneren Eindruck (Information) in unserem Geist, der nicht nur isoliert ein Eigenleben führt. Er tritt sofort in Beziehung mit allen anderen Informationen. Alles ist in kontinuierlicher Bewegung (mit dynamischen und ruhenden Phasen). Es ist ein integrierendes Geschehen. Besonders in den ruhenden Phasen kann Integration *nachhaltig* stattfinden.

Die innere Integration ist ein Bewusstseinsfluss, der ununterbrochen von neuen Erfahrungen gespeist wird und fortschreitende Veränderung und Entfaltung unseres Denkens, Fühlens und Handelns gewährleistet kann.

Das Besondere der Yogapraxis und der „Integralen Yogameditation“ ist also sowohl die schrittweise, positive Veränderung als auch die Integration zur Ganzheit, die jedem Übungsschritt schon innewohnt. In jedem dieser Schritte verbirgt sich die Transzendenz, das Überschreiten der Enge.

Das Tor zu dieser klaren und uneingeschränkten Wahrnehmung lässt sich nicht durch Denken und Nachdenken öffnen, sondern ausschließlich durch achtsames Handeln, durch achtsames, besonderes Üben. Die *spürende Achtsamkeit* ist hierbei der intuitive, zur Einfühlung fähige Aspekt des Denkens. Im Nachhinein muss natürlich auch die Reflexion des Erfahrenen einsetzen, damit daraus die weiteren Schritte sinnvoll entstehen können.

Yogisches Handeln, spirituelles Handeln, ist immer auch reflektiertes Handeln als Schlussfolgerung einer gemachten Erfahrung. Es muss reflektiert werden, damit es sich in alle Zellen unseres Körper-Geistes einprägt und für weitere Erfahrungen offenbleibt.

Man kann nicht nur aus dem Bauch leben, man kann auch nicht nur aus dem emotionalen Herzen leben und schon gar nicht nur in Gedanken sein. *Es muss eine Integration stattfinden zwischen Bauch, Herz und Kopf.*

Übung öffnet die oft verschlossene Tür zur inneren Integration und Vernetzung, sodass die zugrundeliegende unteilbare Potenzialität als Einheit der Wirklichkeit erfahren wird. Aber nur die besondere Art und Weise des Übens, auf die insbesondere das Yogasutra des Patañjali hinweist, führt von ganz alleine und durch das Ineinandergreifen vieler kleiner Verwandlungsschritte zu einem klaren Geist und einem weiten Herz – zum Herzgeist.

Die Kunst des Übens

Diesem Thema mit seinen differenzierten Teilaspekten ist der größte Teil des Buches gewidmet. *Was* wir üben, hängt in hohem Maße davon ab, *Wie* wir sind, denn die Übungspraxis muss in Beziehung zu uns stehen. Unsere innere Verfassung mit ihren Auswirkungen auf die äußere Realität spiegelt sich folgerichtig dann auch darin wider, *wie* ich übe.

Da die innere Verfassung (wie ich bin) kein statischer Seinszustand ist, sondern sich von Augenblick zu Augenblick verändert, also im stetigen Fluss ist, muss auch das Üben immer wieder von Neuem den Veränderungen angepasst werden. Wie das Leben, so ist auch das Üben ein dynamischer Fluss von Energie und Bewusstsein durch ständig wechselnde Formen und Situationen.

Die Kunst des Übens besteht darin, dass man die verschiedenen Aspekte, die in diesem Kapitel thematisiert werden, als wechselseitige Ergänzungen erfährt, die zusammengehören, miteinander auf vielfältige Weise kommunizieren, miteinander verschmelzen können und dadurch Ausdruck der zugrunde liegenden Einheit sind.

Das Leben ist vielschichtig, der Mensch als eine besondere Ausdrucksform des Lebens ist vielschichtig (siehe die vorangegangene Beschreibung der *Kosa)*. Hinter dieser Vielschichtigkeit, dieser Vielfalt der Erscheinungen, steht aber als allumfassendes und ungeteiltes Bewusstseinsfeld die *Einheit.* Je nach der besonderen Situation, durch die man in die Einheitserfahrung eintaucht, kann man sagen:

- Ich erkenne die unendliche Vielfalt der Welt, die sich aus dem reinen Potenzial der Urwirklichkeit vor meinen Augen entfaltet und die ein differenzierter Ausdruck der zugrunde liegenden Einheit ist.
- Als teilhabender Beziehungsmensch weiß ich in allem Erleben und oft mitten im Alltag um die innere Einheit inmitten der lebendigen äußeren Welt. Das kann ein Gefühl von Freiheit auslösen.
- Auch das warme Empfinden der inneren Verbundenheit durch Mitgefühl kann aufsteigen sowie die unterscheidende Erkenntnis, die ungefärbte Wahrnehmung, in der Schau von Sein und Schein und ständiger Veränderung.

- Diese entscheidenden Erfahrungen zeigen sich aber auch insbesondere in der tiefen Versenkung der Meditation. Intuitiv und jenseits der Sinne und des Denkens weiß man, dass der weite Raum der transzendenten Erfahrung das Potenzial und damit die Fülle aller äußeren Erscheinungsformen ist.

Dieses Wissen ist die Weisheit der Bewusstseinsstille.

Leben und Bewusstsein durchdringen uns mithilfe entsprechender Übungen, insbesondere durch:

- die Vibrationen beim Hören von Musik, beim Tönen und Rezitieren,
- die Bewegung des *Prana* (Lebenskraft) in Verbindung mit dem bewussten Atem in vielfältigen Achtsamkeitsübungen,
- die innere Berührung beim aufmerksamen Hinspüren und Einfühlen in Bereiche des inneren Körpers,
- die äußere Berührung mit den Händen,
- die Atem-Körper-Geist-Integration in jeder Yogapraxis.

Alle Erscheinungsformen des Universums bewegen sich in Rhythmen und Schwingungen. Rhythmus und Bewegung sind bei allen Lebewesen die miteinander fließenden Kräfte, die Werden, Verändern und Vergehen leiten.

Wenn wir aus dem Rhythmus kommen, heißt das, die Verbindung zum Fluss der Lebenskräfte wird unterbrochen, verhindert oder gestört. Wir fallen dann aus dem dynamisch verbindenden Netz. Die Auswirkungen zeigen sich an unseren Schwachstellen.

Die beschriebenen Übungsmöglichkeiten und Verhaltensweisen können jedoch die Beziehung wieder herstellen und das Fließgleichgewicht auf besondere und angepasste Art und Weise wieder ermöglichen.

So wird die Kunst des Übens zur Lebenskunst, denn der übende Mensch ist immer eingebettet in das lebendige Geschehen seiner Umwelt und des ganzen Kosmos. Im gleichen Maße wie sich der einzelne Mensch ganzheitlich verändert, verändert sich auch seine Beziehung zu den Ereignissen des Lebens und seine Ausstrahlung.

A: Allgemeine Aspekte der integrativ wirkenden Übung

Voraussetzungen zur Verwirklichung

Erst wenn die inneren Bewegungen durch Klärung und Integration zur Ruhe und Harmonie gekommen sind, wird unsere Wahrnehmung klar, unverfälscht und weit. Dann zeigt sich das dahinterliegende Bewusstseinsfeld als gedankenfreie Erfahrung.

Sie kann innerhalb unserer verschiedenen Funktionsebenen vieles, was wir als Hindernisse oder Spannungen erleben, heilsam verwandeln. Dann verfeinert sich die Wahrnehmung. Die innere Kraft wächst, denn sie kommt nun aus dem reinen Sein des Herz-Geistes, das keine Verwicklungen in Vergängliches und kein Leiden kennt.

Dieser innere Zustand kann sich nachhaltig auch in allen äußeren Lebensbereichen positiv und balancierend auswirken. Erst wenn Bewusstseins- und Lebensenergie gemeinsam fließen und alles miteinander in Beziehung bringen, kann Integration das Tor zur Transformation (Veränderung) und zur Transzendenz (Überschreiten des Denkens) öffnen.

Wir müssen in diesem Prozess zunächst aktiv sein und Selbstverantwortung übernehmen, ehe wir das Bemühen in der Übungspraxis loslassen können, damit Heilung von innen geschehen kann. Dies ist ein sehr wichtiger Aspekt der allgemeinen Yogapraxis und speziell der sich daraus entwickelnden Yogameditation.

Der erste Schritt ist demnach, dass wir auf besonders achtsame Weise handeln müssen, bevor wir passiv loslassen können.

Der allererste aktive Schritt ist die Entscheidung, dass wir Yoga üben und/oder, dass wir meditieren wollen. Ist es uns wirklich ernst, dann brauchen wir die Begleitung einer Lehrerin, eines Lehrers unseres Vertrauens. An diesem Punkt ist es legitim, verschiedene Übungsansätze und verschiedene lehrende Menschen kennenzulernen. Nur so kann das Vertrauen zu einem individuellen Erfahrungsvertrauen werden. Der ernsthafte Entschluss entsteht meistens an einem Punkt unseres Lebens, den wir vielleicht als Sackgasse oder als Krise wahrnehmen.

Oder auch durch unsere innere Stimme, die uns klar macht: „Du musst dein Leben ändern. So kann es nicht weitergehen.“

Manchmal entscheiden wir uns auch dazu, einen längeren Yogakurs oder einen integrativen Yogameditationskurs zu besuchen, der unseren alltäglichen Rhythmus für eine gewisse Zeit unterbricht. Unabhängig von der täglichen, regelmäßigen Praxis ist das auch sehr zu empfehlen und wirksam. Ein Kurs kann eingefahrene Übungsgewohnheiten durch andere Impulse unterbrechen. So kann Raum für neue Erfahrungen, für Vertiefung und Stabilisierung entstehen.

Dies sind nicht nur Schritte, sondern manchmal auch erste Schwellen, die es zu überwinden gilt. Erfahrungsgemäß gibt es oft Widerstände unseres Alltagsgeistes, der unsere Entscheidung infrage stellen, sie verhindern oder aufschieben möchte. Es ist wichtig, dass wir diese Regungen als normal ansehen und verstehen lernen, woher sie kommen. Sie sind mythologisch gesehen die „Hüter der Schwellen“. Um diesen „Einflüsterungen“ oder Schranken unseres Egos spannungsfrei und verständnisvoll begegnen zu können, müssen wir gerade zu Beginn unseres Veränderungsprozesses aktiv werden und auch unseren Willen einsetzen.

Der zweite Schritt besteht darin, dass wir eine innere Zielvision haben.
Das innere Ziel und die ernsthafte Motivation, sich auf den Weg dorthin zu machen, gehören aufs engste zusammen. Das innere Ziel unterscheidet sich von der vordergründigen Zweckorientierung dadurch, dass seine Verwirklichung die Qualität unseres Da-Seins grundlegend verändert. Die sinnlichen, die fühlenden und die denkenden Wahrnehmungen klären sich immer mehr, konditionierte Verhaltensweisen können erkannt, verändert oder losgelassen werden.

Wir spüren die Veränderung vorrangig durch:

- eine innere Balance in allen Lebenslagen,
- unerschütterliches Vertrauen in das immerwährende Leben und
- tiefe, bedingungslose Liebes- und Beziehungsfähigkeit.

Durch viele kleine und größere Erfahrungen auf dem Übungsweg ahnen wir oft schon sehr früh, dass es jenseits bzw. unabhängig von Gedanken und Wünschen einen Wahrnehmungsraum gibt, der stilles, ungefärbtes, reines Bewusstsein spiegelt. Wir ahnen, dass wir das zutiefst sind.

Die Zielvision unseres Übens besteht dann immer mehr darin, in Beziehung zu diesem unvergänglichen Hintergrund zu sein, damit die Ahnung zur Gewissheit wird und wir dem Alltagsleben vertrauensvoll begegnen können.

Zweckorientiert zu sein bedeutet demgegenüber, sich immer so zu verhalten (auch beim Üben), dass für mein Ego und seine konditionierten Erwartungen „etwas dabei herausspringt“, durch das ich mich gegenüber anderen Menschen hervortun oder mich sogar von ihnen absetzen kann.

Zweckorientiert zu sein kann auch bedeuten, dass ich mich mit meiner Praxis nicht als ganzen Menschen anspreche, sondern nur einen begrenzten Bereich meines Körpers, der gerade Probleme macht. Als allerersten Schritt kann man diese Motivation bei Schmerzen z.B. auch akzeptieren. Im Hinblick auf eine tiefere Heilung darf man dabei aber nicht bleiben. Erfahrungsgemäß entwickelt sich bei vielen Übenden diese Weiterentwicklung durch die heilsame erste Erfahrung oft von ganz alleine.

Zweckorientiert zu sein kann außerdem auch bedeuten, dass ich glaube, alles ist machbar, wenn ich meinen Körper, meinen Atem und meinen Geist durch den Willen nur ausreichend kontrolliere. Das funktioniert nur sehr kurzfristig und ohne Nachhaltigkeit.

Der dritte Schritt besteht darin, sich zu fragen, wie man seine innere Zielvision verwirklichen kann.

Wie kann mein Üben im ganzheitlichen Sinne wirklich zur Kunst werden und dadurch mein Leben allumfassend und nicht nur in Teilaspekten verändern? Die Kunst des Übens liegt, im Gegensatz zur vordergründigen Manipulation, darin, dass mithilfe von Lehrerinnen und Lehrern ein Feld des Vertrauens entstehen kann, in dem die zu uns passenden Übungen integrativ wirksam unseren Körper-Geist in Balance bringen können.

Wenn wir den Lehrern mit ihrem Einfühlungsvermögen und ihrer Kompetenz vertrauen, wenn wir die für uns ausgewählten Übungen „ohne Hintergedanken“ einfach üben, dann kann sich unsere Beziehung und unsere Treue zum Üben sehr positiv verändern und tiefgreifende Wirkungen zeigen. Unser Bewusstsein verändert sich gleichermaßen. Einsichten und Erfahrungen lassen uns mehr und mehr erkennen, warum wir üben, warum gerade diese Praxis für unser Leben Bedeutung hat.

Die innere Zielorientierung und das Vertrauen geben Kraft und Ausdauer in der Übung mit dem Körper, mit dem Atem, mit der Rezitation, und als Folge davon auch in der Meditation.

Erst dann wird es nach und nach möglich, dass wir nicht ständig an unseren Gedanken hängen bleiben, dass wir ihnen nicht durch rastloses Nachdenken nachlaufen, oder auch, dass wir nicht mehr in auftauchenden Gefühlen oder körperlichen Spannungen versinken. Es entlastet, wenn wir uns in den bedrängenden Situationen bewusst machen, dass dies Reaktionen unseres Alltagsgeistes sind. Sie kommen hin und wieder in der anfangs noch ungewohnten Übungspraxis vor. Das ist ganz normal. Jeder Praktizierende erlebt das mehr oder weniger häufig und stark. Selbst ein geübter Geist wird manchmal wieder von den Gedanken- und Gefühlswellen bedrängt, die durch eine plötzliche Stimulation, wodurch auch immer, auftauchen. Das ist eben die Natur des *Citta,* des „meinenden Selbst". Diese störenden Energien sind *auch* eine Ausdrucksweise unseres Menschseins. Sie gehören genauso zu uns wie die innere Tiefe, die Bewusstseinsstille und das innere Heilsein.

Da sie zu uns gehören, sind wir aber auch für sie verantwortlich und müssen uns im Lichte unsrer Zielvision (Ganzheit, Heilsein, Balance) um sie kümmern. Das heißt, wir müssen sie beleuchten, sie annehmen, mit ihnen einverstanden sein, aber auch für ihre positive Veränderung sorgen. Wenn wir am Zustand unseres unruhigen Alltagsgeistes etwas verändern möchten, können wir nicht hinnehmen, dass die *Cittavrtti* uns beherrschen und uns eng machen. Sich zu kümmern, Sorge dafür zu tragen bedeutet aber nicht, sie mit Gewalt und Kontrolle „in den Griff" zu bekommen. Das wäre Unterdrückung und rächt sich bitter. Unsere innere Zielvision, unsere ernsthafte Motivation und das wachsende Erfahrungsvertrauen geben die Richtung des Veränderungsprozesses an.

Leben ist ein vibrierendes Gewebe, in dem alles miteinander verwoben ist. Seine Quelle ist reines Bewusstsein. Immer wieder gibt es auch Störungen, Blockaden, die man als „Webfehler" ansehen könnte. Auf der Ebene, auf der sie als Leiden, Schmerzen etc. wahrgenommen werden, können sie aber nur bedingt und vorläufig korrigiert werden. Übung, Therapie, Heilung müssen tiefer ansetzen und ganzheitlich wirksam sein.

Die Kunst des Yogaübens und der Yogatherapie entwickelt sich aus dem angemessenen, einfühlsamen Handeln. Symptomorientiertes „Behandeln" kann nur ein erster Schritt sein, um Schmerzen oder Unruhe zu unterbrechen. In diesem Sinne angewendet, ist das Behandeln natürlich absolut legitim.

Die Frage stellt sich aber, ob dies tiefgreifend genug ist oder ob dahinter nicht noch das weitere Feld des umfassenden Heilwerdens bzw. Heilseins liegt.

Der Mensch kehrt also durch die Kunst des Übens oder auch durch die einfühlsame Anwendung einer bestimmten Therapie wieder zu seiner Ganzheit, zu seiner Quelle zurück. Dann erfährt er das innere, unvergängliche „Heil-Sein", das selbst, wenn der äußere Körper krank ist, gegenwärtig bleibt. Durch einen klaren Geist wird es bewusst und stärkt das Urvertrauen.

Der ganzheitliche Integrationsprozess, der als Rückweg zur Quelle oder als Heimweg erlebt werden kann, ist aber keinesfalls eine Regression. Er ist kein Rückfall in illusionistische, vorgeburtliche, paradiesische Zustände. Ganz im Gegenteil!

Von der Quelle war man niemals, ist man niemals und wird man auch niemals getrennt sein. In jedem Menschen, der sich im wahrsten Sinne des Wortes auf den Weg macht, ereignet sich, gemäß seinen individuellen Bedingungen und Bemühungen, eine fortschreitende Bewusstseinsentfaltung, die diese Wahrheit ans Licht hebt. Diese Entfaltung ist nicht nur als individueller Reifungsprozess zu verstehen, sie kann als Beitrag zur Bewusstseinsevolution der gesamten Menschheit angesehen werden.

Einige wichtige Grundvoraussetzungen und Fragestellungen entscheiden darüber, ob der gewählte Übungsweg zur verwandelnden Lebenskunst wird.

1. Die persönliche Ausgangssituation

Sie ist entscheidend dafür, ob man überhaupt eine starke Motivation für einen Übungsweg hat und dies auch im Zusammenhang mit konkreten Symptomen wahrnimmt. Man sollte sich ganz ehrlich die folgenden Fragen stellen und sie sich selbst möglichst auch beantworten:

- Wie ist der Zustand meines Körpers, meiner Psyche, meines denkenden Geistes *jetzt*?
- Auf welcher dieser drei Wahrnehmungsebenen (Körper, Psyche, Geist) spüre ich deutlich meine Einschränkungen, meine Probleme?
- Was muss sich verändern, damit ich wieder in die Balance meiner Körper-Psyche-Geist-Einheit komme? Kann ich das näher definieren im Sinne von: Was fehlt mir? In welchem Bereich spüre ich ein Defizit (z.B. Ruhe, Antriebskraft, Beweglichkeit, Freude, Zufriedenheit etc.)?
- Welche Ebene in mir empfinde ich als stark? Muss diese Ebene in mir (z.B. die Gefühlsebene, die mentale, die sinnliche oder die körperliche Ebene)

weiter gestärkt werden als Ausgleich zu meinen Defiziten? Oder ist einer dieser Bereiche zu dominierend, beherrscht mein Leben und führt zu noch größerer Disbalance?

- Weiß ich, woher mein Ungleichgewicht, mein Schmerz, mein Problem kommen, oder brauche ich zu dieser Klärung Hilfe und Unterstützung?

2. Was ist jetzt in dieser Ausgangssituation mein Ziel?

Zu Beginn des Weges wird das Ziel bei den meisten Menschen vordergründig und zweckorientiert sein, z.B. körperliche und psycho-mentale Gesundheit. Die leidvollen Symptome sollen verschwinden. Das ist auch, wie schon an anderer Stelle erwähnt, legitim und normal. Es wird von Lehrern und Therapeuten ernst genommen und hat als Ausgangssituation wertneutrale Gültigkeit.

Mit den beiden nächsten Aspekten, die als wichtige Voraussetzungen für einen spirituellen Übungsweg gelten, können sich die Fragestellungen „Woher kommt mein Problem?" und „Was ist mein Ziel?" schrittweise und grundlegend verändern. Damit ist dann die Spur sowohl zur Balance als auch zur Selbsterkenntnis des übenden Menschen gelegt.

3. Begleitung durch authentische, spirituelle Lehrerinnen und Lehrer

4. Die für den einzelnen Menschen passenden Mittel (Übungen) und die einfühlsame, schrittweise und ganzheitlich heilende Vorgehensweise (Methode)

Das *Wie* der Anwendung oder Anleitung ist hierbei entscheidender als das *Was*. Sind die Lehrerinnen und Lehrer wirklich authentisch, dann haben sie auch die innere Wahrnehmung für die passende Auswahl der Übungen, die integrierend und transformierend wirken können.

Eine integrale Weltsicht und Übungskultur ist die Spur in die Zukunft eines möglichen, neuen Bewusstseins, das alle sinnlichen, mentalen und emotionalen

Strukturen und Ausdrucksformen zur Ganzheit integriert und sie dabei gleichzeitig überschreitet (transzendiert) – *transcendentia oppositorum* (Roland R. Ropers).

Bei der Anwendung der sehr differenzierten Übungsmöglichkeiten, die Yoga zu bieten hat, kommt es auf das vertrauensvolle Zusammenwirken von Übenden und Lehrenden an, damit sich das innere Ziel der ganzheitlichen Balance und *Selbst*-Erkenntnis nach und nach verwirklichen kann.

Zusammenfassung

In der allgemeinen Yogapraxis und insbesondere auch in der therapeutischen Anwendung des Yoga in der Einzelbegleitung hat das Wissen um die differenzierte Struktur der menschlichen Existenz, wie sie schon in der Taittiriya-Upanischad als drei Körper (*Sarira*) mit insgesamt fünf sogenannten Hüllen (*Kosa*) beschrieben wird, höchste Bedeutung. Nur so kann die Ausgangssituation eines Menschen richtig eingeschätzt werden.

Wo macht sich das gefühlte Thema am deutlichsten bemerkbar? *Was* ist das kurzfristige, mittelfristige und langfristige Ziel des Übens zur positiven Veränderung auf der Ebene, die nicht in Balance zu sein scheint? Darüber hinausgehend hat die folgende Frage höchste Priorität: W*as* ist für mich persönlich das innere Ziel des Yoga? Stellt man dieses innere Ziel als „Hintergrundfeld" immer wieder in den Mittelpunkt aller Übungsimpulse, so kann sich die ersehnte Balance oft überraschend ereignen.

Es ist die durchlässige Vielschichtigkeit in der Gesamtheit unserer äußeren und inneren Grundstrukturen (*Kosa*), die das fließende, lebendige Gleichgewicht ermöglicht, wenn die Voraussetzungen dafür geschaffen werden. Diese Grundstrukturen sind als Potenziale zu verstehen, als „Kann-Möglichkeiten" (Hans-Peter Dürr) innerhalb verschiedener Bewusstseinsebenen. Alles ist in Bewegung, alles verändert sich. Aber nicht alles ist machbar.

Die Auswirkungen der Veränderungsprozesse erfahren wir durch sich wandelnde Zustände im Körper, in der sinnlichen Wahrnehmung, auf der Gefühlsebene und durch die Art und Weise, wie sich das gewohnte Alltagsdenken verändert. Zu jeder Zeit gibt es Raum für Weiterentwicklung. Das Spektrum zur Verwirklichung ist unendlich groß, sehr differenziert und individuell.

Der innere Prozess beginnt dann, wenn, wie schon vorbereitend erwähnt, ein erster Impuls auf einer der verschiedenen Wahrnehmungsebenen gesetzt wird. Eine energetische, bewusste Information beginnt dann zu wirken. Sie breitet sich aus. Sie durchdringt alle Schichten durch Vibration, durch den Fluss des Bewusstseins und des *Prana* bis in alle Körperflüssigkeiten, bis in die festen Strukturen der Muskeln, der Haut und der Knochen, bis in alle Zellen. Dadurch entsteht Integration von allem mit allem. Und das geht über den Körpergeist hinaus in die Welt.

Dieses Geschehen ist vergleichbar mit dem Augenblick, wenn Sie einen Stein in einen unbewegten See werfen. Um diese Stelle herum wird sofort eine Wellenbewegung ausgelöst, die sich ausbreitet und die Wahrnehmung des vorher stillen Sees verändert. Genauso verhält es sich mit unseren Übungsimpulsen: *Jede Übung wirkt!* Diese Aussage beruht auf Erfahrung. Über längere Zeit ist ein Erfahrungsvertrauen in den Sinn der Übung entstanden. Das trägt und motiviert insbesondere dann, wenn man glaubt, so gar keine direkte Wirkung zu spüren, wenn der Geist anfängt, Erwartungen und Bewertungen zu produzieren, weil er sich vielleicht langweilt und meint, nicht genug gefordert zu werden. Es ist *Citta,* „das meinende Selbst", das mit uns zu verhandeln versucht.

Der entscheidende Hinweis besteht in der Aussage, dass sich Übungserfahrung erst verankert, wenn man über längere Zeit praktiziert und sich damit im Gehirn neue Spuren bahnen, die den Körpergeist positiv verändern. Vertrauen in bekannte Übungen und Übungsweisen ist auf der Empfindungsebene das Resultat.

Die Gewohnheit und die Regelmäßigkeit der sich wiederholenden Handlungsimpulse auf das Gehirn helfen auch der Motivation zum Üben. Man denkt nicht mehr jeden Tag darüber nach, ob man üben soll oder nicht – man übt um der Übung willen, weil sie zum Leben gehört und man ihrer Wirkung vertraut.

Es ist aber sehr wichtig, dass man dabei bewusst handelt und nicht rigoros in einen gewissen Übungszwang verfällt. Die Entscheidung für das Üben muss klar getroffen werden und darf nicht dem Zufall oder der Stimmung überlassen bleiben. Das gilt auch für den Fall, dass man nicht übt oder in begründeten Situationen, die normale Praxis auf einen Teilaspekt reduziert.

> Frei, aber bewusst sein, trägt Früchte!
> Dogmatisch und rigoros sein, macht eng und kleinlich,
> auch wenn man übt.

Sind die körperlichen, psychischen und mentalen Bedingungen sowie die Lebenssituation eines Menschen als Ausgangssituation erkannt und definiert, dann kann der Übungsprozess mit all seinen kleinen und großen Veränderungen beginnen. Für das Üben, das Lehren und das Heilen sind die Hinweise aus dem Yogasutra von Patañjali richtungsweisend. Die Yogatradition besticht durch ihre Konsequenz in der Anwendung, wenn die Übungspraxis individuell angepasst wird.

Auf der Grundlage der sich seit Jahrhunderten bewährten Erkenntnisse des Yoga und des Ayurveda ist es heute weitgehend gelungen, eine Synthese zu schaffen zwischen indischer Weisheit (Leben, Bewusstsein, Heilung), den modernen Lebensbedingungen und gleichzeitig den neuen wissenschaftlichen Erkenntnissen unserer Zeit. Die Quelle und die Essenz der Erfahrungen sind übereinstimmend. Die Wege dorthin können und müssen jedoch so vielfältig, so differenziert sein wie nur irgend möglich, weil das der Vielfalt des Menschseins entspricht.

Ist man offen und grenzt sich nicht in vermeintlicher Überlegenheit ab, dann können alle auch voneinander lernen und neue, bisher unbekannte Impulse im Sinne der Ganzheit integrieren. Dieser Aspekt ist mir sehr wichtig, damit wir uns innerhalb der oft sehr verschiedenen Übungswege nicht rechthaberisch ein- und abgrenzen.

Die von mir vorgeschlagenen Übungen verstehen sich als Impulse, als Anregungen zur Verwirklichung der „Kunst des Übens“ im Yoga. Probieren Sie aus, experimentieren Sie auch mit anderen Übungen, die Ihnen vielleicht mehr vertraut sind, um durch das Zusammenspiel von Körper, Atem und Geist Ihre spürende Achtsamkeit immer mehr zu entfalten. Das wird sich auch auf Ihre Selbstwahrnehmung und auf Ihr Handeln in allen Situationen des alltäglichen Lebens auswirken.

In meine Kurse zum Thema „Integrale Yogameditation“ kommen sowohl Teilnehmerinnen und Teilnehmer meiner eigenen Yogarichtung, aus verschiedenen anderen Yoga-Übungstraditionen, als auch Menschen, die sich bisher fast ausschließlich in der Sitzmeditation geübt haben. Die besondere Art und Weise der Yogameditation führt alle mehr oder weniger in die Erfahrung ihrer individuell geprägten Körper-Atem-Geist-Einheit.

Praxis 1: Testübungen

Unter den drei nachfolgend aufgezählten Kriterien werden nun einfache Vorschläge für Testübungen aufgezeigt. Sie verstehen sich als Entscheidungshilfen für die Auswahl einer individuellen Praxis, um die Ausgangsbedingungen von Körper und Atem zu erkennen, und um diese dann unterstützend zu verändern. Die Testübungen sind für die eigene Überprüfung, besonders aber auch für den Einzelunterricht hilfreich.

1. Die Körperbewegung steht zunächst im Mittelpunkt der Aufmerksamkeit, ohne dass der Atem miteinbezogen wird.
2. Der Körper bewegt sich im Atemrhythmus.
3. Reflexion: Nehme ich einen Unterschied zwischen beiden Vorgehensweisen wahr? (Übende und Lehrende)

Die hier ausgewählten Testübungen beschränken sich auf die Wahrnehmung der grundlegenden Qualitäten von Flexibilität und Kraft durch die Vorbeuge und die Rückbeuge der Wirbelsäule als Voraussetzung für alle weiteren Bewegungsmöglichkeiten. Zunächst erfolgt die Ausführung der Übung nach Ansage des Lehrers, der Lehrerin. Durch die jeweils zweite Variante, den Körper dann im Atemrhythmus zu bewegen, wird die Ausrichtung der Aufmerksamkeit auf einfache Art und Weise auf den Atem gelenkt. Beide Vorgehensweisen kennen wir auch aus der Gymnastik, allerdings ohne die Phase der vergleichenden Reflexion.

Für die übende Person sind die Tests eine Schulung der Selbstwahrnehmung im Sinne von: Was spüre ich während und nach der Übung in meinem Körper? Wie erlebe ich meine Atembewegung?

Für die begleitende, lehrende Person sind die Tests eine wichtige Übung der Achtsamkeit und der Fremdwahrnehmung: Was sehe ich? Wie kann ich jetzt, bei Wahrnehmung und Akzeptanz der Ausgangssituation eines anderen Menschen unterstützende und fortschreitende Praxisschritte empfehlen und diese auf Wunsch auch anleiten?

Die einfachen Testübungen zeigen die Bewegungsmöglichkeiten des Nackens, der Schultern und Arme, der gesamten Wirbelsäule, der Hüftgelenke und der Beine. Außerdem geben die Übungen Hinweise auf die Bewegung des Atems im Körper. Ein subtileres Üben mithilfe des Atems folgt in den nächsten Kapiteln.

Für jede Bewegung oder Haltung, die Kraft entwickeln soll, ist eine vorherige gute Dehnung der Muskulatur des Rückens (Flexibilität) nötig. Aus diesem Grunde steht zunächst die Vorbeuge zum Thema Flexibilität im Mittelpunkt des Tests, begleitet durch die unterstützende Bewegung der Arme und Beine.

Bei mangelnder Flexibilität der Wirbelsäule und der Rückenmuskulatur sowie Steifheit in den Hüftgelenken, können bei der Vorbeuge aus dem Stand die Knie mehr oder weniger gebeugt werden, damit der Kontakt zwischen Bauch und Oberschenkeln möglich wird.

Und noch ein Hinweis zu den Zeichnungen:
Die Atemführung in die Haltung hinein und aus der Haltung heraus wird in den jeweiligen Praxisbeispielen vereinfacht durch Pfeile angegeben, die mit den Anweisungen EA (Einatembewegung) und AA (Ausatembewegung) in die gewünschte Bewegungsrichtung zeigen.

Test für die Ausgangssituation der Bewegungsmöglichkeit von Nacken, Schultern, Armen, der Wirbelsäule, der Beine und des Atems

1. Wie ist meine Flexibilität?

VARIANTE A:
Die Bewegung folgt nach Ansage der oder des Lehrenden, oder Sie geben selbst über das motorische Nervensystem Ihrem Körper den „Befehl“ zum Bewegen. Der Atem fließt frei. Nur Armbewegungen:

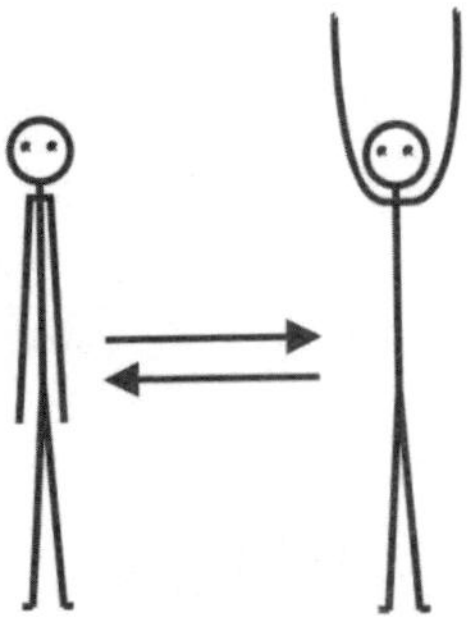

1. Die Arme über vorne nach oben heben und senken.
2. Die Arme über die Seite nach oben heben und senken.

VARIANTE B:

Die jeweilige Bewegung wird jetzt durch Ansage oder eigenen Impuls im Rhythmus des normalen Atems ausgeführt.

EA: Kinn etwas heben und die Arme dabei nach oben führen.

AA: Kinn neigen, Arme senken.

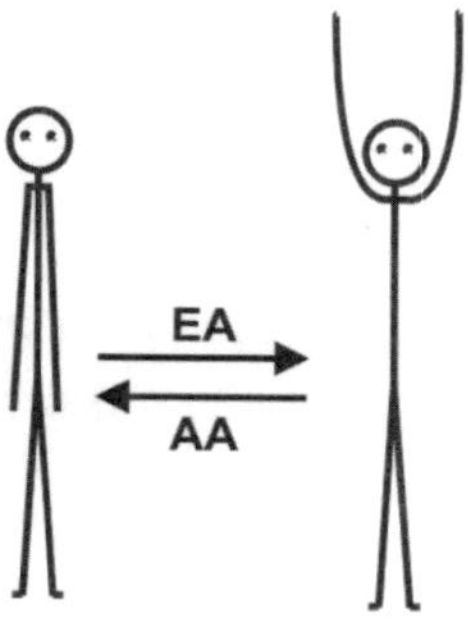

Die Arme werden wie in der Variante A geführt.

VARIANTE C:

Flexibilität der Wirbelsäule testen durch Beugen, unterstützt durch Beugen der Hüft- und Kniegelenke, begleitet von der Armbewegung.

a) Nach Ansage oder willentlich die Wirbelsäule beugen, der Atem fließt dabei frei. Die verschiedenen Beugungsmöglichkeiten aus dem Stand beachten (siehe Abb.). Das Kinn wird beim Aufrichten etwas gehoben, die Arme über vorne nach oben geführt. Den ganzen Körper in einer der Variationen beugen und dann wieder aufrichten.

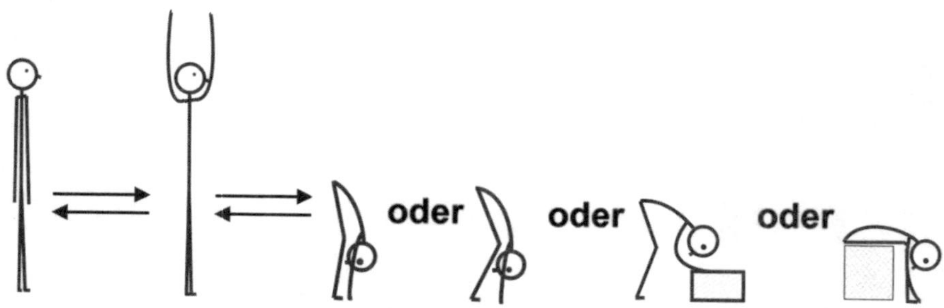

b) Die gleichen Bewegungen werden jetzt im Rhythmus des normalen Atems ausgeführt.
EA: Kinn und Arme über vorne nach oben heben, Körper aufrichten.
AA: Den ganzen Körper beugen in der Reihenfolge: Hüften (evtl. auch Knie), Becken, Oberkörper, Arme, Kopf.

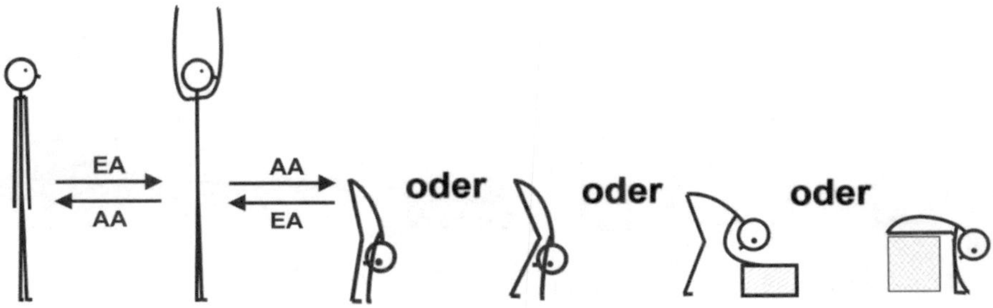

VARIANTE D:
Beugung aus dem Kniestand; bei empfindlichen Knien, ein Kissen oder eine gefaltete Decke unter die Knie legen.

a) Ohne Atemführung: Kinn etwas heben, Arme über vorne nach oben führen, den Körper dann beugen. Wieder zurückbewegen in die Ausgangsposition.

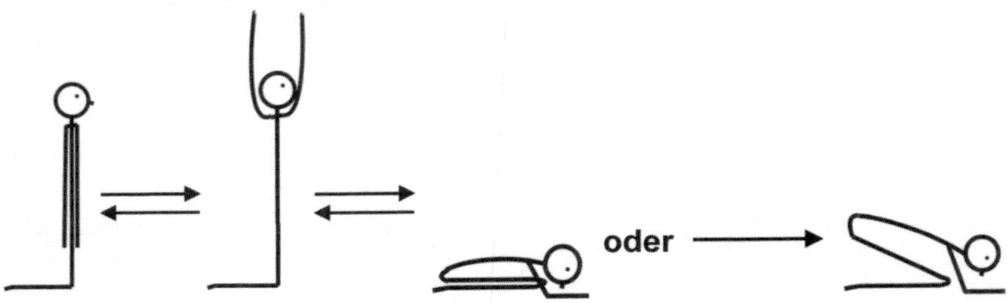

b) Nun die gleiche Bewegung im normalen Atemrhythmus ausführen:
EA: Kinn etwas heben, die Arme über vorne heben, Körper aufrichten,
AA: Den Körper beugen in der Reihenfolge: Becken, Oberkörper, Kopf. Arme angewinkelt ablegen.

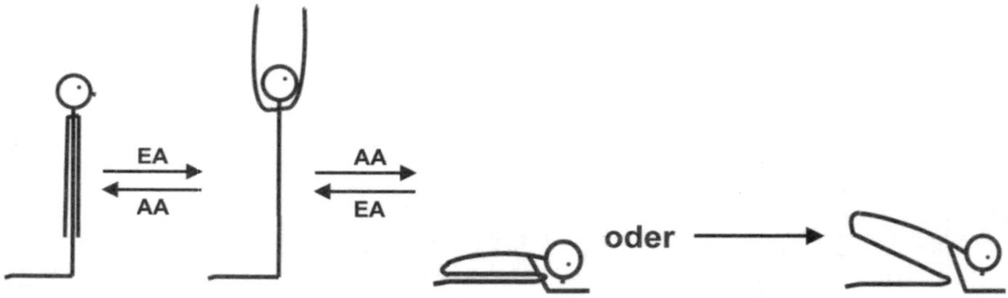

VARIANTE E:
Beugung aus dem Vierfüßlerstand

a) Ohne Atemführung: In der Ausgangsposition ist der Rücken gerade. Das Kinn dann etwas heben (Rückbeuge), dann vorbeugen und wieder zurückbewegen in die Ausgangsposition.

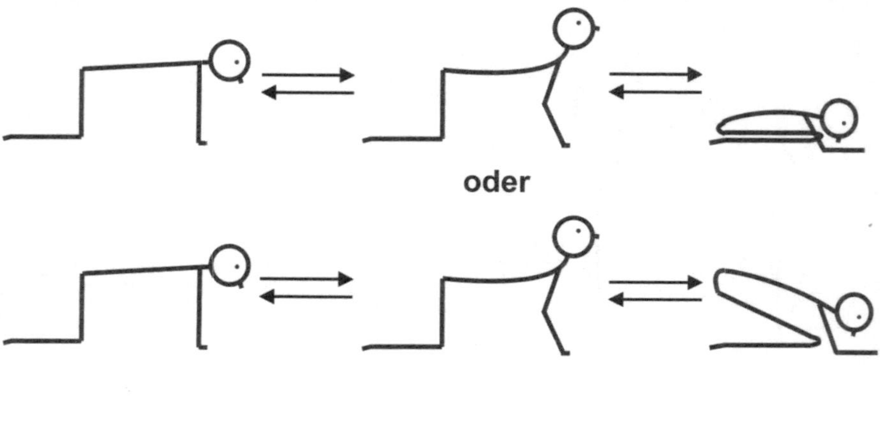

b) Nun die gleichen Bewegungen im normalen Atemrhythmus ausführen:
   EA. Kinn leicht heben.
   AA: Becken, Brustkorb, Kopf beugen. Den Körper im Atemrhythmus wieder in die Ausgangsposition zurückbewegen.

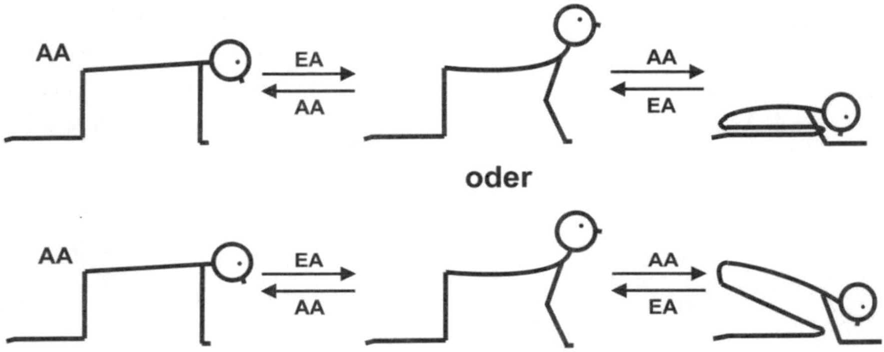

2. Wie ist meine Kraft?

Die Ausgangsposition für diese Überprüfung ist die Bauchlage.
Wie erlebe ich mich in der Bauchlage
- im unteren Rücken?
- im oberen Rücken?
- im Nacken?

Wie ist die Position der Schultern und der Arme: entspannt oder angespannt?
Wie ist die Position der Beine: entspannt oder angespannt?

Die gleiche Überprüfung können betrachtende Personen (z.B. Lehrende oder Therapeuten) durchführen. Hier lautet die Frage: Was zeigt sich meinen Augen? Am Beispiel von *Bhujangasana* (Kobra) kann man spüren (Übender) oder sehen (Lehrender), ob sich der Oberkörper

a) auf Ansage heben kann: ohne Armbeteiligung; mit ausgebreiteten Armen oder, indem die Hände unterhalb der Schultern neben dem Brustkorb, eng am Körper aufliegen.
b) bei den gleichen Varianten mithilfe der normalen Einatmung genauso oder besser heben kann.

Bhujangasana (Kobra) im Fall a)
In der Bauchlage das Kinn leicht heben und den Oberkörper aufrichten.

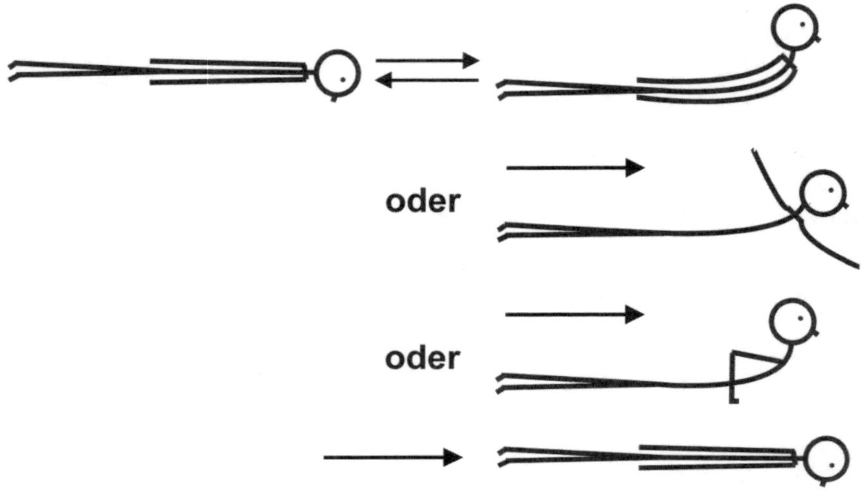

Bhujangasana (Kobra) im Fall b)
Ausgangsposition: In der Bauchlage vorbereitend ausatmen (AA).
Mit der EA den Oberkörper in die jeweilige Variante heben: Kinn leicht heben, der Kopf sollte in Verlängerung der Wirbelsäule aufgerichtet sein und sich nicht in Richtung Nacken bewegen. Die Einatmung hebt den Oberkörper.

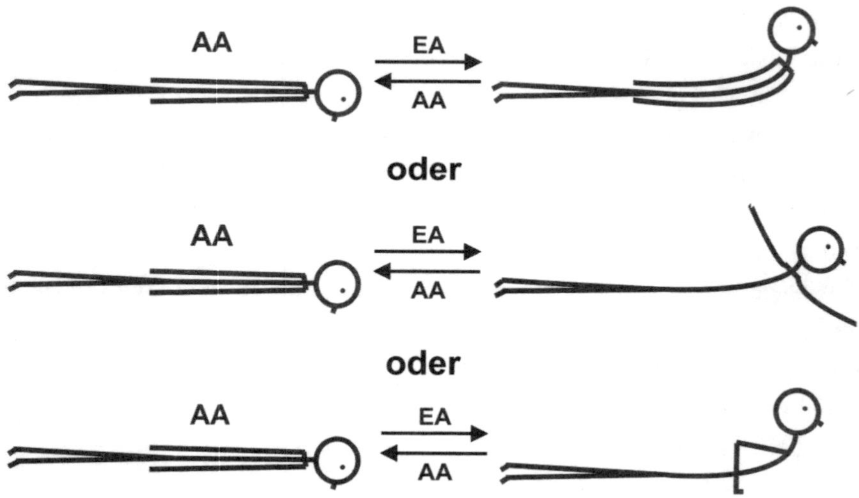

Bei den Testübungen zum Thema „Wie ist meine Kraft“ könnte auch das Heben eines oder beider Beine aus der Bauchlage einbezogen werden. Es handelt sich dann um die „Halbe Heuschrecke“ (*Ardha-Salabhasana*) oder die „Heuschrecke“ (*Salabhasana*).

VARIANTE A:
Mit Ansage eines oder einer Lehrenden oder willentlich den Oberkörper und ein Bein heben und wieder senken, dann mit dem anderen Bein wiederholen. Der Atem fließt frei. Evtl. bei guter Beweglichkeit und entspannter Kraft den Oberkörper und beide Beine gleichzeitig heben und senken. Kann der Kopf in Verlängerung der Wirbelsäule bleiben?

Die Arme können nach hinten gerichtet, neben dem Körper, liegen bleiben, oder die Arme können beide in Brusthöhe ausgebreitet werden, oder Arme und Beine können sich in der „Halben Heuschrecke“ jeweils diagonal heben.

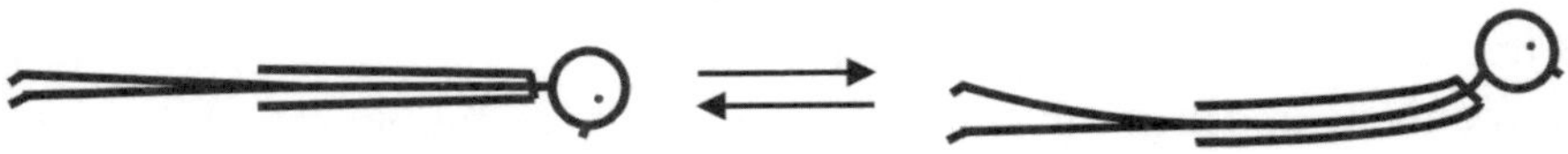

oder

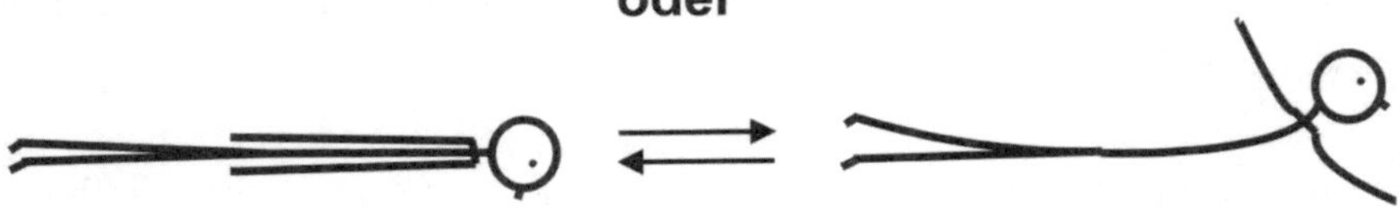

oder

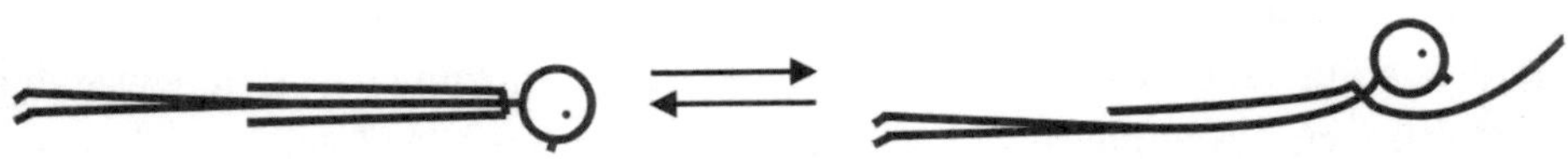

VARIANTE B:
Die Übungen werden nun im normalen Atemrhythmus wiederholt.
Ausgangsposition: In der Bauchlage ausatmen (AA).
Mit der EA werden jetzt das Kinn, der Oberkörper und die Beine, evtl. auch die Arme gehoben.
Mit der AA werden Beine, Oberkörper, Kinn und evt. auch die Arme wieder in die Ausgangsposition zurückgeführt.

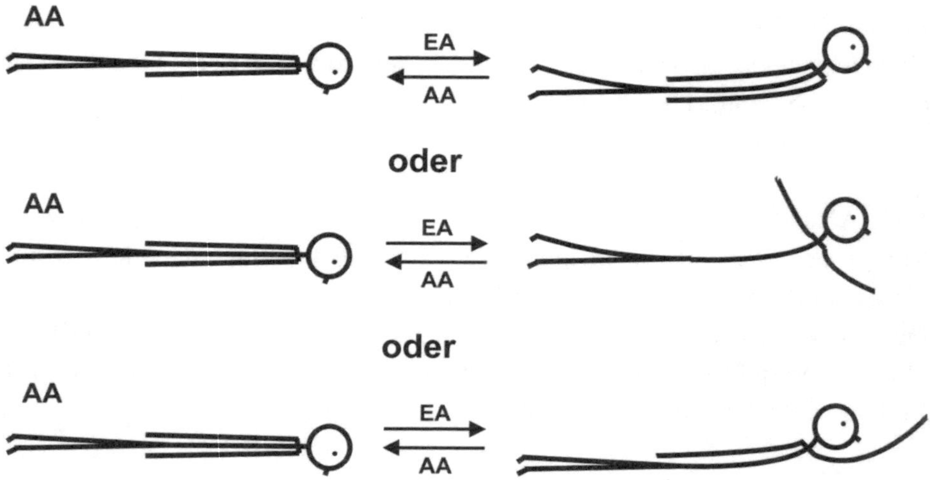

Reflexion:
Weicht der Körper beim Aufrichten aus durch:

- extreme Rückbeuge des Kopfes in den Nacken?
- Anspannung in der gesamten Muskulatur, um Kraft zu sammeln?
- Anspannen bei der Einatmung?
- Heben sich die Beine bei *Bhujangasana* unwillkürlich mit an, obwohl sich nur der Oberkörper aufrichten sollte?

Wenn sich diese Erfahrungen zeigen, kann man davon ausgehen, dass die Muskulatur der Körperrückseite mehr oder weniger verkürzt und dadurch angespannt ist. Mit Willen und Anstrengung ist dann keine natürliche Kraft aufzubauen. Die Körperrückseite muss erst durch entsprechende Übungen gedehnt und flexibel werden, dann kann sich Kraft entwickeln. Die Einbeziehung der Atembewegung wird dabei im Zusammenspiel von Körper und Atem bei den folgenden Übungskonzepten von Bedeutung sein.

Ausgleichsübungen
Die Testübungen zum Thema „Kraft im Rücken“ waren alle Rückbeugen aus der Bauchlage. Die Kraft entsteht durch die Kontraktion der Rückenmuskulatur; dabei verkürzen sich für die Zeit der Übung die Muskeln. Damit sich dadurch keine anhaltende Spannung aufbaut, bzw. schon vorhandene Spannung verstärkt, müssen anschließend kleine Ausgleichsübungen erfolgen, die sanft dehnen, ohne dass die aufgebaute Kraft verloren geht.

VARIANTE A:

In die Rückenlage kommen, die Füße stehen beckenbreit vor dem Gesäß.

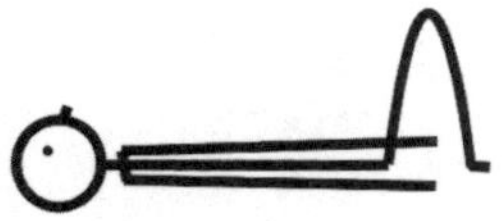

Eine Hand legt sich auf das Knie der gleichen Seite und führt es Richtung Brustkorb; dabei nicht am Knie ziehen. Wie weit kann das Hüftgelenk sich dabei beugen? Die Bewegung mit der anderen Hand und dem anderen Knie wiederholen. Dann führen beide Hände beide Knie Richtung Brustkorb.

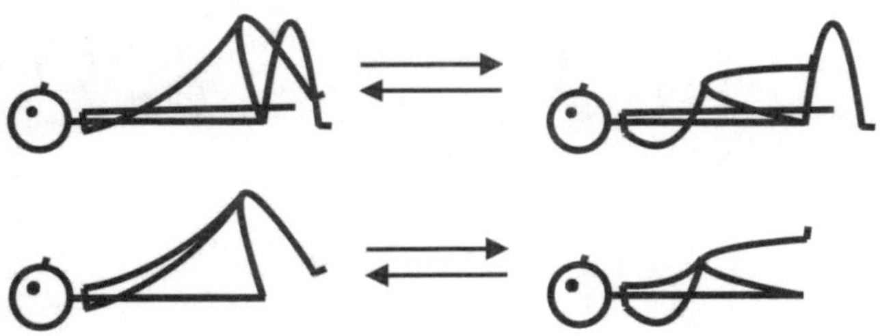

VARIANTE B:

Die Bewegungen nun im normalen Atemrhythmus wiederholen.

Beim EA führt die Hand das Knie bzw. führen die Hände dann beide Knie nach vorne.

Beim AA das Knie bzw. beide Knie in Richtung Brustkorb bewegen.

Geht es so besser als in Variante A?

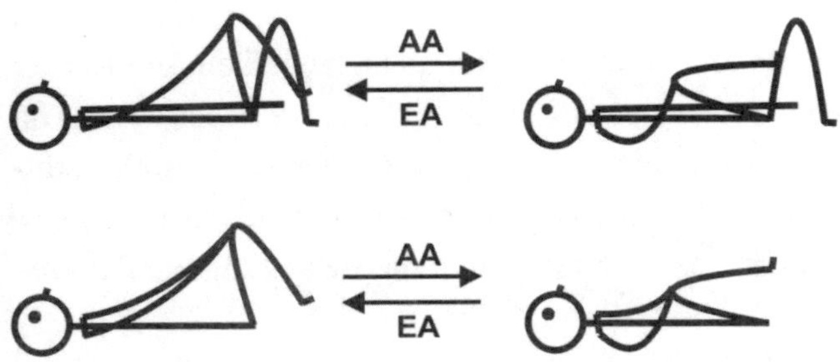

VARIANTE C:
Eine gute Ausgleichsübung ist auch die Vorbeuge in Verbindung mit dem Vierfüßlerstand.

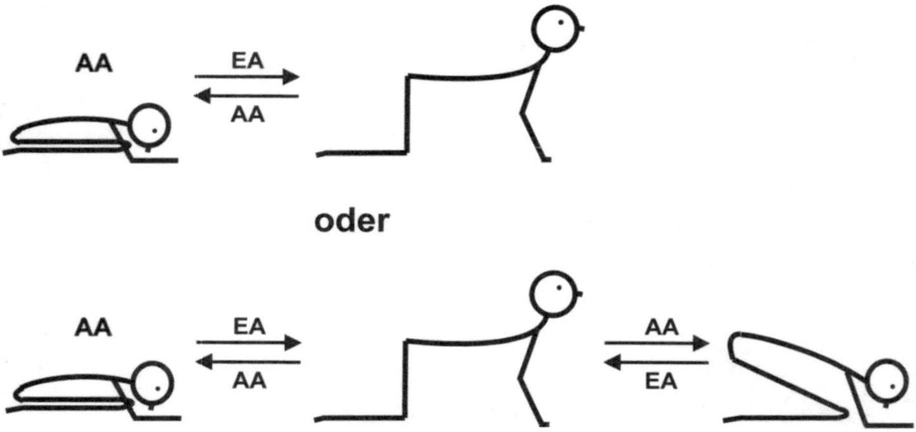

Die grundlegende Bedeutung des Atems

Bei den Testübungen zum Thema „Voraussetzungen für eine fruchtbare Übungspraxis" wurde die Bedeutung der Atemqualität schon ansatzweise deutlich. Der Atem ist von so entscheidender Bedeutung für die integrativ wirkende Yogapraxis, dass ich zunächst einige grundsätzliche Aspekte ausführen möchte, bevor die Praxis weiterentwickelt wird.

Der Atem ist die subtile, sich ständig bewegende Beziehung zwischen dem Körper und dem mentalen Geist, denn er hat einen direkten Einfluss auf den Zustand von beidem. Er ist eine lebendige und allgegenwärtige Veränderungs- und Gestaltungskraft, deshalb ist der Atem das Hauptmedium des integrativen Prozesses. Körper und Geist sind eins durch das Wirken, durch die Bewegung der Lebensenergie.

Aus den asiatischen Heilweisen und Weisheitslehren kennen wir die entsprechenden Begriffe für diese Lebensenergie: *Chi* (China), *Ki* (Japan), *Prana* (Indien).

Je feiner sich die Abstimmung und Übereinstimmung zwischen *Körper, Atem* und *Geist* durch die Verbindung und Integration aller Bewegungen entfalten kann, umso tiefer ist die Erfahrung. Nach und nach entwickelt sich mehr Klarheit und gleichzeitig auch Zentrierung und Stabilisierung der Lebenskraft (*Prana*). *Prana*, Atem und Bewusstsein sind eine Einheit.

Prana ist die universelle Kraft jeder Bewegung, damit ist *Prana* identisch mit Leben und wird deshalb auch als Lebenskraft bezeichnet. Die Quelle des kosmischen *Prana* ist die Sonne. Aus *Vayu* (Wind), auch als Synonym von *Prana* zu verstehen, wird der Atem in allen lebendigen Wesen. Der Atem ist die Wirkebene und der Träger des individuellen *Prana*.

Die Balance von *Prana*, Atem und Bewusstsein kann in der Übungspraxis von Augenblick zu Augenblick neu entstehen, je nachdem, wie sich der psychomentale Zustand gemäß der persönlichen Lebenssituation verändert und wie sich das auch körperlich auswirkt. Der Atem reagiert auf die feinsten Disbalancen. Ist unsere spürende Achtsamkeit geschult, dann merken wir das frühzeitig und können die Praxis verändern und anpassen.

Bewusstsein fließt und Atem fließt. In diesem Fließen entsteht ununterbrochen eine neue Wirklichkeit, auch wenn wir das oft nicht merken, weil wir in Probleme, Wünsche etc. verwickelt sind. Es kommt wirklich auf die Fähigkeit zur *spürenden Achtsamkeit* an, um die notwendigen Impulse im richtigen Augenblick zu setzen.

Im Alter oder bei schweren Krankheiten, wenn die körperlichen Kräfte nachlassen, verschiebt sich bei einem praktizierenden Menschen oft der Schwerpunkt der heilenden Balance. Der von *Prana* genährte und stabilisierte Geist, die Bewusstseinskraft, stützt und hält in vielen Fällen noch sehr lange den schwächer werdenden Körper. Der Fokus verschiebt sich in dem Maße wie sich das aktive Handeln, auch das intensive Üben mit dem Körper, reduziert. Auch die praktische Übung mit dem Atem wird immer feiner und wechselt immer häufiger von willentlicher Atemregulierung zu passiv empfangender Atemachtsamkeit. Der kosmische Atem, der als vibrierendes Bewusstsein alles durchdringt, kann weitere Transformationsprozesse begleiten und das Loslassen der Bindung an die äußeren Strukturen unterstützen.

Die Übungen, die diese besondere Wahrnehmungsfähigkeit in uns wecken und stabilisieren können, müssen ineinandergreifen und zum Übenden bzw. zur Übenden passen, sodass man letztendlich mit der jeweiligen Übung verschmilzt und eins wird.

Man *ist* dann der Atem, man *wird* die vom Atem geführte Körperbewegung, ohne dass die Gedanken gleichzeitig ihr Eigenleben führen und mit ganz anderem beschäftigt sind. So entsteht gewissermaßen eine Osmose, das heißt, eine subtile geistige und energetische Durchdringung aller Wahrnehmungsebenen *(Kosa)*. Dieser Prozess gehört auch zu den inneren Zielvisionen des integrativen Übungsweges.

Das achtsame, vom Atem geführte Verbinden einzelner, zielgerichteter Übungen oder auch die koordinierten Bewegungen einzelner Körperteile beginnen zunächst mit einem äußeren, willentlich gesteuerten Impuls. Viele Aspekte (Denken, Fühlen, Körperbewegung) verbinden sich hierbei durch die einfühlsame Bewegung von Ausatmen und Einatmen zu einem einzigen, spontanen, im jeweiligen Augenblick stattfindenden Erfahrungsakt.

Seine Essenz wirkt dann innen durch Integration und im ständigen Austausch mit allen vorhandenen Bewusstseinskräften zu neuen körperlichen Erfahrungen und inneren Einsichten.

Im Atem ruhen, auf den Atem lauschen, mit dem Atem verschmelzen durch die spürende Achtsamkeit führt zum *Sein im Wesensgrund*. Es ist die Erfahrung von Bewusstseinsstille und Bewusstseinsfülle zugleich. Spüren und lauschen, sowohl in Verbindung mit dem Atem als auch in Beziehung zum umgebenden Raum, stärken die Achtsamkeit nach innen. Dadurch entsteht als Resonanz klare und einfühlsame Aufmerksamkeit und Handlungsfreiheit nach außen.

Schlussfolgerung

Der Mensch ist ein geordnetes System aus sehr komplizierten Strukturen, das nur durch ein fein aufeinander abgestimmtes Zusammenspiel von energetischen und geistigen Prozessen und Verhaltensweisen (Handlungen) aufrechterhalten wird.

Die Wörter „atmen“ und „leben“ haben in der spirituellen Tradition Indiens die gleiche Sprachwurzel *(an)*. Dieser Wurzel entstammt auch der Begriff „*Atman*“ (das absolute Bewusstsein, *Brahman* als Mensch). *An* wird auch als sprachliche und philosophische Verbindung zu *Prana* angesehen. Atem und Bewusstsein werden auch in späteren Weisheitstraditionen mit einem Begriff als identisch verstanden: *Ruach* (hebr.), *Pneuma* (griech.) und auch die lateinischen Begriffe „*Spiritus*“ (Geist) und „*spirare*“ (atmen) können dem zugeordnet werden.

Atemachtsamkeit ist immer gleichzeitig Geistesgegenwärtigkeit.

Das ist eine Erfahrung, die eine zeitlose und universelle Gültigkeit hat. T.K.V. Desikachar drückt dies in seinem Buch über das Leben und die Lehren von Sri Krishnamacharya unter anderem wie folgt aus:

„Es gibt zwei durchgängige Stränge in dem, was ich bisher über Yoga gesagt habe. Einmal ist da die Tatsache, dass alles, was wir tun, auf allen Ebenen unserer Praxis – von der einfachsten Armbewegung bis zur Versenkung in ein Kunstwerk – einhergeht mit einem bewussten Einsatz. An jeder Erfahrung, die wir machen, ist unser Geist beteiligt.

Als Zweites machen wir bei all unserem Tun im Yoga die Erfahrung des inneren und äußeren Fließens. Es gibt kontrahierende und expandierende Körperhaltungen; dann die Einatmung und die Ausatmung; ferner das Einströmenlassen eines Meditations-Objektes in unser Herz und unseren Geist, und dann ist da unser eigenes Rückströmen in das Objekt, bis wir eins mit ihm sind. Auf ähnliche Weise können wir unser ganzes Leben als eine einzige Erfahrung des Atems betrachten."[4]

Diese Erfahrung wird auch in den nachfolgenden Kapiteln meines Buches immer wieder auf unterschiedliche Art und Weise beleuchtet, denn sie ist der rote Faden durch alle Übungsschritte in der Yogapraxis.

Ziel des aufeinander abgestimmten Zusammenspiels von Atem, Körper und Geist ist die *Balance*. Sie ist das labile Gleichgewicht innerhalb des lebendigen Systems. Die Balance muss, gemäß den Bedingungen des einzelnen Menschen, proportional ausgewogen, immer wieder neu entstehen, weil sich alles von Augenblick zu Augenblick in Bewegung und Veränderung befindet.

Proportional ausgewogen bedeutet, dass bei einem Menschen seine Defizite und auch seine Stärken bei der Auswahl der integrativen Übungspraxis unbedingt berücksichtigt werden müssen, damit sich sein inneres Gleichgewicht einpendeln kann. Dabei ist es sehr wohl möglich, dass eine starke Ebene (z.B. *Prana* als Lebenskraft und Bewusstsein) die Schwächen auf einer anderen Ebene (z.B. nicht mehr zu heilende Körperschäden) dahingehend ausgleicht, dass der betroffene Mensch sich dennoch innerlich heil und bewusstseinsstark empfindet und entsprechend leben und handeln kann.

Im Prozess des Balancierens, das von ganz alleine geschieht, wenn man mit seinen Erwartungshaltungen und Bewertungen aufhört, überschreitet man das

4 T.K.V. Desikachar, *Yoga – Gesundheit von Körper und Geist*, S. 206 f.

Entweder-oder und erfährt die Bewusstseinsdimension des Sowohl-als-auch, die jenseits aller Dualität liegt.

Die integrative Übungspraxis ist so gesehen auch ein systemischer Heilungsansatz, der zu mehr Bewusstheit und Erkenntnis führt.

Atemregulierung

Bei den Testübungen im Anschluss an das vorherige Kapitel haben Sie selbst oder die Sie begleitende Person neben den äußeren Körperbedingungen vielleicht auch wahrnehmen können, dass:

- der Atem innerlich kaum spürbar bzw. von außen auch kaum sichtbar war,
- der Atem schnell und kurz war,
- der Atem sich scheinbar nur im Brustkorb bewegt,
- der Atem sich scheinbar nur durch die Bewegung der Bauchdecke wahrnehmen lässt,
- in einer Vorbeuge kaum Atembewegung im Rücken zu spüren ist, und auch von außen durch den Lehrer oder die Lehrerin kaum zu erkennen ist,
- es verschiedene Steifheiten oder sogar Schmerzen im Körper gibt, wenn man ihn in verschiedene Positionen bringen möchte, und dass diese Einschränkungen sich auch beim Atmen bemerkbar machen.
- Selbstverständlich kann es bei Ihnen aber auch ganz andere, nämlich positive Erfahrungen geben, weil Sie schon einen sehr guten, tiefen und langen Atem haben und/oder weil sie beweglich sind und keine körperlichen Einschränkungen haben.

Diese unterschiedlichen Erfahrungen bei den Testübungen sind wertneutral als Hinweise zu verstehen. Daraus folgt, wie und durch welche Übungen eine fortschreitende Förderung der vorhandenen Atem- und Körperbeweglichkeit zu unterstützen ist.

In beiden Ausgangssituationen ist das Ziel, eine koordinierte Beziehung zwischen der Atembewegung und der Körperbewegung zu ermöglichen. Das Ziel ist das gleiche, aber die hinführenden Mittel bzw. Übungen sind individuell unterschiedlich. Von Ihrer jeweiligen Ausgangssituation ausgehend, sind beide Übungstypen als Fortschreitende oder Fortgeschrittene zu verstehen, denn mit jeder intuitiv richtig ausgewählten Praxis schreitet die positive Veränderung voran.

Atembewegung und Körperbewegung sind dabei aufs engste miteinander verwoben, sie unterstützen sich gegenseitig. Der Körper hilft dabei dem Atem. Wenn er sich beugt und die Arme gesenkt werden, kann man besser ausatmen. Wenn der Körper sich aufrichtet oder sich in eine Rückbeuge bewegt und dabei auch die Arme gehoben werden, dann kann man besser einatmen. Gleichermaßen hilft dabei der Atem auch dem Körper. Atmet man beim Beugen aus, so zieht der Bauch sich ein und der Rücken kann besser nachgeben und loslassen. Senkt man die Arme und möchte dabei in den Schultern und im Nacken loslassen, so unterstützt die Ausatmung diese Bewegung. Umgekehrt verhält es sich, wie oben beschrieben, auch beim Einatmen in Beziehung zur Aufrichtung und der Rückbeuge.

Grundsätzlich kann man sagen: Eine gute, lange Ausatmung hilft dem Körper, nachfolgend mit einer guten Einatmung Kraft zu entfalten. Eine gute Aufrichtung mithilfe der Einatmung hilft wiederum dem Körper bei einer anschließenden Vorbeuge mit begleitender, langer Ausatmung.

Die Kraft, die Länge und der ruhige Fluss des Atems dienen dem Körper, sich mühelos in verschiedene Richtungen zu bewegen und die eingenommene Position dann auch mit Unterstützung des fließenden Atems zu genießen.

Atemregulierung geschieht bei dieser besonderen Praxis also nicht durch mentale Kontrolle oder Willensanstrengung. Sie ist das Ergebnis eines zielgerichteten, aber einfühlsamen Übungsgeschehens im Zusammenspiel zweier Kräfte.

Das bewusste Atmen dient auf diese Weise gleichermaßen der Selbsterfahrung in unterschiedlichen Lebenssituationen. Sowohl für unsere Gesundheit als auch für unser seelisch-geistiges Gleichgewicht, und auch für unsere spirituelle Entwicklung, ist es entscheidend, dass die Störanfälligkeit und die Schwäche des Atems überwunden werden. Andererseits kommt es bei einem angeborenen oder schon erworbenen guten Atem dann darauf an, diese Grundqualität weiter zu stabilisieren und differenziert für das innere Ziel einzusetzen.

In jedem Falle ist dabei die Fähigkeit der spürenden Achtsamkeit wichtig, denn der Atem ist eine höchst subtile, sich ständig in Bewegung befindliche Energie, die, von Bewusstsein erfüllt, in verschiedenen Rhythmen und Schwingungen ununterbrochen wirkt.

Unsere inneren und äußeren Situationen und Befindlichkeiten verändern sich ständig. „Ständig“ bedeutet, die Veränderung ist die einzige andauernde „Beständigkeit" unseres Lebens und des gesamten Universums. Diese inneren und äußeren Veränderungen nehmen wir mal mehr, mal weniger deutlich wahr.

Beispiele, die wir alle kennen, sind Wetterfühligkeit, Zeitumstellungen, anhaltender Stress, Enttäuschungen, Ängste und andere Gemütsbewegungen, Unfälle, Erkrankungen und einiges mehr. Immer wird dabei auch unser Atem beeinflusst. Nehmen wir diese mehr oder weniger deutlichen Signale des Atems wahr, weil wir durch die Übungspraxis mit unserem Atem vertraut sind, so können wir Impulse setzen, die rechtzeitig Disbalancen ausgleichen. Der Atem verbindet bei jedem Atemzug den inneren und den äußeren Raum miteinander – das ist eine ununterbrochene, wechselseitige Beziehung, solange wir leben!

Bei fast jedem Menschen reagiert der Atem bei plötzlich eintretenden Überraschungen oder Schrecksituationen. Er wird entweder schnell, oder er stockt. Unser normales Denken reagiert dann auch mit entsprechenden Formulierungen: „Ich bin ganz außer Atem", oder „mir stockte der Atem in dieser Situation". Vor Freude und auch vor Schreck bleibt uns auch manchmal „die Luft weg". Ist der Atem durch längere Übung fein reguliert und stabilisiert worden, dann findet er sehr bald wieder in seine dynamische Balance zurück, was wiederum eine positive Wirkung auf den Körper und den Geist hat. Die negativen Reaktionen werden dann nicht so lange anhalten, dass sie chronische Atemmuster werden und in Folge krank machen.

Praxis 2: Grundhaltungen und vorbereitende Bewegungsabfolgen
(Aufrichtung – Ausrichtung – Balance)

Nachfolgend werden vier exemplarisch zu verstehende Übungsansätze dargestellt, die durch die Einbeziehung der Atemführung integrativ wirken:

- im Stand,
- im Sitzen,
- in der Rückenlage,
- in fortlaufender Bewegung.

Es sind einfache Übungen, die man als Ausgangspositionen oder Vorbereitungen für weitere Variationen verstehen kann. Sie können aber auch einzeln als Ausdruck des Innehaltens zu Beginn oder am Ende einer alltäglichen Aktivität, einer vielfältigen Yogapraxis oder der Meditation zentrierende und integrative Wirkung haben. Sie brauchen keine spezielle Vorbereitung und auch keine nachfolgenden Ausgleichsübungen.

Die beispielhaft ausgewählten Grundpositionen im Stand, im Sitzen und im Liegen können uns beim Üben erfahren lassen, dass anfangs alleine schon das Bewegen der Arme, wenn es vom Atem geführt wird, deutliche Wirkungen auf die Aufrichtung der gesamten Wirbelsäule und für eine positive Veränderung des Atemgeschehens hat. Im Stand und im Liegen können außerdem kleine Bewegungsimpulse in den Füßen und Beinen die Aufrichtekraft unterstützen.

Für eine integrativ wirkende Yogapraxis ist es deshalb zunächst sehr wichtig, die Bewegung des Atems durch leichte Körperbewegungen anzuregen und zu stabilisieren.

Die Stärkung des Körpers folgt im gleichen Maße wie er dem gut entwickelten Atem folgen kann. Die Grenzen, die der Körper setzt, und die Grenzen, die man beim Atmen spürt, müssen angenommen werden. Sie dürfen nicht überschritten werden. Die Kunst besteht darin, sich einfühlsam der jeweiligen Grenze anzunähern, sie auszuloten, damit sich durch das Spiel mit der Grenze Grenzerweiterung einstellen kann – ohne Spannung, ohne Ehrgeiz, ohne Überanstrengung. Nach und nach kann und wird sich ein müheloses Zusammenspiel von Atem und Körper mit tief greifenden Wirkungen einstellen.

1. Der Stand

Über Samasthiti, *unbewegliches, gesammeltes Stehen, zu* Tadasana, *der Berghaltung, die in manchen Traditionen auch Palme heißt.*

In der Yogatradition von Sri Krishnamacharya und T.K.V. Desikachar wird bewusst zwischen diesen beiden Positionen unterschieden. Unter *Samasthiti (sama* = alles gleichermaßen; *stithi* = fest, unbeweglich, gesammelt) versteht man in diesem Zusammenhang den einfachen aufrechten Stand auf beiden Füßen. Die Füße und ihre Verbindung zur Erde sind die Basis der Aufrichtung. Die spürende Achtsamkeit ist darauf gerichtet, dass das Körpergewicht gleichmäßig auf vier Punkte verteilt wird: große Zehen, kleine Zehen, Fußaußenkanten, Fersen. Von dort spürt man die Unterschenkel, hält die Knie gestreckt, aber nicht durchgedrückt; dann spürt man die Oberschenkel.

Es folgt die Einheit von Bauch und unterem Rücken (aufgerichtetes Becken) und die Einheit von Brust und oberem Rücken (aufgerichteter Brustkorb). Der Nacken ist lang, das heißt, die Halswirbelsäule ist in Verlängerung der Brustwirbelsäule aufgerichtet, aber nicht angespannt. Der Kopf balanciert auf der Halswirbelsäule und wird gerade gehalten. Über den Scheitelpunkt des Kopfes spürt man in den Raum nach oben. Die Augen sind offen, der Blick ist weich und ruht entweder in Augenhöhe geradeaus oder auf einem Punkt am Boden, ohne dass dabei der Kopf gesenkt wird.

Für jede Bewegung des Körpers, die aus der zentralen Achse in eine andere Richtung erfolgen soll, und auch, wenn der Körper sich im labilen Gleichgewicht von *Tadasana* weiter aufrichten soll, ist die absolut stabile Ausgangsposition von *Samasthiti* notwendig.

Samasthiti ist aber auch als gesammelte, symmetrische Haltung nach der Beendigung eines Zyklus von Standhaltungen oder dynamischen Sequenzen aus dem Stand sehr wirkungsvoll. Diese unbewegliche, stille Phase ermöglicht die direkte Erfahrung der vorangegangenen Praxis im Körper, im Atemfluss und auch auf der emotionalen und mentalen Ebene. Bevor eine neue Aktivität beginnt, können sich außerdem die vorherigen Wirkungen auf allen Ebenen integrieren. Man kann auch spüren, inwieweit die Ausführung der vorherigen Übungen im Schwierigkeitsgrad angemessen war oder bei Wiederholung Varianten hilfreicher sein könnten.

Das Innehalten in der Balance zwischen zwei Aktivitäten öffnet den Raum der reinen Potenzialität, des schöpferischen „Dazwischen", das von entscheidender Bedeutung ist.

Die Quelle dieser erfahrbaren Weisheit liegt in den Jahrtausend alten Erkenntnissen des Yoga begründet. Viele Variationen von dynamischen und statischen Gleichgewichtsübungen hat der *Hatha-Yoga* entwickelt, und damit auch die Spur zu den Forschungsergebnissen von Wissenschaftlern in der Gegenwart gelegt.

Der Quantenphysiker Hans-Peter Dürr demonstriert sehr oft bei Vorträgen die schöpferische Bedeutung des Zustandes höchster Instabilität am Beispiel des von ihm entwickelten sogenannten „Chaos-Pendels". Darauf Bezug nehmend beschreibt Joachim Faulstich in seinem Buch „Das Geheimnis der Heilung" am Ende des Kapitels über „Die Kunst der Balance" die folgenden wichtigen Wahrnehmungen, die nach meiner Erfahrung auch im Zusammenhang mit der wiederholten Praxis von Balance- und Gleichgewichtshaltungen im Yoga und anderen Übungswegen gut nachvollziehbar sind:

„Das absichtslose Beabsichtigen ist vielleicht das entscheidende Mittel, das Pendel in den Zustand der maximalen Instabilität zu bringen, in den aufrechten Stand auf der Achse, um die es sonst schwingt. Denn genau das beschreibt ja das Bild:

eine Haltung, in der alles möglich ist, aber nicht erzwungen wird, ein lebendiges Gleichgewicht, das gerade deshalb erhalten bleibt, weil es niemals erstarrt. Vielleicht gelingt es in dieser schwebenden Offenheit, den verschütteten Weg zum Hirnstamm wieder zu öffnen, in dem die grundlegenden inneren Bilder der Gesundheit gespeichert sind. Es ist letztlich die Offenheit für neue Wege, die Bereitschaft, einen kleinen, vorsichtigen, ersten Schritt zu tun und dafür die volle Verantwortung zu übernehmen, die helfen können, die Kräfte der Selbstheilung zu erhalten oder wiederzugewinnen.

Immer mehr Wissenschaftler, Ärzte, Heilpraktiker, Psychotherapeuten und Heiler haben erkannt, dass die einzige Konstante im Leben die Unbeständigkeit ist. Sich in die wechselnden, niemals gleich bleibenden Rhythmen einzuschwingen und so das Pendel in tänzerischer Bewegung zu halten, darin liegt wohl in Wahrheit das Geheimnis.“[5]

Alle Weisheitslehren weisen seit den Veden auf diese universelle „Konstante im Leben“ (*Parinama* = Veränderung, Wandel) hin. Alle spirituellen Übungswege lehren den angemessenen Umgang mit dem ständigen Wandel, mit seinen Schwierigkeiten und mit seinen Chancen. Sie schaffen unterschiedliche Bedingungen, um das ruhende, heilende Bewusstseinsfeld hinter dem Wandel zu erkennen und zu erfahren.

In dem mittlerweile immer differenzierter angewandten Ansatz der Yogatherapie geht es genau um diese „schwebende Offenheit“ im „lebendigen Gleichgewicht“, damit durch oft minimale neue Impulse die Selbstregulierung der inneren und äußeren Balance möglich wird. Alle Yogaübungen, insbesondere aber die verschiedenen äußeren Gleichgewichtshaltungen und dynamischen Übungen mit dem inneren Fließgleichgewicht von Atem und Lebenskraft, dienen diesem Ziel. Die Grundlage der mir bekannten Ansätze der Yogatherapie ist die Verbindung der Erfahrungen aus dem Ayurveda, der indischen Heilkunst, und dem Yoga im Zusammenspiel der Rhythmen von Körper, Atem und Aufmerksamkeit.

Die Besonderheit des nun folgenden *Tadasana* (Berghaltung) liegt darin begründet, dass durch den Zehenstand mit erhobenen Armen und über dem Kopf zusammengelegten Händen eine Haltung entsteht, die durch ein labiles Gleichgewicht des Körpers in Beziehung zum umgebenden Raum gekennzeichnet ist. Es reguliert sich in der Haltephase von Augenblick zu Augenblick neu durch die subtile

5 Joachim Faulstich, *Das Geheimnis der Heilung*, S. 330 f.

innere Anpassung aller für das körperliche Gleichgewicht zuständigen Funktionen. Dadurch ist *Tadasana* ein sehr einfaches, aber bedeutungsvolles Beispiel für die von Hans-Peter Dürr und Joachim Faulstich genannten Eigenschaften eines aufrechten Standes im lebendigen Gleichgewicht.

Die äußere Aufrichtung ist gleichermaßen die Stütze für eine Raum schaffende Ausrichtung der inneren Organe. Darüber hinaus ermöglicht die Aufrichtung auf einer über das Organsystem hinausgehenden noch subtileren Ebene im feinstofflichen Körper die Ausrichtung der *Cakra* (*Prana*-Verdichtungen) in der *Susumna-Nadi,* dem zentralen *Prana*-Fluss im Inneren der Wirbelsäule.

Die mentale Ausrichtung durch die weiche Fokussierung der Augen auf einen entfernten Punkt hat in der Haltung von *Tadasana* noch eine größere Bedeutung (für das Gleichgewicht) als in *Samasthiti.* Um die Balance des Körpers im Raum zu ermöglichen und zu halten, ist ein aktives Ausrichten der Aufmerksamkeit mit allen Sinnen unverzichtbar. Durch dieses Bemühen erhöht sich die Grundspannung in der den Rumpf aufrichtenden Muskulatur. Die Einbeziehung des frei fließenden Atems bewirkt dabei, dass die Erhöhung der Muskelspannung eine positiv unterstützende Wirkung hat und nicht zur schmerzhaften Überspannung führt. Die durchgehend anhaltende Qualität des Atems ist dabei das Regulativ für die Dauer der Haltung.

Durch wiederholtes, regelmäßiges Üben entwickelt und stabilisiert sich zunehmend die Fähigkeit des stabilen und aufrechten Stehens in jeder Situation. Auch das zielgerichtete, gesammelte Gehen profitiert von der Qualität des Stehens und ist ebenfalls eine Erfahrung des labilen Gleichgewichts.

Durch die Notwendigkeit der einfühlsamen Körper-Geist-Fokussierung in *Tadasana* wirkt diese Übung nicht nur günstig auf das körperliche Gleichgewicht, sondern auch stabilisierend auf den normalerweise unruhigen, reaktiven Geist (*Citta*). Das innere Gleichgewicht, die Versenkung während der Meditation und die Erfahrung der Einheit sind jedoch nicht vorrangig das Ziel beim Üben von körperlichen Gleichgewichtshaltungen.

Aber: Aufrichtung, Ausrichtung, Koordination, eine positive Grundspannung der Muskulatur, der frei fließende Atem und ein ruhiger Geist sind die Grundvoraussetzungen für die Fähigkeit zum Sitzen in meditativer Stille und der inneren Balance jenseits von Willen und Bemühen. Man könnte also sagen, dass die körperlichen Gleichgewichtshaltungen durch ihre stabilisierende Wirkung auf *Citta* die bestmöglichen Bedingungen schaffen, damit der beruhigte Geist die innere Versenkung und die innere Balance zulässt.

Erster Schritt
Die jeweilige Atembewegung beginnt spürbar einige Sekunden vor der Körperbewegung, die damit begleitet und unterstützt werden soll. Das heißt verbindlich: *Der Atem führt den Körper in die gewünschte Richtung.* Es bedeutet nicht, dass der Körper eine Übung im Atemrhythmus (wie noch bei den Testübungen) durchführt.

Hier liegt der Schwerpunkt darauf, dass die subtilere Ebene des Atems Priorität hat und die gröberen Bewegungen des Körpers dadurch zu einem inneren Fließgleichgewicht integriert werden. Die Integration kann nur gelingen, wenn der Geist während des Übungsgeschehens im Sinne von spürender Achtsamkeit ganz präsent ist und mit den Bewegungen verschmilzt. Feinheit, Verlangsamung und Verinnerlichung kennzeichnen diese Vorgehensweise. Wenn die willentliche Atem-Körper- Geist-Bewegung zum Stillstand kommt und man wieder in *Samasthiti* ruhig steht oder eine Sitzposition einnimmt, kann man spüren, dass der fließende Atem nun weiterhin innerlich und kaum merkbar die Wirbelsäule und die Muskeln bewegt. Die Achtsamkeit ruht passiv in dieser Wahrnehmung.

Dass *der Atem den Körper führt*, ist also der erste Schritt dieser besonderen Beziehung zwischen Atem- und Körperbewegung, der so regelmäßig eingeübt werden muss, dass die Praxis dadurch immer müheloser und selbstverständlicher wird.

Welche Länge und Gleichmäßigkeit der Atem dabei hat, hängt wesentlich davon ab, inwieweit die Atemregulierung im Zusammenspiel mit dem Körper schon entwickelt wurde. Man sollte dabei geduldig sein und darauf vertrauen, dass jede Übung wirkt. Die Grenzen erweitern sich nach und nach von ganz alleine durch die Regelmäßigkeit und durch die Akzeptanz der augenblicklichen Qualität des eigenen Atems, dem man sich anvertraut.

Da der Fokus bei dieser Übungsweise von der äußeren Körperstruktur auf den innen fließenden Atem gerichtet wird, verschiebt sich auch die bisherige Priorität der Aufmerksamkeit von außen nach innen, vom Groben zum Feinen, vom Machen zum Geschehenlassen, ohne dass dadurch vermeintlich Körperkraft verloren geht. Im Gegenteil! Alle Daseinsebenen werden durch die Integration und die innere Balance insoweit gestärkt, wie es die gegenwärtigen, individuellen Bedingungen eines Menschen zulassen.

Da auch die Klarheit des Geistes und die Fähigkeit sich auszurichten bei dieser Übungsweise immer mehr wächst, entsteht eine Fähigkeit der unverfälschten, nichts beschönigenden Wahrnehmung. Stärken und Schwächen der eigenen

Existenz werden deutlich. Veränderungen im Körper, in der Psyche und in der Art und Weise des Denkens werden dadurch so rechtzeitig gespürt, dass man ihre Botschaften erkennt und entsprechend handeln kann, ohne dass man von den auftauchenden Irritationen erfasst, verstrickt und beherrscht wird. Die weitgehend stabilisierte spürende Achtsamkeit ist zunächst einmal alarmiert, wenn beunruhigende Gefühle, mit oder ohne Gedankenbezug, plötzlich und wie aus heiterem Himmel aufsteigen.

Der erste Impuls ist: „Halt“ oder „Stopp“ sagen, innehalten, ganz still stehen oder sitzen, den Blick ruhen lassen auf einem Objekt, den Atem spüren und *nicht denken!* Das sind zwar einige kleine, wichtige Aspekte, die aber, ist man geübt, in Sekundenschnelle und ohne Nachdenken ablaufen. Das ist dann die Ausgangssituation für mögliche Einsichten, neutrale Wahrnehmung des Geschehens und in Folge: angemessenes Handeln. Es ist nicht schwer, das einzuüben. Die regelmäßige Übung ist dabei entscheidend, damit diese Reaktion zu einem heilsamen Verhaltensmuster wird.

Praxis 2.1

Aus dem Stand von Samasthiti *zu* Tadasana In der Praxis 2 führt nun der Atem die Körperbewegung, das heißt, die jeweilige Atembewegung beginnt einen Wimpernschlag vor der Körperbewegung und führt den Körper in die gewünschte Position und wieder aus ihr hinaus.

a)

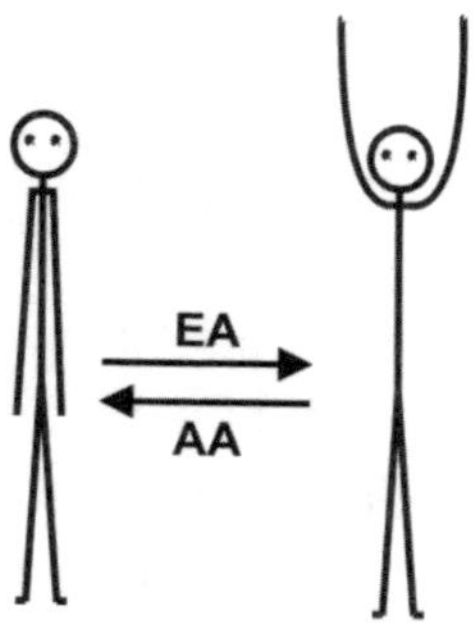

Üben Sie dreimal, indem Sie die Arme über vorne nach oben heben und wieder senken.

b)

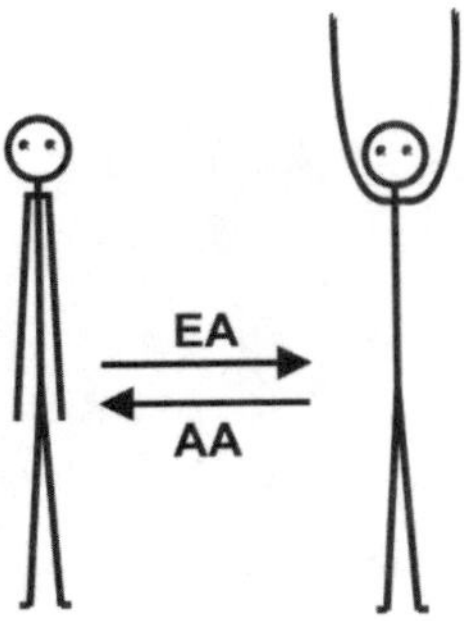

Üben Sie dann dreimal, indem Sie die Arme über die Seite führen.
Beachten Sie dabei den nachstehenden Hinweis auf die Gewichtsverlagerungen.

Folgen Sie Ihrem Atem!

Samasthiti

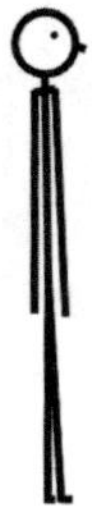

In *Samasthiti* jeweils kleine Gewichtsverlagerungen vornehmen: beim EA in Richtung Fußzehen, beim AA in Richtung Fersen.
Das feine Schwingen dient der Vorbereitung der den Rumpf aufrichtenden Muskulatur.

Weiterführung in Variationen

a)

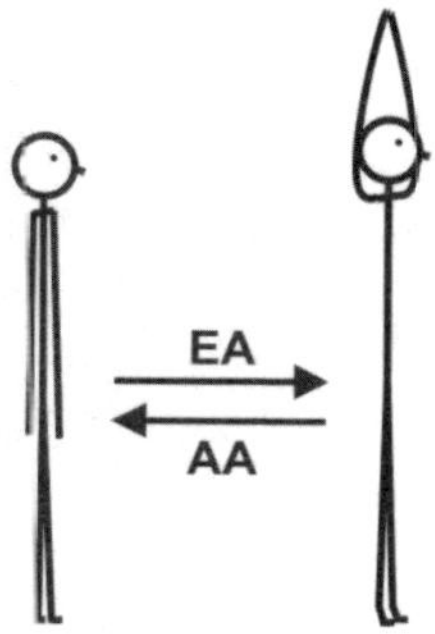

b)

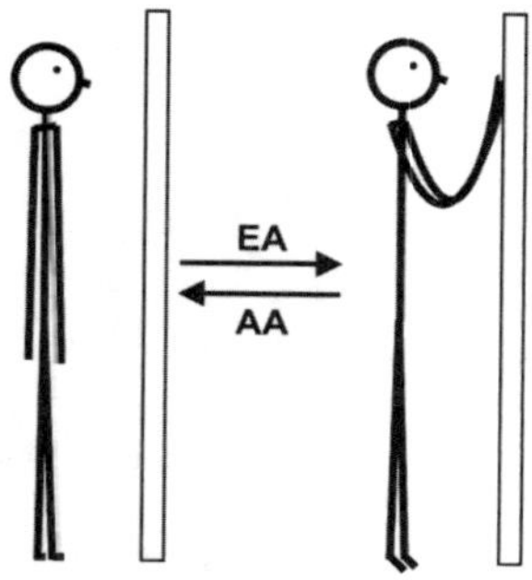

Zehenstand

c)

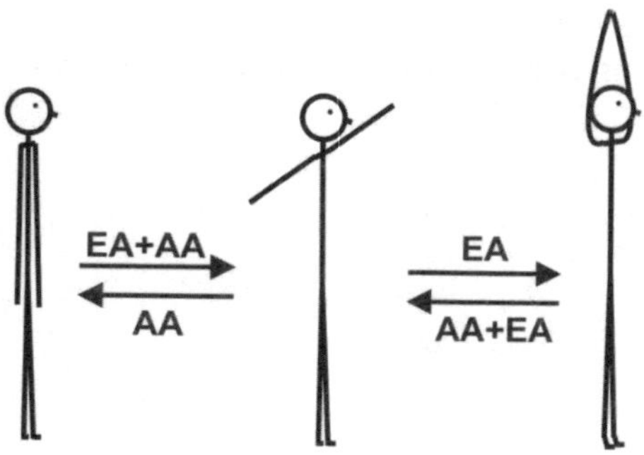

Zehenstand

d)

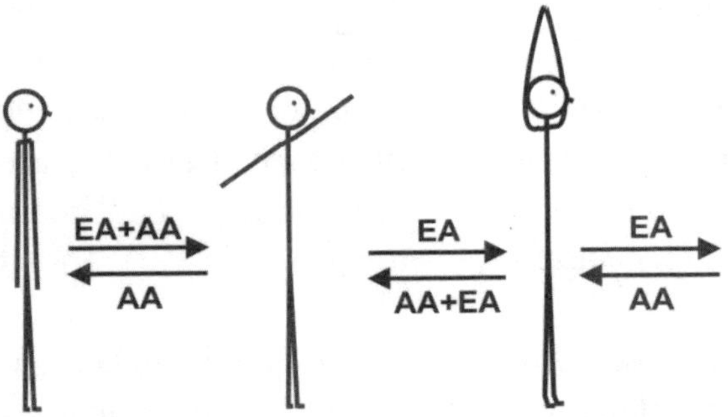

Tadasana

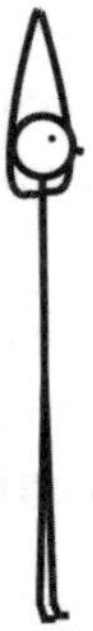

Spüren Sie die absolute äußere Aufrichtung und die innere Ausrichtung durch den fließenden Atem.

2. Der Sitz

Wie der Stand auf beiden Füßen, so ist auch die Sitzhaltung im Yoga eine Grundform, deren korrekte Ausführung weitere Varianten von entsprechenden Körperbewegungen und Körperhaltungen ermöglicht. Aufrichtung und Ausrichtung müssen wie im Stand den individuellen Bedingungen der Übenden entsprechen, damit sie auf allen Ebenen positive Veränderungen bewirken können.

Für *Pranayama,* die Ausdehnung von Atem und Lebenskraft als fortgeschrittene Praxis mit dem dann schon fein regulierten Atem, ist eine stabile und aufrechte Sitzhaltung die Voraussetzung. Das Gleiche gilt auch für die Vertiefungsschritte der Meditation. Beide Themen werden im Yogasutra von Patañjali richtungsweisend beschrieben und im zweiten Teil dieses Buches mit Praxisvorschlägen erläutert.

Das ganze Spektrum von Übungsmöglichkeiten im Yoga dient letztendlich dem einen Ziel: den Körper, den Atem und den Geist auf vielfältige Art und Weise, und vor allem in Beziehung zueinander, so vorzubereiten, dass die Lebenskraft *Prana* bewusst und zentriert fließt, und dadurch dann auch *Citta,* der psycho-mentale Geist, über lange Zeit gesammelt und ausgerichtet bleiben kann. Diese Aussage ist traditionsübergreifend. Sie wird im Hinblick auf die „Kunst des Übens" in den folgenden Kapiteln immer wieder thematisiert werden.

Die klassischen Sitzhaltungen für diese Formen der Übungspraxis sind oft anspruchsvolle Positionen. Sie können durch viele kleine Übungsschritte mühelos werden, wenn man eine für den eigenen Körper gegenwärtig passende Variation wählt und sie ausreichend vorbereitet.

Wichtig ist das Ziel, dem man sich während des Sitzens annähern möchte, und nicht die perfekte, spektakuläre Position wie etwa der Lotossitz (*Padmasana*). Deshalb ist es auch völlig legitim und richtungsweisend, sich bei körperlichen Einschränkungen einfach auf einen Hocker zu setzen, um *Pranayama* zu praktizieren oder um zu meditieren.

In diesem Zusammenhang ist das Ziel einer jeden Sitzhaltung eine stabile, breite Verbindung zur Erde. Dadurch wird die Aufrichtung der Wirbelsäule über längere Zeit erst möglich, denn sie wird durch diese gute Basis getragen und gestützt.

Unabhängig davon, ob man im gekreuzten Sitz, im Fersensitz oder auf einem Hocker übt, die Knie müssen tiefer sein als der Bauch-Beckenraum, damit die Zwerchfellbewegung nicht eingeschränkt wird und der Atem durchgängig frei fließen kann. Energetisch gesehen, unterstützt die feste Basis der Sitzhaltung die Aufrichtung und die innere Ausrichtung nach oben und gewährleistet den zentrierten Fluss des *Prana* im Sinne von Atembewegung, Lebensenergie und Bewusstsein.

Das ist die unverzichtbare Voraussetzung für eine Praxis, die nun den Schwerpunkt mehr und mehr auf die innere Sammlung, die innere Selbstwahrnehmung und Versenkung in den Urgrund legt.

Die kleinen, in diesem Kapitel vorgestellten Übungen können bei Anfängern und auch bei Fortgeschrittenen in jeder Sitzhaltung die Aufrichtung unterstützen und gleichzeitig entspannend auf den Nacken, die Schultern, die Arme und den Brustkorb einwirken. Sie leiten die innere Integration von Atem, Körper und Geist ein. Jede kleine Veränderung oder Variation kann dabei langsam verändernd auf die Bedingungen des Körpers und des Atems einwirken. Diese können als kleines Ritual vor *Pranayama* und/oder vor der Meditation praktiziert werden, aber auch als Ausgleichsübungen nach längerem Sitzen.

Sitz mit gekreuzten Beinen
Die bekanntesten und am häufigsten praktizierten klassischen Sitzpositionen sind die Haltungen mit gekreuzten Beinen. Zunächst sollten Sie dabei ausprobieren, welche Sitzhöhe am besten garantiert, dass die Knie tiefer positioniert sind als der Bauch, man aber gleichzeitig nicht so hoch sitzt, dass man vom Kissen nach vorne rutscht. Als Beispiele finden Sie nachstehend drei der bekanntesten Sitzpositionen mit gekreuzten Beinen:

Siddhasana ist der sogenannte „vollkommene" Sitz, der in der Hatha-Pradipika auf besondere Weise hervorgehoben wird. In der einfachen Form liegt hierbei im gekreuzten Sitz ein Fuß vor dem anderen.

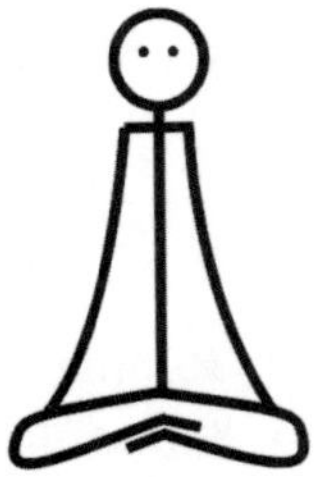

Bei der in der Hatha-Pradipika vorgeschlagenen Variante liegt der vordere Fuß auf dem Unterschenkel des innen liegenden Beines. Dadurch verstärkt sich aber die Rotation des dazu gehörenden Knies.

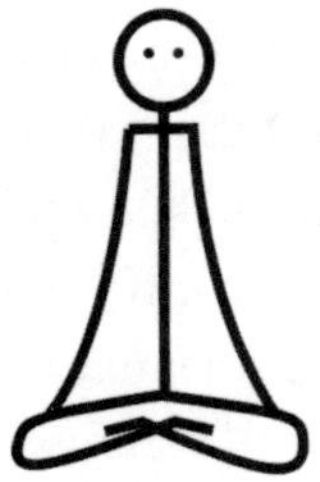

Sukhasana ist der sogenannte „leichte, einfache Sitz", den wir üblicherweise als „Schneidersitz" kennen. Die Beine sind dabei gekreuzt, wobei die Unterschenkel auf den Füßen liegen. Viele Menschen können diesen Sitz sehr gut einnehmen. Er ist aber nicht ganz so stabil wie *Siddhasana.*

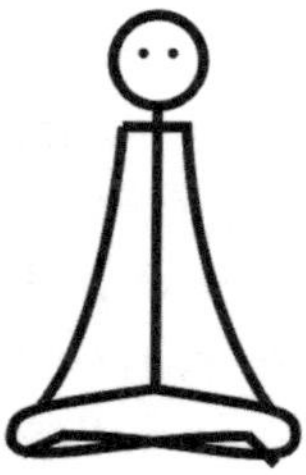

Padmasana schließlich ist der berühmte und vielfach angestrebte „Lotossitz". Die Beine sind gekreuzt, die Unterschenkel und Füße werden hier so weit Richtung Becken gehoben, dass die Fersen so nah wie möglich am Rumpf, quasi in den Leistenbeugen liegen.

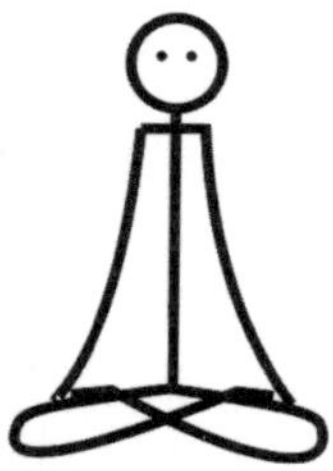

Man muss zugeben, dass dieser Sitz der stabilste ist, aber auch viele Probleme, vor allem in den Gelenken bewirken kann. Wie schon erwähnt, geht es nicht um die perfekte Ausführung (oft unter Schmerzen) einer besonderen Sitzhaltung.

Auf weitere Variationen an gekreuzten Sitzmöglichkeiten möchte ich hier nicht weiter eingehen. Es geht einzig und alleine darum, einen Sitz zu finden, in dem die äußere Aufrichtung, die innere Ausrichtung und der freie Fluss des Atems gewährleistet sind. Damit die Knie tiefer positioniert sind als das Becken und möglichst am Boden bleiben können, ist es gut, eine Unterlage oder ein Kissen in angemessener Höhe zu benutzen.

Fersensitz – *Vajrasana*
Ist die Außenrotation der Hüft- und Kniegelenke nicht möglich, dann bietet sich als nächste Variante der Fersensitz an, der am wenigsten Probleme macht, wenn man dabei ein Bänkchen in der für die eigenen Körperproportionen geeigneten Höhe benutzt. Auch zu *Vajrasana* gibt es natürlich noch verschiedene Variationen, auf die ich hier aber nicht näher eingehen möchte.

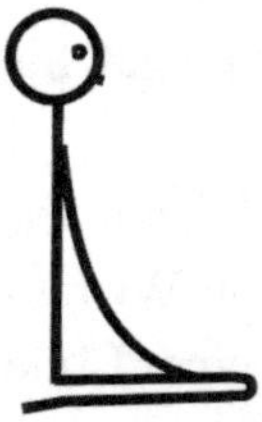

Sitz auf dem Hocker
Es ist aber auch sehr hilfreich für unser inneres Ziel, allen Ehrgeiz loszulassen und die Bedingungen des eigenen Körpers zu akzeptieren. Dann kommt man von alleine darauf, wie gut es ist, manchmal bei der Yogapraxis mit dem Körper und dem Atem, bei *Pranayama* und auch während der Meditation auf einem *Hocker* zu sitzen. Dabei sollte der Körper wie bei allen Sitzvarianten gut aufgerichtet sein. Die Beine und die Füße werden beckenbreit auseinander gehalten, die beiden Füße stehen mit den Außenkanten parallel in gutem Bodenkontakt.

Selbst wenn man keine körperlichen Einschränkungen hat, ist es oft sehr unterstützend für die inneren Prozesse, wenn man für bestimmte Situationen, z.B. zum Nachspüren, als Einstieg für die Übungsstunde mit Rezitation oder zum lang andauernden Üben mit dem Atem, den Hocker benutzt. Auch bei längeren Meditationskursen sollte man die Sitzhaltung hin und wieder verändern und dabei auch den Hocker nicht verschmähen.

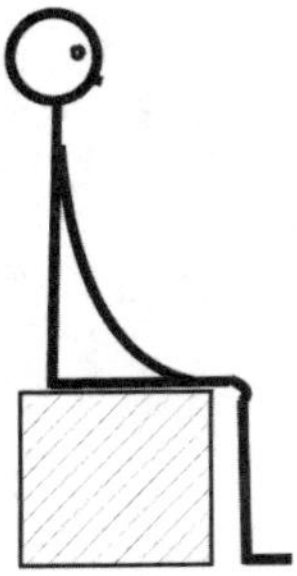

Es folgen nun einige kleine Übungsvorschläge, bei denen der Atem die Bewegung des Kopfes und der Arme führt, um die Aufrichtung und den Atemfluss zu unterstützen. Der Atem beginnt hierbei spürbar vor der Körperbewegung.

Als erster Bewegungsimpuls sollte sich nach Beginn der Einatmung das Kinn ein wenig heben, gefolgt von der Armbewegung. Durch beide Impulse richten sich das Brustbein und die Brustwirbelsäule auf. Warten Sie am Ende der Einatmung im Augenblick der Atemfülle auf den natürlichen Impuls der Ausatmung. Senken Sie im weiteren Verlauf der Ausatmung wieder die Arme und neigen Sie leicht das Kinn.

In der Ausgangsposition wird der Kopf dann in Verlängerung der Halswirbelsäule gerade gehalten, die Schultern und die Arme sind entspannt. Die Wirbelsäule bleibt aufgerichtet. Nasenspitze, Brustbein und Nabel müssen in einer Linie sein, ebenfalls die Ohren und die Schultern. Achten Sie nochmals darauf, dass Ihre Knie tiefer positioniert sind als Ihr Bauch, damit die notwendige Bauch- oder Zwerchfellatmung ungehindert frei fließen kann.

Wählen Sie für diese kleinen Übungen eine Sitzhaltung, die Sie auf die beschriebene Art und Weise mühelos einnehmen können.

Praxis 2.2

Vorbereitende Bewegungen zur Unterstützung der Aufrichtung aus verschiedenen Sitzhaltungen

Hier die drei bereits beschriebenen Möglichkeiten einer aufrechten Sitzhaltung:

1. Sitz mit gekreuzten Beinen

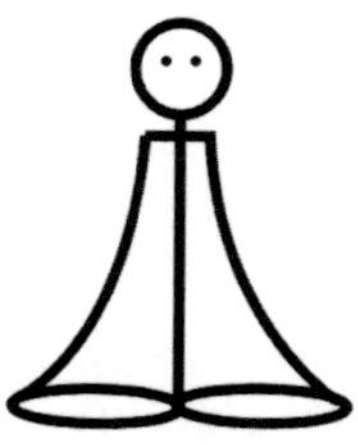

2. Fersensitz

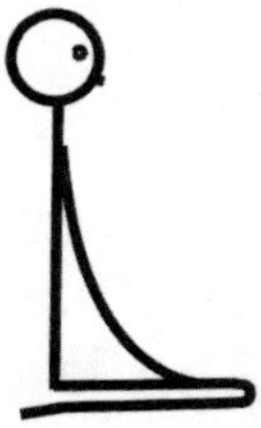

3. Sitzen auf einem Hocker ohne Lehne

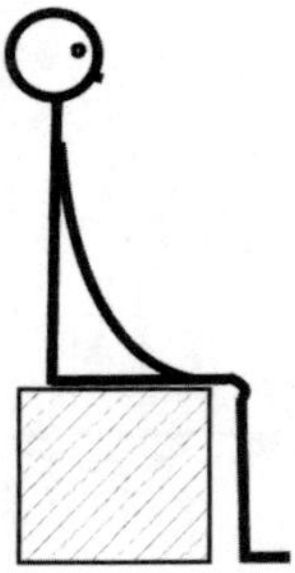

Im Folgenden sehen Sie vier Vorschläge für vom Atem geführte Bewegungen von Kopf, Schultern und Armen zur Aufrichtung der Wirbelsäule und zur Unterstützung des freien Atemflusses:

a)

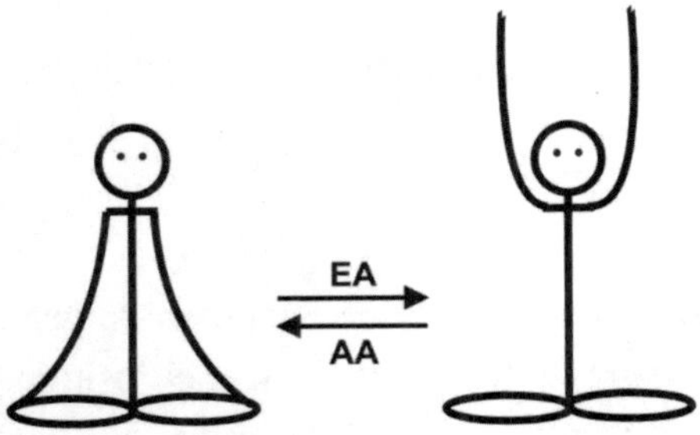

b)

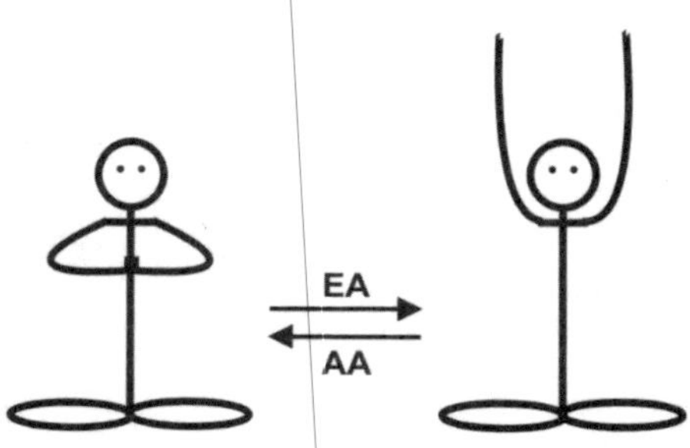

c)

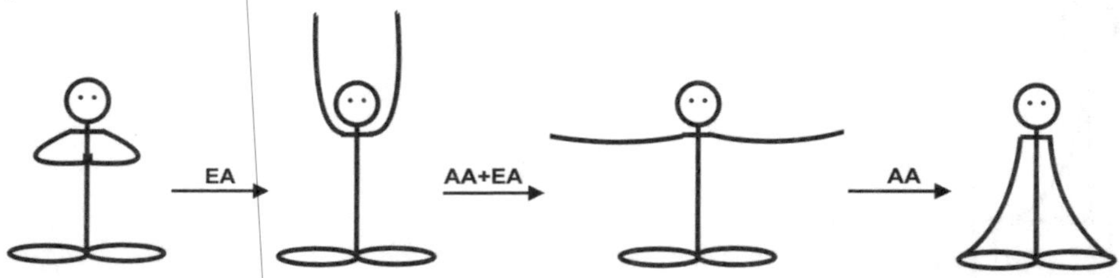

Einige AZ verweilen

d)

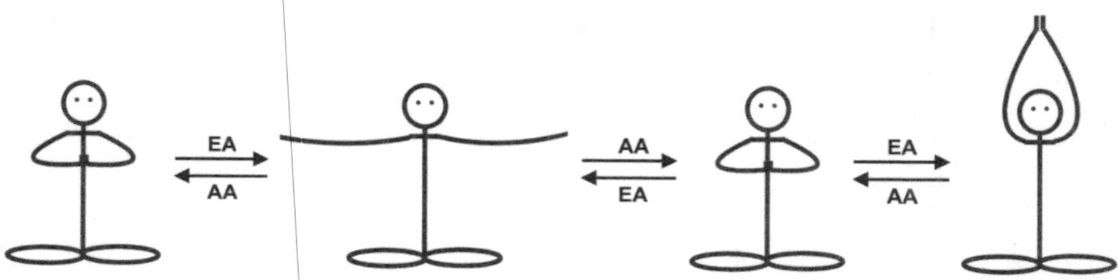

Für alle Beispiele gilt: Wenn die Einatmung beginnt, heben Sie einen Augenblick später ganz leicht Ihr Kinn und die Arme in die vorgeschlagene Position. Ausgehend vom Brustbein richtet sich die Wirbelsäule auf. Warten Sie auf den natürlichen Impuls der Ausatmung und führen Sie einen Augenblick später die Arme und das Kinn wieder in die Ausgangsposition zurück. Es kann dann ein freier Atemzug erfolgen, ehe Sie wieder mit den Bewegungen beginnen. Empfehlenswert ist es, jede Variation sechsmal zu wiederholen.

3. Die Rückenlage

Wie der Stand und der Sitz, so ist im Yoga auch die Rückenlage eine Ausgangsposition für eine Vielzahl von Übungsvarianten im Liegen, die sehr unterschiedliche Anforderungen an den Körper, den Atem und den Geist stellen können.

Die Rückenlage kann der Ausgangspunkt und der Endpunkt eines Bewegungsablaufes sein. Sie kann als Ruhelage nach einer fordernden Körperpraxis, nach einem langen *Pranayama* oder einer längeren Meditationssitzung genutzt werden. Sie kann aber auch als eigenständige Haltung Grundlage für eine intensive Praxis mit den Armen und Beinen und insbesondere auch mit der Bauchmuskulatur sein.

Savasana

In allen Traditionen des Yoga hat die Rückenlage auch eine spirituell tiefgehende Bedeutung im Sinne von *Savasana,* der „Totenhaltung" oder „Leichenhaltung". Im Kontext dieses Kapitels möchte ich jedoch nur insoweit auf diese traditionelle Bedeutung eingehen, indem die Haltung ein Ausdruck der vollkommenen Gelöstheit und des Loslassens bedeutet.

Wie bei den Beispielen im Stand und im Sitzen wird jetzt im Liegen eine erste Atemregulierung durch Armbewegungen eingeleitet, die weitere Aspekte der Atemführung und ihre Wirkung auf die Qualität jeder Praxis vorbereitet. Einfache Bewegungen mit den Beinen werden integriert.

Das Ruhen in der Rückenlage nach Beendigung der Körperbewegungen ähnelt nur äußerlich einem toten Menschen, der keine Lebendigkeit mehr zum Ausdruck bringt. Innerlich gesehen befindet man sich hingegen in einem Raum zwischen zwei Aktivitäten und kann höchste Klarheit und Stille erfahren. Es ist ein dynamischer Ruhezustand, ein Innehalten vor neuem Handeln.

Praxis 2.3

Genauso wie der Stand und der Sitz ist auch die Rückenlage eine wichtige Ausgangsposition für viele Variationen der Übungspraxis im Yoga.

Bei den nachfolgenden kleinen Übungsvorschlägen geht es wieder darum, durch die vom Atem geführten Arm- und Beinbewegungen sowohl den Atem als auch Arme und Beine für nachfolgende anspruchsvollere Übungen vorzubereiten.

AUSGANGSPOSITION

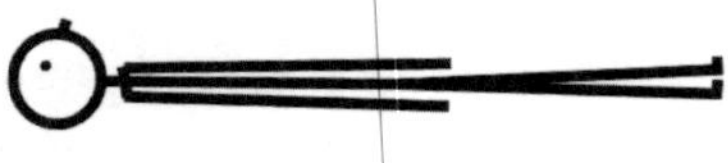

VARIANTE A:

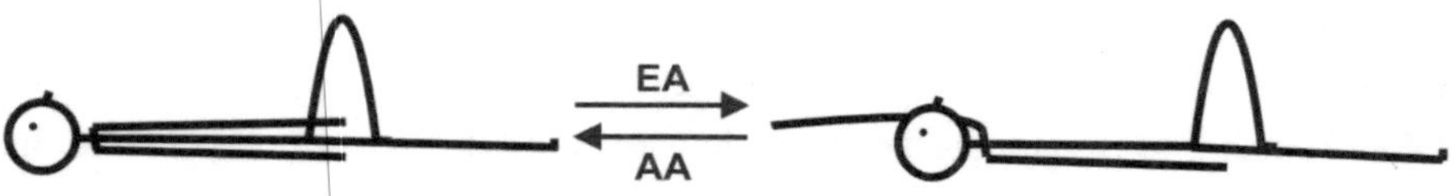

Mehrmals wiederholen; nach jedem Atemzug Arm- und Beinposition wechseln.

VARIANTE B:

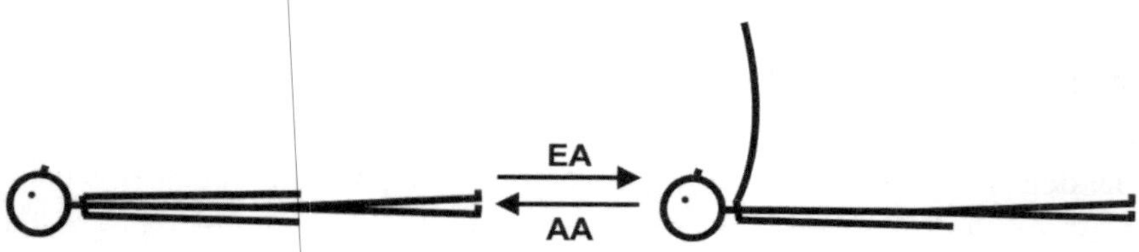

Mehrmals wiederholen; nach jedem Atemzug den Arm wechseln.

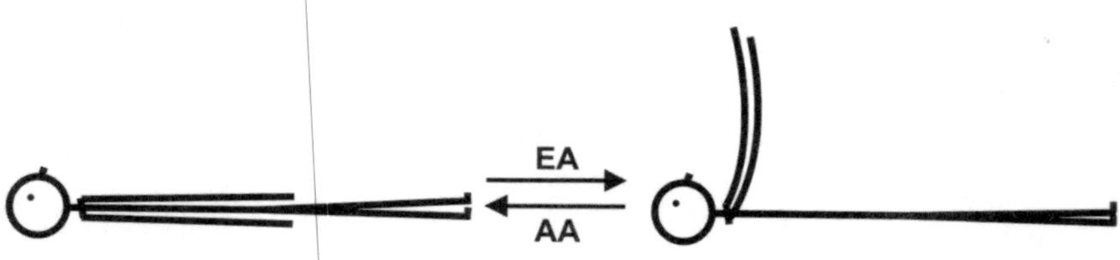

Mehrmals mit beiden Armen wiederholen.

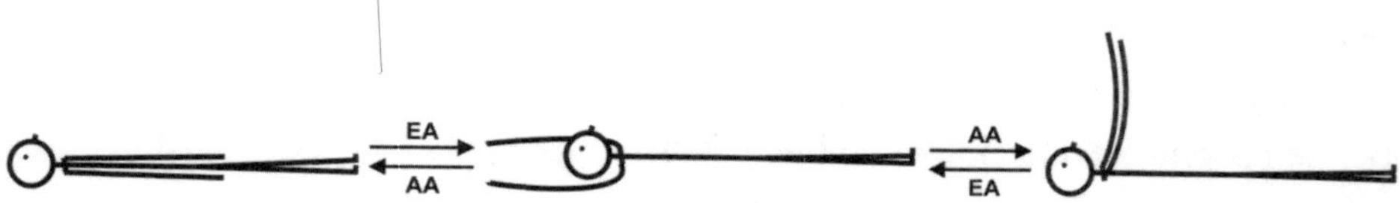

Mehrmals mit beiden Armen wiederholen.

VARIANTE C:
Die Ausgangsposition ist hier die Rückenlage mit angewinkelten Beinen.

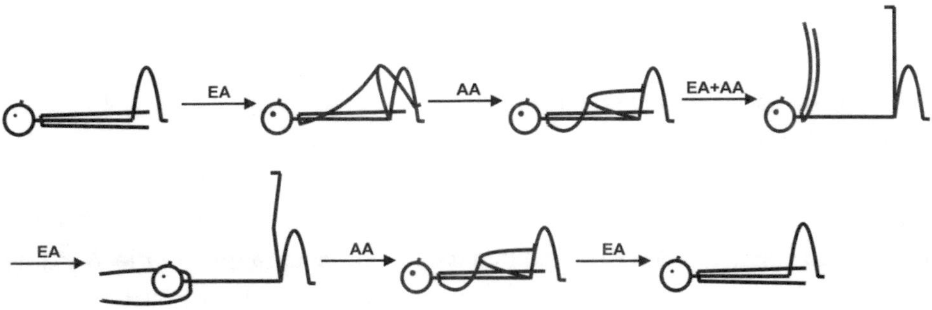

Hier einmal zwischenatmen.

Bewegen Sie in Variante C bei jedem Ausatmen Ihre Bauchdecke gut nach innen. Mit jedem Einatmen sollte sich die Bauchdecke wieder normal weiten. Versuchen Sie, während der Ausführung der drei Variationen Ihren Atem so langsam wie möglich, aber ohne Anstrengung, ein- und ausfließen zu lassen. Der Atem führt die Bewegung der Arme und Beine.

4. Atemregulierung durch die Bewegung des ganzen Körpers

In den vorangegangenen Beispielen ging es um erste Atemregulierungen und vom Atem geführte Bewegungen in drei Grundhaltungen (Ausgangspositionen) des Yoga. Insbesondere die bewusste Bewegung mit dem Kopf und den Armen kann dabei den aufrichtenden Impuls in der Wirbelsäule auslösen, verbunden mit der Möglichkeit einer inneren und äußeren Balance.

In der folgenden Praxis wird auf besondere Art und Weise der ganze Körper vom Atem in die Bewegung geführt und durch sie hindurch bewegt. Disbalancen auf allen äußeren und inneren Ebenen können sich dabei lösen. Integration und Balance können entstehen. Mit innerer Balance ist hier das „Fließgleichgewicht" des *Prana* auf allen inneren Funktionsebenen (Atembewegungen, Körperflüssigkeiten, Nervenimpulsen, Zellinformationen, Organfunktionen) gemeint. Auf das sich dabei gegenseitig unterstützende Zusammenspiel von Atembewegung und Körperbewegung wurde schon zu Beginn dieses Kapitels hingewiesen, damit dadurch eine innere Selbstregulation der Kräfte geschehen kann.

In diesem Zusammenhang möchte ich nun noch auf zwei weitere, dazu passende Übungsaspekte hinweisen, nämlich die öffnende (weitende) und die schließende (verengende) Bewegung des Körpers in Koordination mit Einatmen und Ausatmen. Im Sanskrit gibt es hierfür entsprechende Begriffe:

- die öffnende Aktivität (*Prasarana)*
- die schließende Aktivität (*Acuncana)*

Diese Zuordnung bezieht sich auf die Auswirkungen einer Übung auf die Vorderseite des Körpers, auf den Brustraum und auf den Bauchraum. Für die Wirkung auf die inneren Organe und auf die Atmung ist dies von großer Bedeutung.

Wenn mithilfe der Einatmung die Arme sich heben und die gesamte Wirbelsäule sich aufrichtet, dehnt und weitet sich die Vorderseite des Körpers leicht, die Rückseite kontrahiert etwas. Verstärkt werden diese Reaktionen bei allen Rückbeugen mit entsprechend weitenden Wirkungen auf Brust und Bauch und einer Stärkung der Einatmung (*Prasarana).*

Die Ausatmung wiederum unterstützt das Beugen der gesamten Wirbelsäule sowie das Senken der Arme und das Beugen der Beine. Der Brustraum und insbesondere der Bauchraum verengen sich kontrahierend (*Acuncana),* die Ausatmung bekommt mehr Länge. Drehungen und Seitbeugen zeichnen sich durch eine einseitig „schließende“ Aktivität aus. Einerseits unterstützen sie ebenfalls die Ausatmung, andererseits erleichtert dabei die Ausatmung die drehende Bewegung und die seitliche Beugung.

Da bei den „öffnenden“ und „schließenden“ Bewegungen des Körpers mithilfe von Einatmung und Ausatmung immer jeweils alle Atemmuskeln angesprochen werden und konkret mitwirken, ist dieses Übungskonzept sehr wirkungsvoll für eine langsame, aber andauernde Atemregulierung.

Der Schwerpunkt dieses Konzepts liegt zwar vordergründig bei der Muskelaktivität auf der Vorderseite des Körpers (schließend und weitend/öffnend), jedoch profitiert auch der Rücken dabei sehr intensiv durch verbesserte Flexibilität und Stärkung. Insgesamt von noch größerer Bedeutung sind aber die inneren Auswirkungen auf die Qualität des Atems und auf die Stärkung der Lebenskraft durch die ausgewogene Funktion des Bauchfeuers (*Vaisvanara-Agni*) im Unterbauch.

In diesem Zusammenhang muss die Bedeutung des Zwerchfells besonders hervorgehoben werden. Es bewirkt die Bauchatmung und ist unser größter Atemmuskel. Eine entspannte und gute Bauchatmung ist die wichtigste Voraussetzung für die inneren Reinigungsprozesse während der Yogapraxis, der Yogatherapie und der Yogameditation. Im Mittelpunkt steht hierbei zunächst die Entwicklung einer guten, langen Ausatmung durch die Unterstützung schließender Körperbewegungen und Körperhaltungen (*Acuncana*) und durch die Übungen mit der Bauchmuskulatur. Erst dann kann sich die Kraft der Einatmung entfalten.

Das Zwerchfell wird je nach dem Ursprung in drei Anteile gegliedert:

- Lendenteil
- Rippenteil
- Brustbeinteil

Daraus kann man die große Bedeutung der Zwerchfellatmung für alle inneren Organe gut nachvollziehen. Nach Kurt Tittel „stellt der Lendenteil den kräftigsten Abschnitt des Zwerchfells dar", obwohl „der Rippenteil die Hauptmasse des Zwerchfells ausmacht, aber dünn ist".[6] Die jeweiligen Ansätze des Zwerchfells und seine Verbindungen zu den Wirbeln und verschiedenen Muskeln sind sehr differenziert und können im Rahmen dieses Buches nicht ausführlich behandelt werden.

Für die Yogapraxis ist es aber von großer Bedeutung, dass wir uns beim Atmen nicht nur im Stand, im Sitz und in der Rückenlage auf die Bauchdeckenbewegung konzentrieren sollten, sondern gleichermaßen die *Bauchlage* für die Atemachtsamkeit und die Atemkraft im Rücken nutzen können. Damit stärken wir diesen kräftigen Lendenteil des Zwerchfells und erfahren die sehr positive Wirkung auf den unteren Rücken.

Übungsanleitung

Nehmen Sie eine entspannte Bauchlage ein. Spüren Sie vom Kopf bis zu den Füßen die Erde, auf der Sie liegen und die Sie trägt.

Spüren Sie nun den Fluss Ihres Atems. Stellen Sie sich dabei vor, dass der Atem innen von Ihrem Kopf bis zu Ihren Füßen in beiden Richtungen fließt. Durch diese spürende Achtsamkeit verschmelzen Atembewegung und Bewusstseinsbewegung zu einem einzigen *Prana*-Fluss.

Atmen Sie fein, langsam und ohne Anstrengung. Nehmen Sie die natürlichen Übergänge zwischen Einatmen und Ausatmen bewusst wahr, ohne sie willentlich auszudehnen. Atmen Sie alle Spannungen *aus*. Atmen Sie eine Empfindung

6 Kurt Tittel, *Beschreibende und funktionelle Anatomie des Menschen*, S. 144 f.

der Fülle und der Klarheit *ein*. Spüren Sie, dass Ihr ganzer Körper vom Atem innerlich bewegt wird.

Spüren Sie nun das sanfte Heben und Senken von Magen- und Nabelregion. Beim Einatmen berührt dieser Körperbereich ganz sanft den Boden, beim Ausatmen hebt er sich wieder ganz wenig vom Boden ab.

Nach einigen Atemzügen lenken Sie die spürende Achtsamkeit auf den unteren Rücken und überprüfen Sie, ob er sich beim Einatmen etwas hebt und sich dehnt, und ob er sich beim Ausatmen wieder leicht zusammenzieht und ein wenig einsinkt.

Die heilsame Wirkung auf den unteren Rücken können Sie nun verstärken, indem Sie etwas langsamer und tiefer einatmen und lang ausatmen.

Bleiben Sie einige Zeit bei dieser Übung.

Nachdem in den vorangegangenen Praxisbeispielen zur Atemregulierung die Atembewegung „einen Wimpernschlag" (einige Sekunden) vor der Körperbewegung beginnen sollte, und der Körper dann vom Atem in die jeweilige Position geführt wurde, folgt jetzt ein weiterer, sehr wirkungsvoller Schritt der Verfeinerung:

Wenn der Atem durch die beschriebenen Vorgehensweisen ausreichend Länge und Regelmäßigkeit gewonnen hat, kann man dazu übergehen, die Körperbewegung von der Atembewegung *umhüllen* zu lassen. Wie beim ersten Schritt beginnt der Atem einen Augenblick vor der Körperbewegung, führt diese und endet dann aber erst, wenn die Bewegung des Körpers schon beendet ist. Die Atembewegung schwingt also noch einen Augenblick länger aus. Ein hohes Maß an Einfühlungsvermögen in den eigenen Atemfluss ist hierbei sehr wichtig, um das rechte Maß zu finden. Der Atem darf durch diese Übungsweise nicht unruhig werden.

Die Aufgabe besteht darin, dass die Körperbewegung nicht nur vom Atem geführt wird, sondern dass sie sich quasi in den Atemfluss einfügt, von ihm getragen und umhüllt wird. Regelmäßiges, geduldiges und einfühlsames Üben wird belohnt

Diese fortgeschrittene Vorgehensweise hat eine sehr intensive, aber dennoch äußerst feine Verinnerlichung zur Folge. Sie kann im Zusammenhang mit einer einfachen Bewegungsfolge zentrierende, meditative Wirkung erfahren lassen. Gleichzeitig kann sie sehr tief liegende Spannungen lösen. Anschließend praktizierte statische Phasen einer Haltung sind dann von Ruhe im Atem, Ruhe im Körper und Ruhe im Geist geprägt.

Die ununterbrochene Beziehung zum fließenden Atem ist sowohl eine Beziehung zur Lebensenergie *Prana* als auch zu unserem Geist:

- in jeder dynamischen Körperübung (*Vinyasa, Karana*),
- in jedem stillen Verweilen in einer Haltung (*Asana*),
- in jeder Atempraxis (*Pranayama*),
- in jeder Meditation, sei es im Sitzen oder in Bewegung,
- in jeder Rezitation.

Atem und Geist sind eine lebendige Einheit, die sich im Körper und durch den Körper ausdrückt.

Darstellung der drei Übungsmöglichkeiten mit der achtsamen Koordination von Atem- und Körperbewegung

1. Ausgangssituation:
Der Körper bewegt sich im Atemrhythmus.

Körperbewegung	___________	und
Atembewegung	___________	sind gleich lang.

2. Weiterführung:
Der Atem führt die Körperbewegung.

Atembewegung	______________	beginnt vor der
Körperbewegung;	___________	beide enden gleichzeitig.

3. Ziel:
Der Atem umhüllt die Körperbewegung.

Atembewegung	_________________	beginnt vor der
Körperbewegung	___________	und endet danach.

Am Ende aller drei Übungsformen mit dem Atem und dem Körper kann eine Haltephase folgen. Die Dauer der Atem-Körperbewegung (Anzahl der Wiederholungen) sowie die Dauer der Haltung (nachspüren oder länger still im Atem ruhen) hängt von der gegenwärtigen Atemqualität (Länge und Regelmäßigkeit) ab, sowohl in der Bewegung als auch in der Ruhe. Ist die spürende Achtsamkeit entwickelt, so merkt man rechtzeitig sehr genau, wenn der Atem das Signal für die Grenze gibt.

Probieren Sie in den nachfolgenden kleinen Übungsvorschlägen die drei Möglichkeiten aus und versuchen Sie während und nach den Übungen die Wirkungen zu vergleichen. Finden Sie dadurch die für Sie im Augenblick passende Vorgehensweise.

Außer den schon beschriebenen Wirkungen auf den äußeren und den inneren Körper hat die Übungsweise der Atem-Körper-Geist-Integration auch eine besonders ausgleichende und stabilisierende Auswirkung auf den Zustand des *Citta,* den psycho-mentalen Alltagsgeist.

Jede Erfahrung mit dieser Übungsweise, sei sie auch noch so klein und flüchtig, ist eine Erfahrung von Gegenwärtigsein – gleichzeitig mit dem Körper, mit dem Atem und mit dem ausgerichteten aufmerksamen Geist.

Durch wiederholtes Üben kann sich während des Übens und auch in der Pause danach eine zeitlose Empfindung von Raum und Weite einstellen.

Praxis 2.4

Nun folgen einige vorbereitende Bewegungen des ganzen Körpers, die eingebettet sind in die Atembewegung.

a)

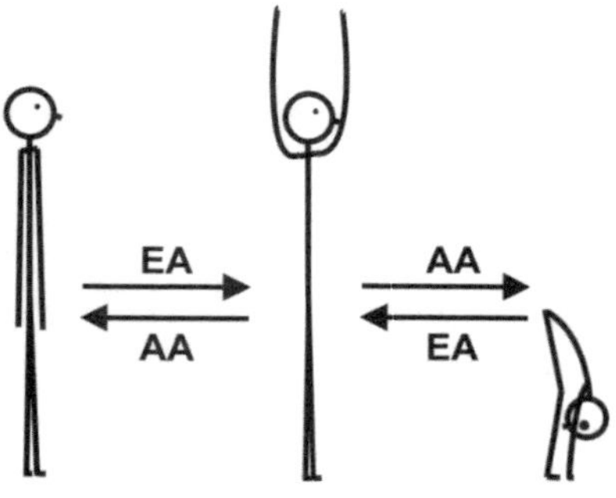

Die Arme werden immer über vorne nach oben geführt, das Kinn hebt sich leicht. In den Varianten der Vorbeuge wechselt jeweils die Armbewegung.

b)

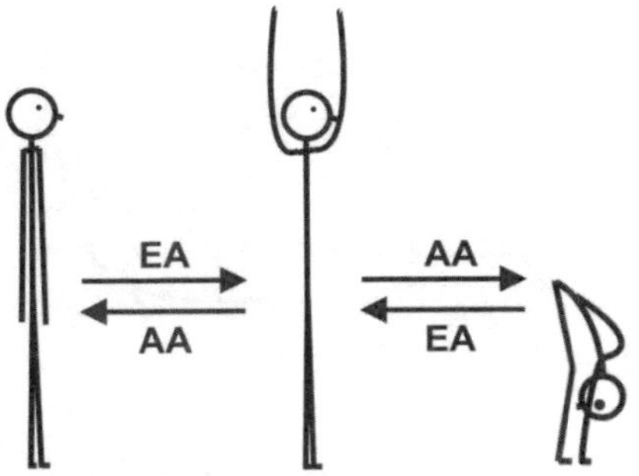

Armhaltung in der Bewegung wechseln; mehrmals wiederholen.

c)

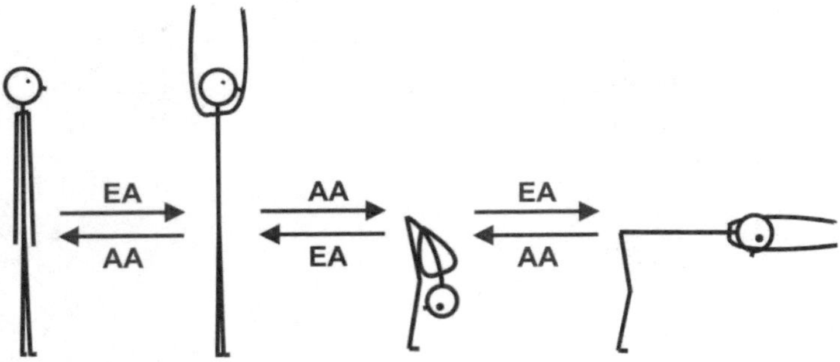

Auch diese Bewegungsabfolge mit beiden Armen mehrmals wiederholen.

d)

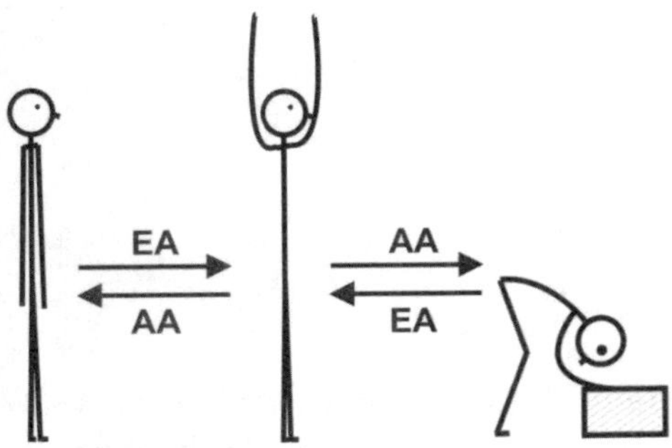

Sie können auch einen Hocker o. Ä. zu Hilfe nehmen.

e) Variationen aus dem Kniestand

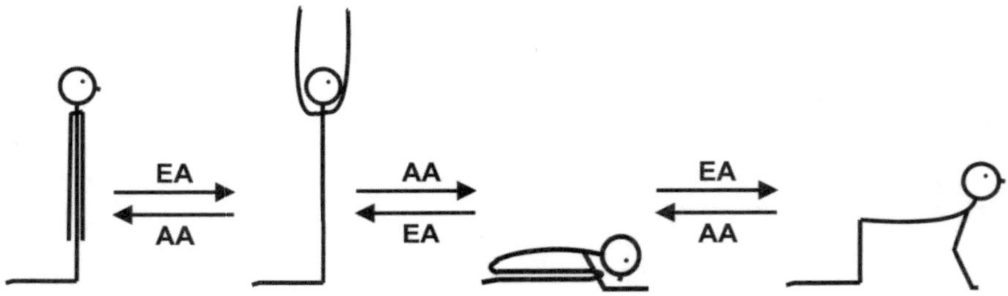

f)

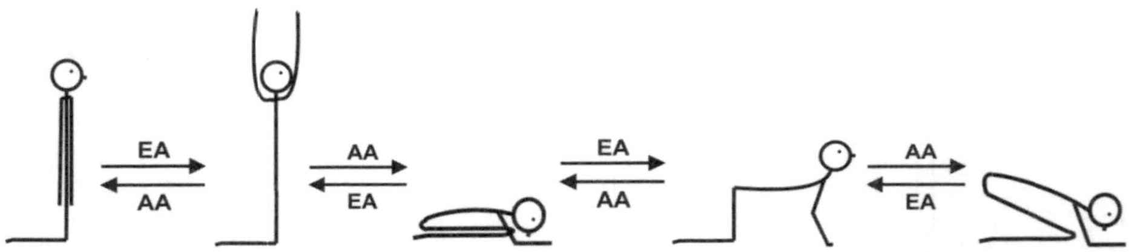

g)

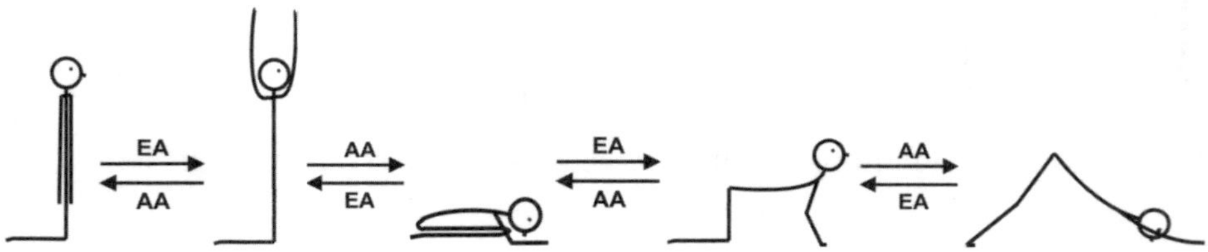

h)

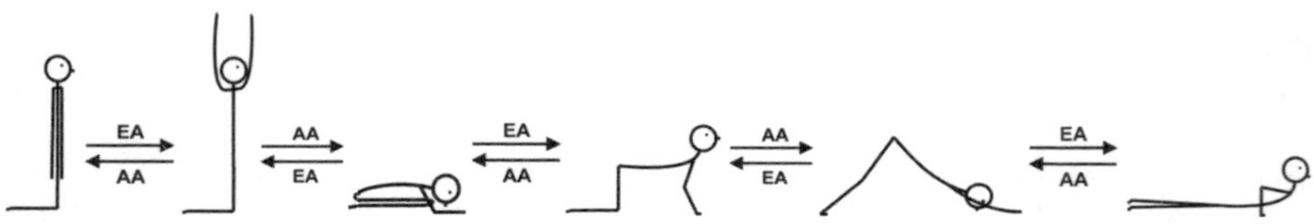

Ziehen Sie bei allen vom Ausatem geführten Vorbeugen Ihre Bauchdecke leicht nach innen ein. Wiederholen Sie alle Bewegungsfolgen mehrmals. Wichtig ist, dass Ihr Atem ruhig und entspannt bleibt.

Praxis 2.5

Atemregulierung durch die Körperbewegung aus der Rückenlage
Probieren Sie auch hierbei aus, welche Qualität die Übung hat, wenn die Atembewegung die Körperbewegung umhüllt: Der Atem beginnt spürbar vor der Körperbewegung und schwingt noch aus, wenn die Körperbewegung schon beendet ist.

1. Drehung (schließende Bewegung, *Acuncana*)
   Atmen Sie ein, warten Sie auf den Impuls der Ausatmung, folgen Sie dieser Atembewegung in die Drehung, lassen Sie die Ausatmung ausschwingen. Warten Sie auf den beginnenden Impuls der Einatmung und drehen Sie der Einatmung folgend zurück in die Ausgangsposition. Die Einatembewegung schwingt aus.
   Üben Sie nach dieser Anleitung weiter bis Sie ganz im Fluss der Atem-Körperbewegung sind. Spüren Sie nach Beendigung der Praxis nach: Wie fühlt sich der Körper an? Wie ist die Qualität des Atems? Wie ist die Qualität meiner spürenden Aufmerksamkeit jetzt?

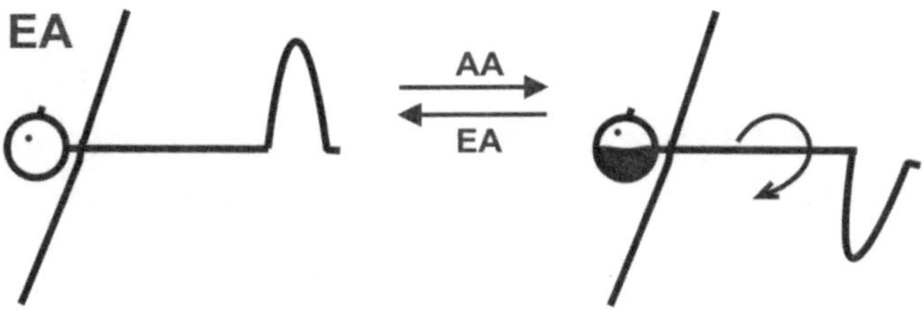

   Folgen Sie nun der nächsten Ausatmung in die Drehung zur anderen Seite usw.

2. Rückbeuge (öffnende Bewegung, *Prasarana*)
   Machen Sie einen Atemzug in der Ausgangsposition und folgen Sie dann wie bei der Drehung beschrieben dem Atem.

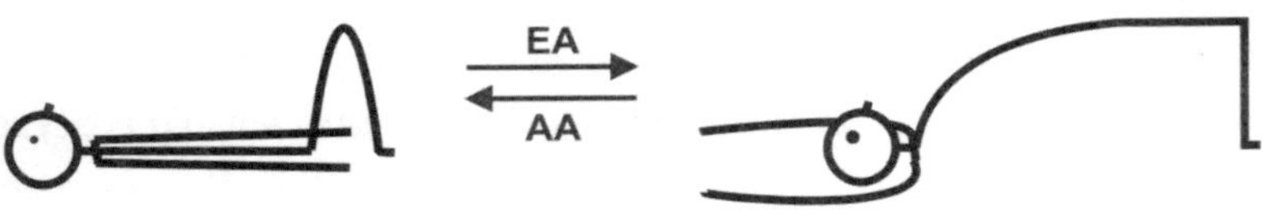

3. Ausgleich zu Drehung und Rückbeuge nach dem gleichen Atemmuster
   Die Atemphase beginnt, die Körperbewegung folgt; der Atem schwingt aus, auch wenn die Körperbewegung schon beendet ist.

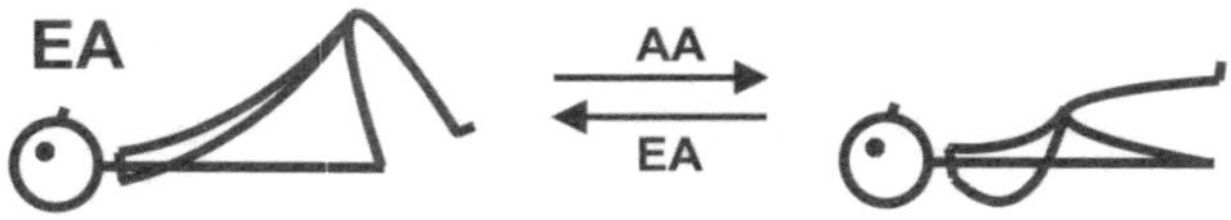

Die drei Übungen können auch zu einer vom Atem geführten Bewegungsfolge kombiniert werden. Wiederholen Sie die Praxis so oft, bis Sie den gemeinsamen Fluss von Atem, Körper und Aufmerksamkeit spüren.

Alle Grundhaltungen und Bewegungen der Praxis 2 erscheinen auf den ersten Blick sehr einfach. Vielleicht denken Sie auch, dass sie für Ihre persönliche Yogapraxis *zu* einfach sind, weil Sie, vom Schwierigkeitsgrad her gesehen, schon über längere Zeit ein anspruchsvolleres Übungsprogramm haben.

Durch die Anwendung der differenzierten Atemführung kann sich aber in vielen Fällen, auch bei anspruchsvollen, schwierigen Übungen, eine noch größere Feinheit und Bewusstheit einstellen, die zum Thema „Die Kunst des Übens" passt. Probieren Sie es einfach mal aus. Schon oft habe ich in den Kursen und im Einzelunterricht sinngemäß gehört: „Jetzt, nach langen Jahren der Yogapraxis, erfahre ich erst, was mit der ‚Essenz' oder mit der subtilen Qualität des Übens gemeint ist."

Wir stimmen uns dadurch in die Erfahrung des „inneren Körpers" ein und können unseren Wesensgrund berühren und eins mit ihm sein. Die Innenwahrnehmung wird durch häufige Wiederholungen kultiviert und stabilisiert. Diese Erfahrung zeigt, dass es oft gerade die einfachen Übungen sind, die sehr tief greifende Wirkung haben.

Die Vorschläge der Praxis 2 sind empfehlenswert:

- für Anfänger,
- für die Entfaltung der spürenden Achtsamkeit,
- für die Integration von Atem, Körper und Achtsamkeit in jeder Übung,
- für die therapeutische Anwendung bei Spannungen, Schmerzen und Blockaden,
- als allgemeine Vorbereitung (*Purvanga*) und als Ausgleich (*Pratikriyasana*)
- vor, zwischen und nach einer anspruchsvollen Übungspraxis,

- als anstrengungsfreie Vorbereitung für *Pranayama,* mit den verschiedenen Konzepten der Atem- und *Prana*-Regulierung im Zusammenhang mit unterschiedlichen Wirkungen auf allen Ebenen.

Schulung der Atemachtsamkeit

Bei der Atemregulierung kommt es auf eine verfeinerte, einfühlsame Übungsqualität an, damit man auf die subtile und störanfällige Energie des Atems mühelos Einfluss nehmen kann. Man ist aktiv beteiligt. Dadurch kann mühelose Atemachtsamkeit als ein innerer, passiver Zustand entstehen.

Atemachtsamkeit ist eine innere Fähigkeit, ein innerer Zustand, der nicht willentlich und mit Ehrgeiz und Erwartungshaltung herbeigeführt werden kann. Es geht darum, ganz Atem zu sein, ganz Spüren und Lauschen zu sein, ganz Zeuge zu sein, wie ES atmet.

Wenn man sich dabei vertrauensvoll dem Atemgeschehen überlassen kann, hat man die Gedanken, die Emotionen und vor allem die Bindung an ihre Inhalte losgelassen. Reagiert man nicht auf den Reiz dieser Bewegungen, so kann innen ein stiller Raum entstehen. Die Bewegungen verlieren ihre drängende Kraft. Fasst man sie nicht, sondern lässt sie einfach kommen und gehen und bleibt dabei vertrauensvoll beim Fließen des Atems, dann entsteht Meditation. Über die passive, nicht reaktive Atemachtsamkeit geschieht die Verbindung und die Begegnung mit der Wesenstiefe von ganz alleine und man taucht ein in die reine Potenzialität der Ur-Wirklichkeit.

> „Zwischen Reiz und Reaktion gibt es einen Raum:
> Nur dort kann Begegnung stattfinden.
>
> Zwischen Reiz und Reaktion gibt es einen Raum:
> Nur dort kann Heilung und Entwicklung stattfinden.
>
> Zwischen Richtig und Falsch gibt es einen Ort:
> Dort werden wir uns begegnen.“
>
> **RUMI**

Es geht um die schrittweise Entfaltung eines aufmerksamen Gewahrseins, das identisch ist mit höchster Präsenz, mit Gegenwärtigsein. Es handelt sich um eine verfeinerte Aufmerksamkeit unter Einbeziehung des Spürens und des Lauschens nach innen. Es ist kein Mentaltraining.

Voraussetzung für das Gelingen der Atemachtsamkeit ist ein tiefes Interesse an der Übung (*inter-esse* = dazwischen sein, dabei sein, integriert sein) und ihrer integrativen Wirkung. Vertrauen in die Wirksamkeit der Übung und dabei gleichzeitig Hingabe an den Atem führen dazu, dass man das Gefühl hat, ganz mit dem Atem zu verschmelzen.

Aus vielen Situationen wissen wir jedoch, dass aufmerksames Gewahrsein im wahrsten Sinne des Wortes „beweglich“ ist. Die Fähigkeit, über einige Zeit wirklich ganz im Augenblick spürend gegenwärtig zu sein, ist in hohem Maße vom Zustand unseres Geistes und unseres Herzens abhängig.

Alle Aspekte des Gewahrseins sind hilfreich, um die Atemachtsamkeit und damit die Geistesgegenwärtigkeit zu schulen. Selbst wenn wir ganz von der Erfahrung unserer psycho-mentalen Unruhe bedrängt werden, ist das ein Aspekt der Übung. Es kommt ausschließlich darauf an, sowohl die Unruhe in Geist und Psyche als auch die Ruhe und die Balance bewusst und ohne Wertung wahrzunehmen.

Der Atem spiegelt uns sowohl den Unruhezustand als auch den Ruhezustand. Das ist auch Atemachtsamkeit und gibt uns Hinweise darauf, wie wir auf einen unruhigen Atem, der gleichbedeutend ist mit einem unruhigen psycho-mentalen Geist, positiv verändernd einwirken können.

Je stabiler unser Geist und unsere Gefühle durch die Übungspraxis werden, je mehr wir uns aus der Verstrickung in Abhängigkeit, Erwartung und Ablehnung lösen können, um so tiefer wird unsere Wahrnehmung der möglichen Stille (Bewusstseinsstille), eines dynamischen Ruhezustands. In allen Lebenssituationen können unterscheidende Erkenntnis (*Viveka*) und unabhängiges, freies Handeln aus der Wesenstiefe wirksam werden.

Die auf die Atembewegung gerichtete Achtsamkeit ist auf den spirituellen Wegen fast aller Kulturen die zentrale Übung. Der Atem steht uns in allen Lebenssituationen als Helfer, Freund und Lehrer zur Verfügung. Wenn wir gelernt haben, uns dem Atem anzuvertrauen, wird er unsere Achtsamkeit und Gegenwärtigkeit fördern.

Diese Atemqualität kann nicht vom Willen gesteuert werden. Sie muss sich durch entsprechende Übungen schrittweise entwickeln, dann zeigt sie sich fortschreitend von ganz alleine. Der Wille ist dabei ein Impuls der Motivation, die zur Übung führt und uns dabei unterstützt, auch bei der Übung zu bleiben, falls die Aufmerksamkeit mal nachzulassen beginnt.

Fünf Vorschläge für den Weg zur Atemachtsamkeit

1. Innehalten in jeglicher Bewegung und eine ruhende Haltung einnehmen – im Stand, im Sitz oder im Liegen. Versuchen Sie nun, den Atem in Ihrem Körper aufzuspüren. *Wo* bewegt sich der Atem? *Wie* nehme ich seine Bewegung wahr?

2. Dort, wo Sie den Atem am deutlichsten spüren, lassen Sie sich bildhaft gesprochen mit Ihrer spürenden Achtsamkeit, mit Ihrem Gewahrsein nieder. Viele Menschen spüren die Atembewegung am deutlichsten im Bauch durch die mit dem Zwerchfell koordinierte Bewegung der Bauchdecke. Man kann diese Wahrnehmung noch durch Auflegen der Hände unterstützen. Sollte es der Brustkorb in Koordination mit der Lungenaktivität sein, dann bleiben Sie für die Zeit der Übung dort in enger Beziehung zur Atembewegung. Auch hier kann evtl. das Auflegen der Hände die Wahrnehmung verstärken.

3. Eine andere Möglichkeit entsteht, wenn Sie den Atemfluss durchgängig an mehreren Stellen des inneren Körpers als Fließbewegung spüren. In diesem Falle richten Sie Ihre spürende Aufmerksamkeit beim Einatmen und beim Ausatmen auf die gesamte Bewegung sowohl in den Atemräumen als auch auf den Atemweg – von oben nach unten (Einatmung) und von unten nach oben (Ausatmung). Die Kunst des Übens liegt darin, dass in der Praxis der Atemachtsamkeit der Atem nicht willentlich manipuliert wird. Es ist sehr wichtig, im passiven Wahrnehmungszustand zu bleiben.
   Die Übung besteht nicht aus aktivem Handeln sondern aus passivem Nichthandeln (Geschehenlassen). In dem Moment, in dem Sie sich dem Atemgeschehen aufmerksam zuwenden, in dem sich Aufmerksamkeit und Atem verbinden, wird der Atem natürlich leicht beeinflusst. Der Atem bekommt mehr Bewusstheit. Das darf man aber nicht willentlich in Lenkung und Kontrolle übergehen lassen, um vermeintliche Fortschritte zu erzielen. Diese Idee könnte auftauchen, wenn Sie manchmal den Atem nur ganz schwach wahrnehmen. In diesem Falle gibt es zwei bessere Möglichkeiten: Als ersten Schritt legen

Sie Ihre Hände auf den Bauch und spüren Sie den Atem über die Bewegung der Bauchmuskulatur unter Ihren Händen. Wenn das nicht hilft, könnten Sie eine der zum Thema „Atemregulierung" vorgeschlagenen Übungsreihen einschieben, sie mehrmals wiederholen und danach zu Ihrer meditativen Übung der Atemachtsamkeit zurückkehren.

4. Spüren Sie immer ohne Erwartungshaltung, ohne Ehrgeiz und ohne Wertung nur die natürliche innere Bewegung Ihres Atems. Er ist immer, wie er ist, und nicht so, wie Sie ihn sich wünschen. Das darf und muss auch so sein. Wenn Ihnen das gelingt, so können Sie die spannende und gleichzeitig hilfreiche Entdeckung machen, dass jedes auftauchende Gefühl, jede neue Sinneswahrnehmung und jeder Gedanke einen Einfluss auf den Atem hat. Das ist die enge, natürliche Beziehung zwischen den psycho-mentalen Bewegungen des Geistes (*Cittavrtti)* und der Energie des Atems (*Prana*). Insofern ist auch eine Übungssituation mit einem derzeit unruhigen Geist eine fruchtbare Übung.

5. Es gibt noch weitere Entdeckungen von Bedeutung: Erfahren Sie zwischen den einzelnen Atemphasen (Ein- und Ausatmen) auch Pausen? Nur spüren, nicht machen! Wie fühlt es sich an, wenn die Einatmung einsetzt? Wie fühlt es sich an, wenn die Ausatmung einsetzt? Wie lange fließen Ein- und Ausatmen? Ist die Atembewegung relativ ruhig und gleichmäßig oder gibt es viel Veränderung in diesem Geschehen?
   Nehmen Sie immer den neuen Atemimpuls erst wahr, bevor die nächste Atemphase beginnt. Spüren sie den Atem. Wo spüren Sie ihn? Lassen Sie die Pausen zu.
   Folgen Sie weiterhin dem Atem mit der spürenden Atemachtsamkeit, bleiben Sie dabei aber in einer passiv empfangenden inneren Haltung.

Bewegen und Verweilen

Bewegen und Verweilen sind die grundlegenden, energetisch zu verstehenden Ausdrucksformen des Lebens und des Bewusstseins. Man könnte auch Bewegung und Ruhe sagen. Die Bewegung kommt aus der Ruhe. Die Ruhe bleibt während der Bewegung als stützender Hintergrund gegenwärtig, und in jeder Ruhephase ist innen weiterhin subtile Bewegung in Form von Atem und Vibration. Man könnte es so ausdrücken, dass in der Ruhephase quasi eine Bereitschaft zu neuem Wirken, zu neuer Bewegung angelegt ist, die auf einen auslösenden Impuls wartet. Statt Ruhe kann man auch Stille sagen. Aus der Quelle der Bewusstseinsstille entstehen wiederum das Handeln und das Nichthandeln (im Sanskrit: *Karma* und *Akarma*).

Die Art und Weise, *wie* Handeln und Nichthandeln gelebt werden, bestimmt wiederum die Qualität aller Facetten des menschlichen Daseins. Statt der Verben „bewegen" und „verweilen" könnte man natürlich auch die Adjektive „dynamisch" und „statisch" verwenden, was auch sehr oft geschieht. Diese Begriffe signalisieren aber eine mehr technische Dimension und werden in Anlehnung an das physikalische Verständnis von Energie benutzt. In Verbindung mit der vielschichtig wirksamen Kunst des Übens in einem Veränderungsprozess auf dem spirituellen Weg wirken sie daher eher blutleer und eng.

Die Verben „bewegen" und „verweilen" drücken aus, dass etwas geschieht. In den ersten Klassen meiner Grundschulzeit nannten wir diese Wörter auch „Tu-Wörter" oder „Tätigkeitswörter". Man tut etwas, man ist aktiv beteiligt, dabei geschieht natürlich auch einiges; das ist dann die Auswirkung des „Tuns" oder einer bestimmten Tätigkeit.

Substantive und Adjektive sind dagegen eher beschreibend und statisch, es fehlt der Ausdruck des lebendigen Geschehens. Das jedoch ist wiederum von entscheidender Bedeutung für die ganzheitliche Wirksamkeit des Übens und des Lebens.

Den tieferen Sinn der Beziehung zwischen Bewegung und Ruhe entdecken wir in der konkreten Erfahrung beim Bewegen und beim Verweilen, wenn dieses Handeln oder Nichthandeln von besonderer Qualität im Sinne von Bewusstheit geschieht.

Beim Bewegen kommen wir im wahrsten Sinne des Wortes in Fluss. Vielen fällt bei dieser Feststellung der griechische Philosoph Heraklit ein (550–480 v. Chr.) mit seiner Aussage „alles fließt" (*panta rhei*). Das ist eine grundlegende Lebenserfahrung, deshalb ist dieses Zitat auch in unserer Zeit höchst aktuell und wird sehr oft in verschiedenen Situationen zitiert. Bei Heraklit geht es aber nicht nur um die Erfahrung, dass alles in Bewegung und damit in Veränderung ist. Nach ihm vereinigen sich in diesem Fließen alle Gegensätzlichkeiten zu einer Balance, einem „Fließgleichgewicht", weil das Fließen nicht willkürlich ist, sondern „weil verborgene innere Harmonie die Quelle ihrer äußeren Wirklichkeit ist. Es ist die Urwirklichkeit, aus der alles kommt, in der alles ‚sich wandelnd ausruht‘ (Heraklit) und in der alles wieder eins wird, um sich wieder aufs Neue fließend zu entfalten.“[7]

Die Balance, das „Fließgleichgewicht“, ist nicht automatisch als Ausdruck der Urwirklichkeit jederzeit wirksam. Disbalancen, das Ungleichgewicht in unseren vielfältigen Lebensprozessen, sind noch an der Tagesordnung und Auslöser von Leiden.

Es geht zunächst um die Schulung einer klaren Wahrnehmung und eines sensiblen Einfühlungsvermögens. Dann um weitere, individuelle Veränderungsschritte, die den Zustand von körperlicher, psychischer und geistiger Balance als einen unteilbaren Erfahrungsakt auf besondere Weise vorbereiten. Dabei kann es geschehen, dass sich das sogenannte „Fließgleichgewicht“ anteilmäßig sehr unterschiedlich zu einem Ganzen gestaltet. Defizite, die zu einem anhaltenden Ungleichgewicht führen können, werden evtl. durch höhere Lebenskraft auf der einen oder durch höhere Bewusstseinsentwicklung auf einer anderen Ebene ausgeglichen oder gelindert.

In diesem Prozess ist auch wieder *Prana* als Lebensenergie und gleichzeitig als Bewusstsein zu verstehen, wodurch Körper und Geist miteinander in Beziehung stehen und kommunizierend wirken.

Am Beispiel der vorherigen Aussagen können wir das innere Geschehen in der Praxis von „Bewegen und Verweilen“ vergleichend nachvollziehen.

Jede Bewegung kommt aus der Bewusstseinsstille. Während der Bewegung bleibt die Stille als Hintergrund gegenwärtig. Ist die Art und Weise der Bewegung bewusst, ganzheitlich integrierend und der jeweiligen Situation angepasst, so wird sie von der Kraft der Tiefe und von Harmonie geleitet werden. Bisher zerstreute und auseinanderstrebende Kräfte können sich erst dann auf ganz besondere, aber den gegebenen Bedingungen entsprechende Art und Weise vereinigen und zielgerichtet wirken. Verlangsamt sich die Bewegung wieder und kommt allmählich zur Ruhe und ist man in der Lage, nun in der Ruhe zu verweilen, also weiterhin klar zu bleiben und gelassen abzuwarten, so geschieht innere Reinigung, Integration und Wandlung von ganz alleine.

Die darauf folgende neue Bewegung bzw. Handlung ist nun ein besonderer, neuer energetischer Ausdruck der vorangegangenen Phase, in der alles „sich wandelnd ausgeruht hat“. *Karma*, Handeln im Sinne von „sich bewegen“ (körperlich,

---

7 Helga Simon-Wagenbach, *Vollende, was du bist*, S. 172

fühlend und denkend), und *Akarma,* Nichthandeln im Sinne von „passiv verweilen" (z.B. in der Meditation, in der Atemachtsamkeit, ohne zu denken und ohne Körperbewegung), sind beides Ursachen für Wirkungen im Sinne von Veränderung (Sanskrit: *Parinama*). Daraus geht hervor, dass *Akarma* nicht Stillstand, sondern die besondere Art und Weise eines lebendigen Zustandes ist, in dem man auch Annehmen und Loslassen kultiviert.

Bei meinem Lehrer R. Sriram habe ich den Begriff *„Vikarma"* verstehen gelernt. *Vikarma* bedeutet, dass man fähig ist, im Handeln und im Nichthandeln *(Karma* und *Akarma)* eine besondere, der jeweiligen Situation entsprechende achtsame Haltung auszudrücken.

Der fließende Übergang zwischen Bewegung und Ruhe ist ein dynamisches Lebensprinzip, das sich im gesamten Universum ununterbrochen verwirklicht. Es ist unsere eigene Lebenserfahrung. Wir erleben es aber auch in allen Veränderungsprozessen um uns herum. Wir verstehen dadurch die Gesetzmäßigkeiten von Ursache und Wirkung in den unendlichen Räumen des Kosmos, aber auch im Zusammenwirken und in der gegenseitigen Abhängigkeit aller Energien, die unser Denken, Fühlen und Handeln ausmachen. Unsere menschliche Fähigkeit, Welt und Leben bewusst wahrzunehmen, gibt uns die Möglichkeit zur genauen Beobachtung, zur Reflexion und zur Entscheidung im Hinblick auf eine sich positiv verändernde Verhaltensweise.

Das rationale Wissen um diese im Menschen ruhende Fähigkeit ändert noch nichts. Diese umfassende Potenzialität muss geweckt werden, passende Impulse zur Entfaltung angeboten werden, die sich dann auf allen Ebenen unseres Lebens gestaltend auswirken können. Dazu bedarf es immer eines fortschreitenden Übungsweges, damit sich die neuen Erfahrungen stabilisieren und Nachhaltigkeit während des Veränderungsprozesses möglich wird. Dann erst ist unser Herz-Geist vorbereitet, dann erst sind wir frei und unbegrenzt offen für das Unerwartete, das Neue, und können uns ohne Furcht und Absicherungsbemühungen dem Lebensstrom hingeben und mitfließen.

Das ist ein hoher Anspruch an die Übungsweise, die uns zur Selbsterkenntnis und Transzendenz führen soll und das auch kann, wenn wir vertrauensvoll Schritt für Schritt den Weg gehen. Der sogenannte Weg ist kein Dogma oder ein vorgegebenes Erfolgsrezept. Der Weg entsteht beim Gehen und auch beim Verweilen von ganz alleine. Der Weg ist der Fluss des Lebens, das sich uns auf unterschiedliche Art und Weise zeigt und zur Teilhabe auffordert.

Sich bewegen ist Leben, in einer schöpferischen Pause innehalten und verweilen ist Leben, sich freuen ist Leben, weinen ist Leben, arbeiten ist Leben, lieben ist Leben, in Beziehung sein ist Leben.

Wir stehen dem Leben nicht hilflos und abgesondert gegenüber. Nein, wir sind „Teilhabende", die in einem „liebenden Dialog" (Hans-Peter Dürr) ununterbrochen miteinander und mit allem Leben kommunizieren können. Dazu gehören auch die Widerstände, die Schmerzen und die leidvollen Spannungen, die aus unseren noch ungeklärten Gedanken und Gefühlen kommen.

Der innere und äußere „liebende Dialog" ist die Basis des Mitgefühls, unabhängig davon, wie die Lebenssituation ist oder wie die uns begegnenden Menschen sind. Es kommt darauf an, wie wir sind, wie Du bist, wie ich bin. Dadurch entscheidet sich, auf welche Art und Weise wir handeln.

Wenn uns diese Zusammenhänge klar sind, wenn wir erste Erfahrungen mit unserem Körper, unserem Atem und mit unserem Geist als *Einheit* gemacht haben, entwickelt sich auch die Kunst des Übens Schritt für Schritt immer weiter. Motivation, wachsende Klarheit, Freude und Erfahrungsvertrauen begleiten dann den Übungs- und den Lebensweg in guten und in schlechten Zeiten.

Der besondere Raum zwischen Bewegen und Verweilen, zwischen Bewegung und Ruhe

Im Augenblick des Wechsels zwischen beiden Erfahrungen – zwischen dem Bewegen und dem Verweilen – entsteht ein kleiner Raum der Zeitlosigkeit, ein Zwischenraum. Im bewussten Erleben dieses „Dazwischen" berührt man das Hintergrundfeld der Bewusstseinsstille.

In diesem Augenblick reinen Seins kann Innenschau, Intuition, tiefes Wissen um die Zeitlosigkeit, Selbsterkenntnis und Heilung geschehen, denn das „Hintergrundfeld" bleibt dabei nicht im quasi neutralen Hintergrund. Indem man ihm durch bewusste Vorbereitung oder Einstimmung „Zwischen-Raum" im Strom der Ereignisse gibt, kann es hervortreten und wirksam werden. Der nachfolgende Text dazu, den ich dem Buch „Die Gunst des Augenblicks" entnommen habe, wird dem griechischen Philosophen Platon (428–348 v. Chr.) zugeschrieben:

„Denn das Augenblickliche scheint etwas Derartiges zu bezeichnen, dass von ihm aus etwas in den einen oder anderen von zwei entgegengesetzten Zuständen übergeht. Denn nicht aus der Ruhe geht etwas, während es noch ruht, in die Bewegung über, noch aus der Bewegung, während es sich noch bewegt, in die

Ruhe über, sondern der Augenblick, dieses wunderbare Etwas, liegt zwischen der Bewegung und der Ruhe, keiner Zeit angehörig, und in ihm und aus ihm geht das Bewegte zur Ruhe und das Ruhende zur Bewegung über".[8]

Bewegen und Verweilen sind also, wie Handeln und Nichthandeln, zwei besondere Ausdrucksweisen der Ur-Wirklichkeit als verwandelnde Kraft im *Jetzt*, ohne dass der Fluss des Lebens dabei beeinträchtigt oder sogar angehalten würde. Die Ur-Wirklichkeit, auch Bewusstseinsstille oder Hintergrundfeld genannt, ist nie Stillstand sondern ein dynamischer Zustand.

Ohne sich grundsätzlich als ein Entweder-Oder gegenüber zu stehen, gehen diese feinen Aktivitäten sowohl fließend als auch ruhend im Augenblick des stillen Zwischenraumes ineinander über. Alles, was in diesem dynamischen Ruhezustand von der ursprünglichen Stille berührt wird, verändert sich.

Unter günstigen Bedingungen können wir manchmal diese kostbaren Augenblicke auch in alltäglichen Lebenssituationen wirksam erfahren. Vor allem können sie aber in einer bewussten, von spürender Achtsamkeit begleiteten Übungspraxis als ein kleiner, zeitloser, stiller, lichter Raum in unserer bisher verdunkelten Wahrnehmung aufleuchten. Diese Erfahrung ist in jedem Übungsschritt verborgen und kann klar hervortreten. Für die Möglichkeit der Innenschau gilt es jedoch, besondere Bedingungen zu schaffen, und dann die neue Erfahrungsqualität durch wiederholtes Üben immer wieder zu stabilisieren. Nach und nach kann sich die damit verbundene heilsame Veränderung in allen Lebensbereichen und in allen Erfahrungsebenen nachhaltig entfalten.

Die Bewusstseinsstille offenbart sich uns ununterbrochen zwischen Einatmen und Ausatmen und wieder Einatmen usw. als Augenblick, als kleiner Raum der Stille in der Atemfülle und in der Atemleere, in dem sich jeweils die nachfolgende Atemphase als Impuls schon ankündigt, ehe ihr tatsächlicher Fluss beginnt. In diesen Zwischenräumen zu ruhen bedeutet eins werden mit dem reinen, eigenschaftslosen Sein.

Während der Yogapraxis ist das Innehalten oder Ruhen zu Beginn der Praxis, zwischen zwei Übungen und auch am Ende der Übungsstunde von besonderer Qualität. Das kann im Stehen, im Sitzen oder im Liegen geschehen. Hierbei kann die Atemachtsamkeit in Form von einigen freien Atemzügen die Zeit des Verwei-

8 Hans-Joachim Simm (Hrsg.), *Die Gunst des Augenblicks.*

lens begleiten, damit sich innerlich die Selbstregulation der Kräfte ereignen kann. Bildlich gesprochen, an der Hand des Atems zu bleiben, kultiviert und nährt die Ruhe und ihre verändernde Wirkung.

In der Übung der Meditation, im stillen Sitzen, ist der Raum zwischen zwei auftauchenden Gedanken die ruhende und gleichzeitig dynamische Mitte zwischen zwei Gedanken- oder Gefühlsbewegungen. Die höchste Bewusstheit in diesem „Dazwischen" ist entscheidend dafür, ob man sich mit dem auftauchenden Gedanken- oder Gefühlsimpuls verbindet, oder ob man gelassen bei sich bleiben kann, sodass die drängenden Bewegungen sich abschwächen und einfach vorüberziehen, ohne uns zu ergreifen. In diesem Zusammenhang wird oft das hilfreiche Bild von vorüberziehenden Wolken am Himmel erwähnt.

Diese besondere Fähigkeit des Nichtreagierens auf einen äußeren oder inneren Reiz kann durch passende Übungen stabilisiert werden. Erst dann wird die Verschmelzung mit der gewählten Körper- oder Atemübung oder mit dem gewählten Meditationsobjekt möglich.

Auch während der Praxis des Tönens von Vokalen, des Singens von Mantren oder des Rezitierens eines Textes kann die Bewusstwerdung der uns immanenten Stille zwischen zwei Tönen, zwischen zwei Worten geschehen.

Wir berühren dann tief in uns das immerwährende Sein. Wir tauchen dabei in dieses Hintergrundfeld der reinen Potenzialität ein, das im normalen Alltag meistens unbeachtet hinter und zwischen allen Hindernissen des äußeren Lebens liegt. Es ist gleichzeitig das heilende Feld, das immer in Bereitschaft ist und, profan ausgedrückt, geradezu darauf wartet, zu wirken und sich auszubreiten.

Wir müssen uns, wie schon gesagt, darauf vorbereiten, um es zulassen zu können. Die Entdeckung der wirkungsvollen Zwischenräume ist die Öffnung zwischen den Hindernissen, zwischen den Gedankenstrukturen, zwischen den Emotionen, zwischen den Wünschen und auch zwischen zwei Bewegungsabläufen oder zwei Haltungen. In dieser Öffnung, in diesen offenen Räumen wird Vorhergehendes integriert und Neues kann beginnen.

Meistens sind wir körperlich, psychisch und mental wie in einem Gefängnis in engen, begrenzten Räumen, im wahrsten Sinne des Wortes eingeschlossen und Neuem gegenüber verschlossen. Die Zwischenräume aber sind die schrankenlosen Tore in die offene Weite unserer reinen Potenzialität. Ihre feinsten Regungen, den Puls, die Schwingung des Lebens, können wir nicht sehen und nicht anfassen. Wir können aber ihre Auswirkungen als Pulsschlag, als Herzschlag, als Wind, als Atem, als Laut, als Gedanken, als Gefühle, als Duft, als Geschmack wahrnehmen.

Nur Stille und Ruhen öffnet den inneren Sinn des Spürens, des Fühlens und des Lauschens. Ohne konkrete Sinnesaktivitäten ist es möglich, die Stille zu fühlen, in die Stille tief hineinzuspüren und auch auf den Ton der Stille zu lauschen. Aber auch die äußeren Sinne werden mit der Zeit verfeinert – sie nehmen die Qualität der Bewusstseinsstille an.

Im sogenannten „Raum dazwischen“ ist die Einheit von Körper und Geist nicht nur erfahrbar, es ist auch der Augenblick, in dem sich sowohl geistige als auch körperliche Veränderungsbewegungen ereignen können. In dem empfehlenswerten Buch „Das Geheimnis der Heilung“ von Joachim Faulstich schreibt der erfahrene Psychologe und Feldenkrais-Lehrer Martin Busch:

„Im Kern geht es weder um den Körper noch um den Geist: wenn wir diesen beiden Ebenen des Menschen nicht die volle Aufmerksamkeit zuwenden, sondern dem Raum zwischen ihnen, dann arbeiten wir dort, wo sich beide vollständig verbinden. Und so entsteht die Möglichkeit zu einer Veränderung, die sowohl den Körper wie den Geist erreicht.“[9]

Die von Martin Busch mithilfe der Feldenkrais-Methode gemachten Erfahrungen und heilenden Veränderungen im Zusammenspiel von Körper und Geist kann ich aus der Sicht der von mir angewendeten Yogapraxis auch bestätigen.

Natürlich gibt es immer unterschiedlich wirksame Schwerpunkte, die individuell auf den einzelnen Menschen bezogen, auch unterschiedliche Wirkungen zeigen. In der Vorbereitung der Erfahrung des stillen „Zwischenraums“ ist im Yoga, und speziell in der Anwendung der von mir beschriebenen Methode, der integrierende Impuls des Atems von entscheidender Bedeutung.

Schon seit Jahrtausenden finden wir in den indischen Weisheitstraditionen, insbesondere aber in der tantrischen Tradition und in der Mystik des kashmirischen Sivaismus viele Hinweise auf die Bedeutung der „Leere“, der „Mitte“ oder der „Stille“ zwischen zwei Aktivitäten, durch die sich das reine Sein in der äußeren Welt ausdrückt. Viele Meditationsübungen, die zu dieser Erfahrung führen können, finden wir im Vijnana Bhairava[10], einem Grundlagentext der mystischen Erfahrungen des Sivaismus von Kashmir.

---

9 Joachim Faulstich, *Das Geheimnis der Heilung*, S. 59 f.

10 Bettina Bäumer, *Vijnana Bhairava. Das göttliche Bewusstsein.*

Auch für den Quantenphysiker Hans-Peter Dürr ist das zeitlose Bewusstseinsfeld des „Dazwischen“ von entscheidender Bedeutung für neues Wirken und Gestalten. Im Augenblick der bewussten Berührung durch den achtsam beruhigten Geist kann das Potenzial dieses Hintergrundes hervortreten und zu wirken beginnen.

Bei den beschriebenen Beispielen für die Erfahrung des Zwischenraumes handelt es sich sowohl um Übungsimpulse, die man praktizieren und stabilisieren kann, als auch um neuzeitliche Forschungserkenntnisse der Quantenphysik.

Es gibt aber auch Situationen in unserem Leben, in denen die verändernde, alles bisher Erlebte infragestellende Kraft ganz plötzlich in unser dahinplätscherndes Alltagsleben einbricht und uns „auf den Punkt bringt“. Dies scheint mir persönlich seit einer für mich existenziell dramatischen Situation die passende Formulierung zu sein.

Das Denken und die begleitenden Emotionen waren verstummt, ein tiefer Ernst breitete sich aus und eine erstaunliche Klarheit half mir, *angemessen* zu handeln (*Vikarma*), was in diesem Falle bedeutete: still sein, bei sich sein, ohne äußere Bewegung, aber hingegeben an die innere Bewegung des Atems.

Durch das Verweilen in diesem kleinen, zeitlosen Zwischenraum kommen Kraft und Einsicht, wenn es dann darum geht, emotional und mental das Ereignis zu verarbeiten und zu integrieren. Unabhängig davon, wie lange dieser Prozess dauert, das Innehalten, Stillsein, Bei-sich-sein und achtsames Ruhen in den heilenden Zwischenräumen sind dabei bedeutsame Phasen.

Beim Lesen des Vijnana Bhairava fand ich an mehreren Stellen Verse zu vergleichbaren Erfahrungen und war überrascht, dass selbst ganz banale Spontanereignisse wie z.B. das Niesen oder der Augenblick am Anfang und am Ende des Hungers als Wahrnehmungstore in den Raum des zeitlosen Hintergrundes führen können, wenn die Achtsamkeit geschärft ist.

Durch die unerwartete Unterbrechung der gewohnten Wahrnehmung erfährt man ganz plötzlich den Augenblick des Jetzt. Alles ist dann nur auf diese eine Empfindung konzentriert. Im Vijnana Bhairava werden dazu drei Ebenen genannt:

- Der Beginn und das Ende des Niesens als physische Erfahrung, bei der sich alles im Körper zusammenzieht.
- Die Flucht von einem Schlachtfeld, bei der man um sein Leben rennt, als physische Anstrengung, die von Angst (emotionale Erfahrung) angetrieben wird.

- Die rein seelische Erfahrung der Trauer beim Verlust eines nahestehenden Menschen, die alle anderen Wahrnehmungen ausschließt.

Ist der klar erlebte Zwischenraum, das entscheidende „Dazwischen“ durch die eingangs beschriebenen Übungen in uns jederzeit gegenwärtig, dann ist die Kunst des Übens zur Lebenskunst geworden, die den inneren Blick für die unvergängliche Urwirklichkeit weitet.

Auch bei den verschiedenen Übungen geht es um die Intensität der Wahrnehmung im jeweiligen Augenblick, in dem sich alle vorhandenen Energien zu einer neuen Kraft vereinigen, wenn man den besonderen Zwischenraum erkennt und zulässt.

Das zeitlose „Dazwischen“ ist das Tor zur Transzendenz, wie ich es schon im Zusammenhang mit *Vijnanamaya-Kosa* beschrieben habe, sei der Raum auch noch so klein und nur von der Dauer eines Wimpernschlages wie bei der Wende zwischen Einatmen und Ausatmen.

Praxis 3: Beispiele zum Bewegen und Verweilen

Im folgenden Praxisteil werden alle Aspekte aus Praxis 1 (Test-Übungen) und Praxis 2 (Grundhaltungen und vorbereitende Bewegungsfolgen) aufgegriffen und thematisch weitergeführt. Das Thema „Atemregulierung“ findet sich in den Übungsvorschlägen, in denen der Körper durch die Atemführung „bewegt“ wird. Das Thema „Atemachtsamkeit“ wird zur Erfahrung des Verweilens im fließenden Atem während der Haltephasen. Die Haltephasen beschränken sich dabei in dieser Praxis auf zwei bewusste und langsame Atemzüge.

Beide Erfahrungen sind durch die Auswahl der Übungen und die durchgehende spürende Achtsamkeit zu einer Einheit verbunden. Häufige Wiederholungen der Bewegungsfolgen bereiten den Körper, den Atem, die Empfindungen und die Aufmerksamkeit auf das mehr oder weniger lange Verweilen in einer Körperhaltung vor. Die Haltung selbst sowie die begleitende Atemachtsamkeit werden dadurch mühelos.

Dieses allgemein wichtige Thema im Zusammenhang mit der Qualität des Übens wird im Teil B zur „Kunst des Übens“ am Beispiel der entsprechenden Sutren von Patañjali weiter vertieft.

Atem, Bewegung und Achtsamkeit fließen bei den folgenden Übungen im Einklang miteinander, die Haltephasen sind durch eine Anzahl von Atemzügen (AZ) gekennzeichnet. In den Ausgangspositionen – im Kniestand bzw. im Stand – verweilt man ca. zwei Atemzüge, der Blick ruht dabei auf einem Punkt in Augenhöhe.

Spüren Sie die den natürlich entstehenden kleinen Raum zwischen Einatmen und Ausatmen. Wiederholen Sie zur Einstimmung die erste Bewegungsfolge mehrmals, die anderen Übungen stehen energetisch in einem Zusammenhang und können auch öfter wiederholt werden.

1. Bewegungsfolge

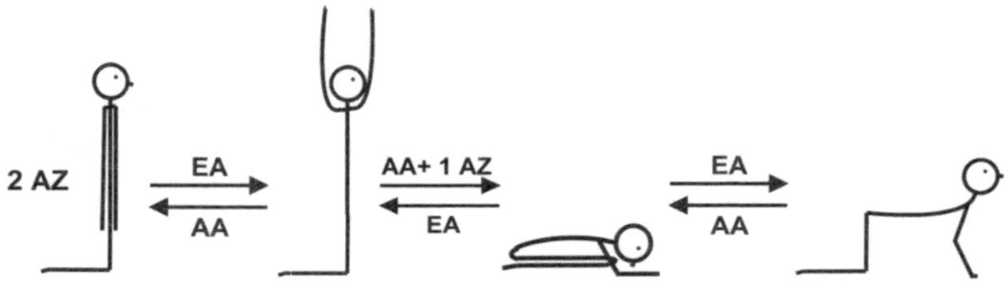

Sechsmal wiederholen.

2. *Samasthiti*-Variation

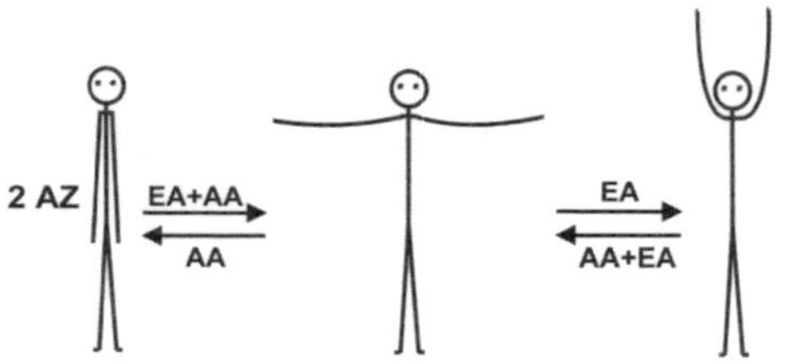

3. *Tadasana*-Variation

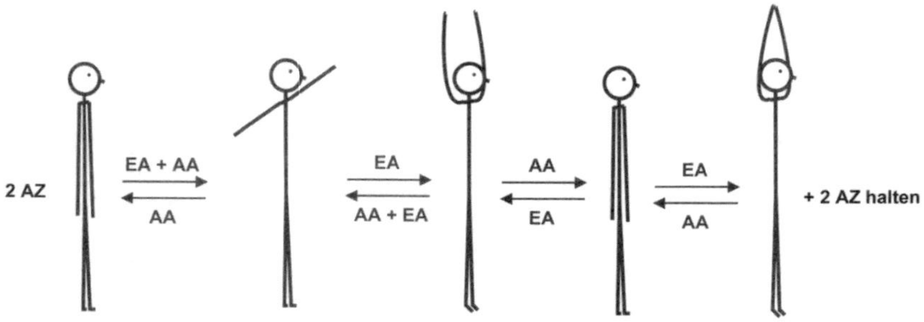

4. Samasthiti – Uttanasana (Vorbeuge aus dem Stand*)* – *Ardha-Uttanasana* (halbe Vorbeuge aus dem Stand) – *Samasthiti*

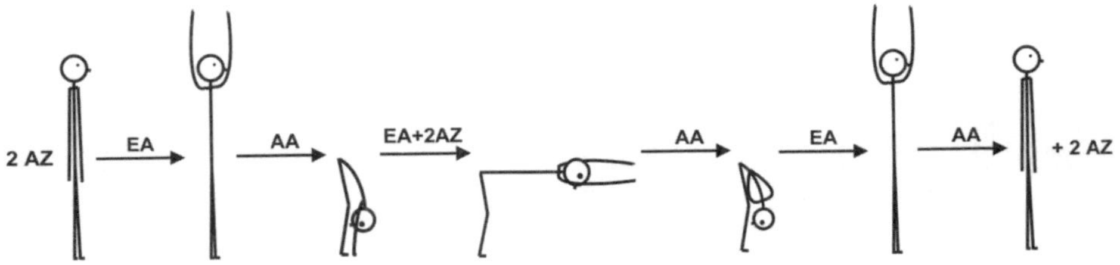

5. Ardha-Parsva-Uttanasana (halbe Vorbeuge zu einer Seite)

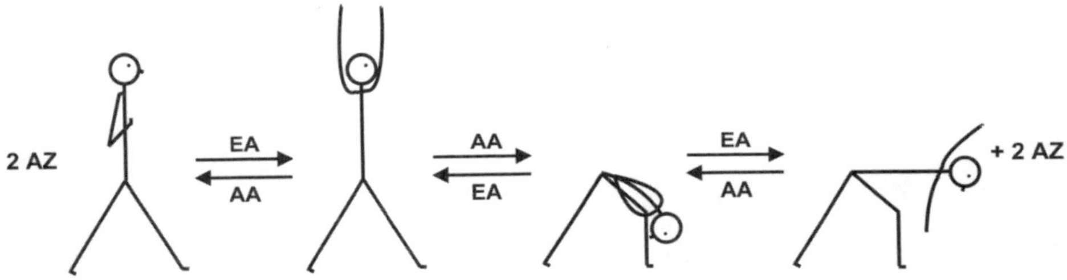

Hinweise:
Zur besseren Zentrierung legen Sie bei dieser Übung zu Beginn die Handflächen zusammen auf die Mitte des Brustbeines. In der Vorbeuge legen Sie dann die Hände auf den unteren Rücken, bei der Streckung des Rückens in der Horizontalen breiten Sie die Arme aus. Gehen Sie dem Atem folgend den gleichen Weg zurück.

6. Parsva-Uttanasana – Virabhadrasana (Heldenhaltung) – *Samasthiti*

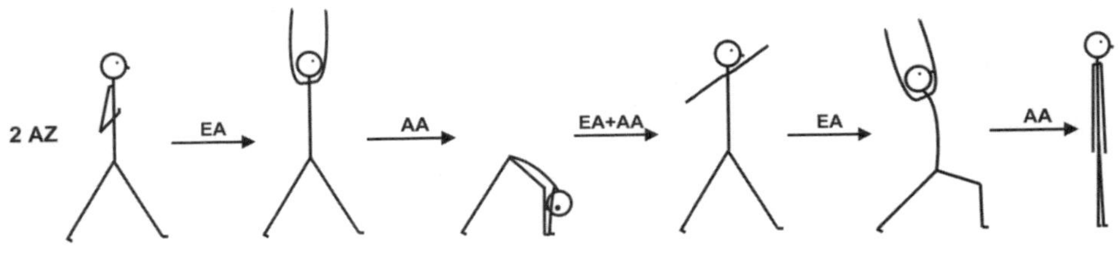

Hier zu Beginn die Atembewegung am Brustbein spüren. In dieser Vorbeuge führen Sie die Arme nach vorne-unten. In der Vorbeuge und in der Rückbeuge jeweils ein bis zwei AZ verweilen, zwei- bis dreimal pro Schrittposition.

7. *Uttanasana*

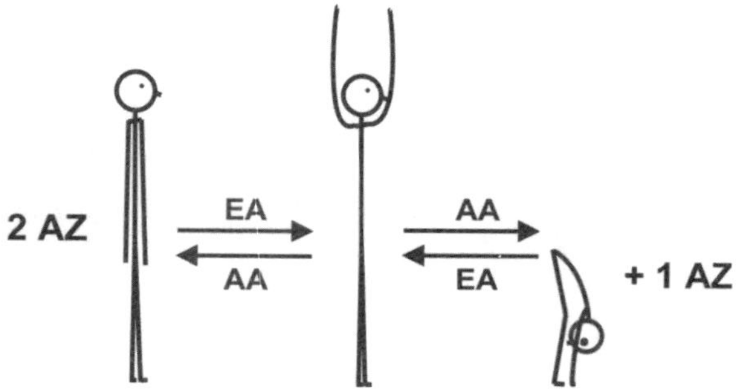

8. *Apanasana* (Dehnung des unteren Rückens) – *Urdhva-Prasrta-Padasana* (Beinstreckung aus der Rückenlage)

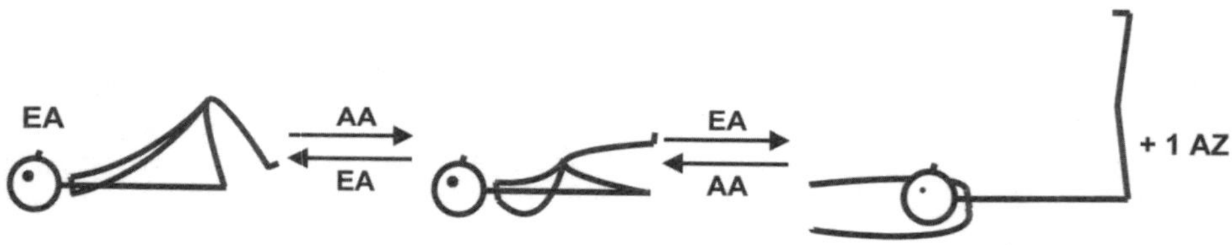

9. *Cakravakasana* (Sonnenvogel oder Katze)

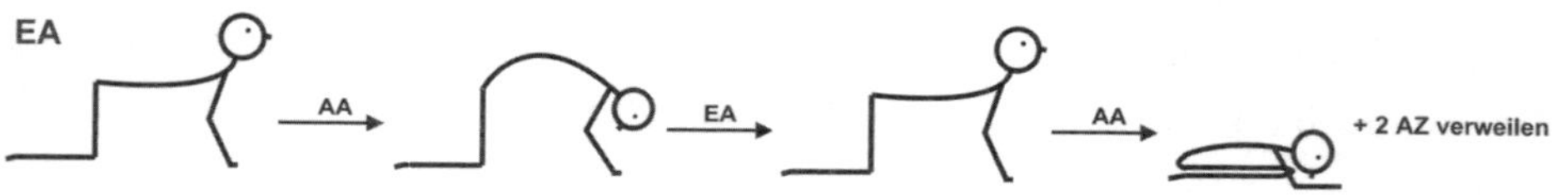

10. Schlussposition

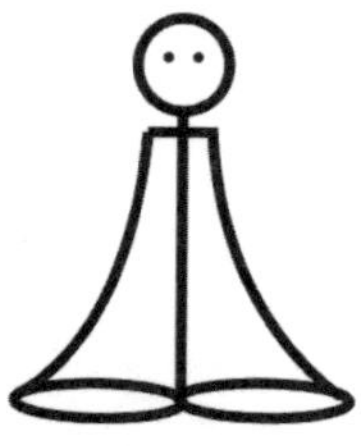

Bleiben Sie einige Atemzüge still sitzen, die Augen entweder geschlossen oder halb offen auf einen Punkt am Boden gerichtet.

Innere Wirkung durch äußere Berührung (Nyasa)

Bei T.K.V. Desikachar und bei R. Sriram habe ich eine besonders feine und gleichzeitig sehr wirkungsvolle Übungsweise kennengelernt, die unter dem Begriff „*Nyasa*" („platzieren, berühren") gelehrt wird. *Nyasa* ist eine subtile, dynamische Übungsform, die über die Finger und die Hände innere Energiebewegung (*Prana*-Zirkulation) bewirken kann. *Nyasa* bringt gleichzeitig Bewusstheit in den berührten Körperbereich.

Ich unterscheide im Folgenden zwei Arten von *Nyasa*: die innere Wirkung durch äußere Berührung mit den Händen (Praxis 4) und die innere Wirkung durch innere Berührung mithilfe spürender Achtsamkeit (Praxis 5). In der äußeren Anwendung gibt es verschiedene, zielorientierte Möglichkeiten:

- zwei Finger verbinden und wieder lösen,
- zwei Finger verbinden und damit einen bestimmten Körperpunkt (*Cakra*) berühren und wieder lösen,
- oder auch mit den Händen verschiedene Körperteile und Glieder (Arme und Beine) berühren.

Wichtig dabei ist das „*touch and go*" (Desikachar), das Berühren und das Weitergehen. Man gibt einen Impuls, durch den man den inneren Fluss anregt, und geht weiter, sodass ein durchgängiges Fließen von Energie entstehen kann. Das Reiben der Finger, der Hände, der Unter- und der Oberarme an den Ober- und Unterseiten und auch das Streichen über die Vorderseite und die Rückseite des Körpers sind ebenfalls Variationen von *Nyasa*.

Wir finden diese Vorgehensweisen in manchen therapeutischen Anwendungen als Massagen. Durch die Berührung von außen (Tastsinn) in Verbindung mit der spürenden Achtsamkeit (Fühlen) entsteht innen augenblicklich eine Wirkung auf die Zirkulation von *Prana*. Das bedeutet, dass nun sowohl die Lebensenergie als auch das Bewusstsein zu fließen beginnen.

Nyasa unterstützt dadurch auch die Wirkung aller gezielt ausgeführten Körperbewegungen sowie die Regulierung des Atems und die Balance in den psychomentalen Bewegungen (Beruhigung der Gedanken und der Gefühle). Aufgrund dieser subtilen, heilsamen Wirkungen wird die Methode manchmal auch therapeutisch (z.B. im Ayurveda) angewendet.

In verschiedenen Richtungen der Yogatherapie wird auf die heilsame Wirkung der Finger- und Hand-*Nyasa* (*Kara-Nyasa*) im Zusammenhang mit neurologischen Instabilitäten und Erkrankungen hingewiesen. Selbst bei Alzheimer-Erkrankung, bei Parkinson und MS spricht man von sehr wirksamen Ergebnissen.[11] Im Kundalini-Yoga werden die *Kara-Nyasa* mit besonderen Mantren dieser Tradition unter der Bezeichnung „*Kirtan-Kriya*" empfohlen.

Im Yoga ist *Nyasa* eine ganzheitlich wirksame Methode für die eigene Praxis. In den Therapien kommt die vertrauensvolle Beziehung zwischen Patient und Therapeut hinzu, und das ist dann oft auch in vielen Fällen für die Heilung unverzichtbar.

Immer mehr wird die Bedeutung der Berührung, das „Handauflegen", auch in der ganzheitlichen Medizin erkannt und angewendet. Schon immer geschieht das durch Heilerinnen und Heiler, mehr und mehr aber auch in den normalen medizinischen Praxen und sogar in einzelnen Kliniken durch das Pflegepersonal und durch Ärztinnen und Ärzte.

„Der Tastsinn und das Fühlen einer Berührung – diese zwei Seiten derselben Fähigkeit – entstehen ganz früh in der embryonalen Entwicklung. Berühren und berührt werden sind die Urerfahrung jedes Menschen und deshalb bestimmend für das ganze Leben."[12], schreibt Joachim Faulstich dazu.

Berühren und Berührtwerden kann man sowohl auf den liebevollen Umgang mit sich selbst als auch auf die Beziehung zwischen zwei Menschen beziehen. Im Ayurveda geht man davon aus, dass Berührung die Lebenskraft *Ojas* und damit auch die Immunkraft stärkt.

In der tantrischen *Cakra*-Lehre werden bei den meisten Kommentatoren die Arme, die Hände und die Finger dem Herz-*Cakra* und seiner Sinnesfähigkeit des Tastens und Fühlens zugeordnet. Arme, Hände und Finger sind unsere „Tatwerkzeuge", unsere äußeren Handlungsinstrumente. Einfühlsam, aus dem Herz-Geist zu handeln, ist unsere Lebensaufgabe. Die Berührung des „Herzpunktes" oder der Brustbeinmitte mit allen Fingern oder auch mit dem Daumen und dem Zeigefinger gilt als ein besonders heilsames *Nyasa*. Das Berühren und das Weitergehen zum nächsten Punkt kann auch als innere Übung durch die Einfühlung in alle Bereiche des Körpers (Gelenke, Glieder, Körperräume) praktiziert werden.

---

11 Speziell bei Alzheimer-Erkrankung gibt es hierzu auch eine Studie, die man im Internet unter www.alzheimersprevention.org/research.htm abrufen kann (auf Englisch).

12 Joachim Faulstich, *Das Geheimnis der Heilung*, S. 260 f.

Nyasa wirkt durch Bewegung. Man kann aber auch mit den Fingern und den Händen dort verweilen, wo man sich innerlich eine besondere, energetisch subtile Wirkung durch *Prana*-Bewegung und *Prana*-Bewusstsein wünscht. Dann hat die Berührung den Charakter von *Mudra* (Geste, Siegel, Symbol), insbesondere bei ausgewählten Verbindungen von einzelnen Fingern oder der Hände über längere Zeit. Diese Methode mit *Mudra* wird insbesondere während der Meditation und auch bei *Pranayama* praktiziert, zum Beispiel:

- *Jnana-Mudra* (die Geste des Wissens)
  Daumen und Zeigefinger verbinden sich an den oberen Fingergliedern, die Handrücken liegen auf den Oberschenkeln, die Handinnenflächen weisen nach oben.

- *Chin-Mudra* (die Geste des Bewusstseins)
  Daumen und Zeigefinger verbinden sich an den oberen Fingergliedern, aber die Handinnenflächen liegen auf den Oberschenkeln, die Handrücken weisen nach oben.

- *Dhyana-Mudra* (die Geste der Meditation)
  Die Handflächen weisen nach oben, die rechte Hand liegt in der linken, die Daumenkuppen berühren sich leicht, und beide Hände liegen entspannt im Schoß. Genau diese Handhaltung wurde auch bei einem *Sesshin* (Meditationskurs) mit einem chinesischen Zen-Meister, an dem ich teilnahm, als energetisch sehr wichtige *Mudra* gelehrt.
  Wie bei der Verbindung von Daumen und Zeigefinger geht es auch bei dieser *Mudra* um das Schließen eines Energiekreises. Die Energie (*Prana, Chi oder Ki*) zerstreut sich nicht, und man kann bei sich selbst und auf den Meditationsfokus (Atem, *Cakra,* Mantra) ausgerichtet bleiben.
  Nach Aussage der chinesischen Meister kann *Dhyana-Mudra* durch die Wirkung auf den Herzkreislauf Wärme erzeugen oder verstärken, z.B. im Sommer oder unter bestimmten körperlichen Bedingungen. Ist dies der Fall, dann legt man einfach beide Hände auf die Oberschenkel, die Handflächen liegen auf, die Daumen werden etwas abgespreizt. So leitet man die Hitze von Kopf und Herz zur Erde hin ab.

- *Anjali-Mudra*
  Die Hände werden vor dem Herz-Brustraum zusammengelegt, die Daumen liegen auf dem Brustbein. Zwischen den Händen soll ein kleiner Luftraum sein, der den leidfreien Herzraum symbolisiert. Es gibt auch die Variation, dass die Handflächen fest aneinandergedrückt werden, dann geht es mehr um Energiestärkung.
  Der indische Gruß „*Namaste*" ist eine Form von *Anjali-Mudra*. Mahatma Gandhi erklärte Albert Einstein auf dessen Nachfrage die Bedeutung von *Namaste* wie folgt:
  „Ich ehre den Platz in Dir, in dem das gesamte Universum residiert. Ich ehre das Licht der Liebe, der Wahrheit, des Friedens und der Weisheit in Dir. Ich ehre den Platz in Dir, wo, wenn Du dort bist und auch ich dort bin, wir beide nur noch eins sind."

Mit *Nyasa* und *Mudra* wird in diesem Kapitel das vorherige Thema „Bewegen und Verweilen" auf besondere Weise aufgegriffen. *Nyasa* löst die Bewegung und die Zirkulation des *Prana* aus; in einer *Mudra* kann während der Zeit des Verweilens innere Energie-Integration mit reinigender und stärkender Wirkung stattfinden. Die hier vorgestellten Beispiele sind exemplarisch zu verstehen. Natürlich gibt es noch mehr Übungen, insbesondere zum Thema „*Mudra*", die Sie in speziellen Büchern finden können.

Die innere Wirkung durch die äußere Berührung und das Verweilen in der eingenommenen Position hat für mich in diesem Zusammenhang noch eine besondere Bedeutung durch die Übersetzung und die Interpretation des Begriffes „*Mudra*" von Dr. Gharote (Lonlavla), die sich auf einen tantrischen Text bezieht. Nach dieser Interpretation setzt sich das Wort „*Mudra*" aus *mud* „glücklich sein" und *ra* „geben" zusammen. Das, was Freude oder Wohlgefühl gibt, ist also *Mudra*.

Nyasa verstehe ich als Weg zu *Mudra*. In der Meditationshaltung kann man mit einem äußeren Impuls durch die Handhaltung gleichzeitig mit der inneren Achtsamkeit im Innenraum (Bauchraum, Herzraum, Stirnraum) verweilen.

Praxis 4: Beispiele zur inneren Wirkung durch äußere Berührung

Bei den folgenden Beispielen zu *Nyasa* beziehe ich bei allen Variationen den Atem mit ein. Durch die Einfühlung mit Atemachtsamkeit wird *Prana* auf besondere Weise bewegt und die Präsenz im berührten Raum verstärkt.

Praxis 4.1

Anga-Nyasa *(nach T.K.V. Desikachar) in acht Schritten*

Vorbereitung: Nehmen Sie eine für Sie passende aufrechte Sitzhaltung ein. Spüren Sie einige Atemzüge Ihren fließenden Atem.

1. Verbinden Sie während der folgenden Einatmung beide Handinnenflächen vor der Mitte des Brustbeines; verweilen Sie im Brustraum, während Sie langsam ausatmen.
2. Berühren Sie nun während der Einatmung mit beiden Händen den Scheitel Ihres Kopfes; verweilen Sie dort, während Sie langsam ausatmen.
3. Berühren Sie nun während der Einatmung mit beiden Händen Ihren Mund; verweilen Sie dort, während Sie langsam ausatmen.
4. Berühren Sie nun während der Einatmung mit Daumen und Zeigefinger entweder den „Herzpunkt" (die kleine Kuhle am unteren Ende des Brustbeines, wo sich Herz und Zwerchfell berühren) oder die Mitte Ihres Brustbeines. Spüren Sie, welcher Punkt Ihrer Empfindung entspricht; verweilen Sie dort, während Sie langsam ausatmen.
5. Berühren Sie während der Einatmung mit der linken Hand Ihre rechte Schulter; verweilen Sie dort, während Sie langsam ausatmen.
6. Berühren Sie während der Einatmung mit der rechten Hand Ihre linke Schulter; verweilen Sie dort, während Sie langsam ausatmen.
7. Verbinden Sie nun während der Einatmung rechts und links, indem Sie die oberen Fingerglieder Ihrer Zeigefinger miteinander verbinden, die anderen Finger sind dabei entspannt; verweilen Sie in dieser Verbindung, während Sie langsam ausatmen.

8. Bewegen Sie nun während der Einatmung beide Hände in einer Gebärde der Darbietung, des Gebens, nach vorne in den Raum, die Handinnenflächen sind dabei nach oben gerichtet; verweilen Sie in dieser Geste während Sie langsam ausatmen.

Legen Sie zum Schluss beide Hände auf Ihre Oberschenkel in einer der beschriebenen *Mudra*-Positionen, oder Sie können auch einfach die Handflächen nach oben geöffnet halten. Verweilen Sie in der Stille.

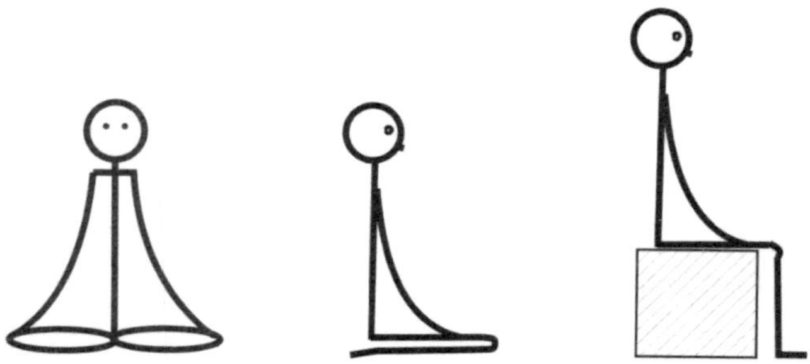

Anga-Nyasa kann mehrfach wiederholt werden.

Praxis 4.2

Sarira-Nyasa *(nach T.K.V. Desikachar) in acht Schritten*

Vorbereitung: Nehmen Sie eine für Sie passende aufrechte Sitzhaltung ein. Spüren Sie einige Atemzüge Ihren fließenden Atem.

1. Berühren Sie während der folgenden Einatmung mit beiden Händen beide Füße. Stellen Sie sich vor, dass dadurch *Prana* zu Ihren Füßen fließt. Stellen Sie sich dann vor, dass sich *Prana* während Ihrer langen Ausatmung in Ihren Füßen ausbreitet.
2. Berühren Sie während der Einatmung mit beiden Händen die Haut direkt unter den Knien. Stellen Sie sich vor, dass *Prana* dorthin fließt. Stellen Sie sich vor, dass *Prana* sich nun während Ihrer langen Ausatmung dort ausbreitet.
3. Legen Sie während der Einatmung beide Hände auf beide Knie. Stellen Sie sich vor, dass *Prana* dorthin fließt. Stellen Sie sich vor, dass *Prana* sich während Ihrer langen Ausatmung in Ihren Knien ausbreitet.

4. Legen Sie während der Einatmung eine Hand auf Ihre Nabelregion. Stellen Sie sich vor, dass *Prana* dorthin fließt. Stellen Sie sich vor, dass *Prana* sich während Ihrer langen Ausatmung in der gesamten Nabelregion ausbreitet.
5. Legen Sie während der Einatmung eine Hand sanft auf Ihren Kehlraum. Stellen Sie sich vor, dass *Prana* dorthin fließt. Stellen Sie sich vor, dass *Prana* sich während Ihrer langen Ausatmung im gesamten Kehlraum ausbreitet.
6. Berühren Sie während der Einatmung mit einer Hand Ihren Herz- bzw. Brustraum.
   Stellen Sie sich vor, dass *Prana* dorthin fließt. Stellen Sie sich vor, dass *Prana* sich während Ihrer langen Ausatmung im gesamten Herz- bzw. Brustraum ausbreitet.
7. Legen Sie während der Einatmung beide Hände auf Ihre beiden Gesichtshälften.
   Stellen Sie sich vor, dass *Prana* dorthin fließt. Stellen Sie sich vor, dass *Prana* sich während Ihrer langen Ausatmung in Ihrem gesamten Gesichtsraum ausbreitet.
8. Legen Sie während der Einatmung eine Hand auf Ihre Stirn. Stellen Sie sich vor, dass *Prana* dorthin fließt. Stellen Sie sich vor, dass *Prana* sich während Ihrer langen Ausatmung in Ihrem gesamten Stirn- und Kopfraum ausbreitet.

Legen Sie nach der Übung beide Hände auf Ihre Oberschenkel mit einer der beschriebenen *Mudra*-Positionen oder halten Sie einfach die Handflächen nach oben geöffnet oder legen Sie die Handflächen nach unten auf die Oberschenkel.

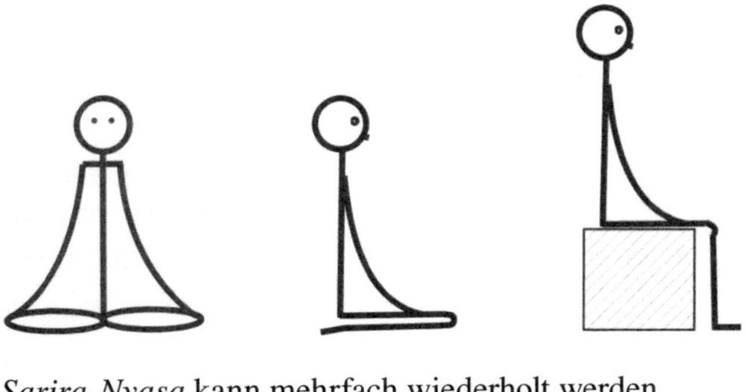

Sarira-Nyasa kann mehrfach wiederholt werden.

Praxis 4.3

Kara-Nyasa, *Berührungen und Reibungen mit den Fingern und Händen* (Kara)

Wie schon erwähnt, werden die Hände und die Finger in den meisten tantrischen Traditionen dem Herz-*Cakra* (*Anahata*) als sogenannte „Tatorgane" des Spürens und Tastens zugeordnet. Nach dieser Ansicht und Erfahrung ist auch die Zuordnung aller Finger zu folgenden *Cakra* zu verstehen:

- Daumen: *Manipura-Cakra* (Nabel-*Cakra*)
- Zeigefinger: *Anahata-Cakra* (Herz-*Cakra*)
- Mittelfinger: *Visuddha-Cakra* (Hals- oder Kehl-*Cakra*)
- Ringfinger: *Muladhara-Cakra* (Wurzel-*Cakra*)
- Kleiner Finger: *Svadhistana-Cakra* (Sakral-*Cakra*)

Die feinstofflichen Kräfte der einzelnen *Cakra* werden durch die Verbindung (Berührung) zweier Fingerkuppen in Beziehung zueinander gebracht. Es können dabei unterschiedliche Wirkungen im Sinne von dynamischer Balance in verschiedenen Körperbereichen entstehen.

Bei *Kara-Nyasa* werden nacheinander in einer Übung alle Beziehungsmöglichkeiten mit allen Fingern angesprochen. Ein heilendes Fließgleichgewicht des *Prana* und des Bewusstseins ist das Ziel.

In Anlehnung an die *Cakra*-Zuordnung hat der Daumen (*Manipura-Cakra*) dabei eine zentrale Funktion, weil der Nabelregion wichtige feinstoffliche Aufgaben der Reinigung, der Transformation und der Energieregulierung zugesprochen werden. Es ist der Raum des Lebens- oder Verdauungsfeuers *Agni*.

Wie bei den vorherigen *Nyasa* geht es hier auch darum, dass *Prana* bewegt wird und dabei sich die spürende Achtsamkeit entfalten und verstärken kann. Dabei ist es nicht unbedingt erforderlich, dass Sie Kenntnisse von den *Cakra*-Funktionen haben.

1. Variation von Kara-Nyasa *in Anlehnung an eine Übung von T.K.V. Desikachar*

Man kann die Übung mit jeweils einer Hand, aber auch gleichzeitig mit beiden Händen durchführen.

- Daumen und Zeigefinger berühren sich mit leichtem Druck und werden dann schnell auseinandergeschnippt.
- Daumen und Mittelfinger berühren sich mit leichtem Druck und werden dann schnell auseinander geschnippt.
- Daumen und Ringfinger berühren sich mit leichtem Druck und werden dann schnell auseinander geschnippt.
- Daumen und kleiner Finger berühren sich mit leichtem Druck und werden dann schnell auseinander geschnippt.
- Reiben Sie nun kräftig den Handrücken und die Handinnenfläche der rechten Hand, dann die linke Hand.

2. Variation von Kara-Nyasa *in Anlehnung an eine Übung von D. V. Sridhar (Chennai)*

Bei dieser Variation spielt der Atem eine große Rolle. Üben Sie erst mit einer Hand, dann mit der anderen.

- Während Sie einatmen, reiben Sie kraftvoll mit dem Daumen vom Grundgelenk des Zeigefingers bis zur Spitze und legen Sie dann den Daumen auf den Nagel des Zeigefingers, atmen Sie dann kräftig mit dem Laut „Buh“ aus und schnippen Sie dabei den Zeigefinger weg.
- Praktizieren Sie auf die gleiche Weise mit den anderen Fingern.
- Praktizieren Sie auf gleiche Weise dann mit den Fingern der anderen Hand.
- Sie können mehrere Runden durchführen; die energetische Wirkung wird sich dabei verstärken.

3. Eigene Variation von Kara-Nyasa

Die Berührung mit den Fingern und Händen erfolgt in dieser Variation unter Einbeziehung des Atems, der Aufrichtung der Wirbelsäule, der Weite im Herz- bzw. Brustraum und der letztendlichen Zentrierung in der Mitte des Brustbeines mit *Anjali-Mudra*. Begleitend kann ein Vokal, eine Silbe oder ein Mantra beim Ausatmen getönt werden.

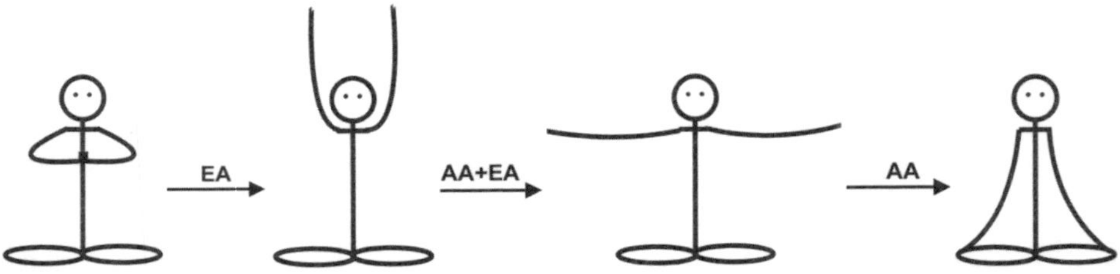

Nehmen Sie für diese Übung eine für Sie passende Sitzhaltung ein. Spüren Sie einige Atemzüge Ihren fließenden Atem.

- Verbinden Sie nun die Daumen- und Zeigefingerkuppen miteinander.
- Beginnen Sie einzuatmen, heben Sie im Verlauf der Einatmung leicht Ihr Kinn an, führen Sie dabei auch beide Arme und Hände über die Seite bis über den Kopf. Spüren Sie, ob sich auch Ihr Brustbein hebt.
- Atmen Sie nun langsam aus und senken Sie die Arme und Hände bis auf Schulterhöhe.
- Richten Sie die Aufmerksamkeit auf Ihr Brustbein und atmen Sie ein.
- Senken Sie dann langsam ausatmend die Arme und Hände in die Ausgangsposition. Neigen Sie dabei den Kopf, entspannen Sie Ihren Nacken.
- Machen Sie eine oder zwei Zwischenatmungen. In dieser Zeit verbinden Sie nun den Daumen mit dem Mittelfinger.
- Beginnen Sie dann wieder mit der Einatmung wie vorher beschrieben.
- Führen Sie die gleiche Übung mit allen Fingerverbindungen durch.
- Am Ende heben Sie mit der Einatmung beide Arme und Hände mit der Kinnbewegung bis über den Kopf. Legen Sie über dem Kopf die Handflächen aneinander.
- Senken Sie ausatmend die Arme und Hände über die Gesichtsmitte und den Hals mit zur Mitte des Brustbeines, legen Sie die Daumen an das Brustbein an. Atmen Sie nochmals ein und langsam aus.
- Gehen Sie aus der Übung heraus, indem Arme und Hände einatmend wieder über die Mitte nach oben geführt werden. Senken Sie die Arme mit der Ausatmung über die Seite ab in die Ausgangsposition.

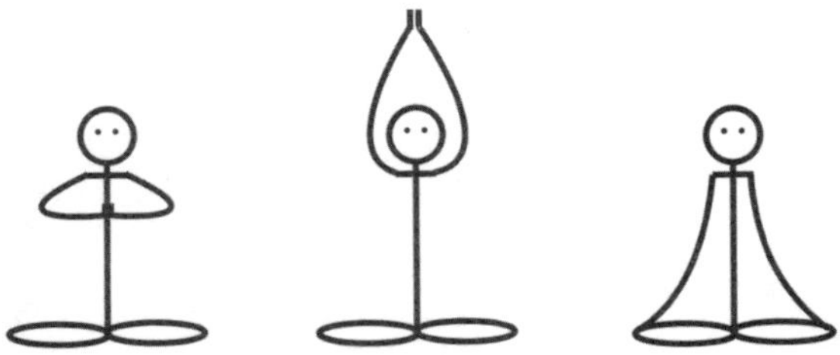

Innere Wirkung durch innere Berührung (spürende Achtsamkeit)

Dort, wo die spürende Achtsamkeit, die Aufmerksamkeit, hingeht, kommt *Prana* als Lebensenergie und Bewusstsein in Fluss. Es gibt verschiedene Variationen dieser Praxis, die auch als „Bodyscan", *Yoga-Nidra* oder „Körperreise" bekannt sind.[13]

Praxis 5: Beispiele für innere Berührung (Nyasa) durch Ton und Schwingung

Das Summen führt in besonderem Maße von außen nach innen. Es entsteht eine Vibration, die sich über das Nervensystem durch alle Körperstrukturen, Gewebe und Zellen ausbreitet. Ist der hörbare Summton verklungen, schwingt es in uns noch nach, bis der nächste Klangimpuls beginnt. So baut sich bei andauernden Wiederholungen ein vibrierendes und schwingendes Feld mit tief greifender Wirkung auf. Letztendlich üben wir nicht mehr mit dem Ton, mit der Schwingung – wir nehmen wahr, dass wir die Schwingung sind!

Es folgen zur Vorbereitung einfache Atem-Körper-Geist integrierende Übungen mit Ton, Silben, Mantren.

---

13 In meinem Buch *„Vollende, was Du bist"* habe ich diese Variante von Nyasa als geführte Meditation unter dem Thema „Spürende Achtsamkeit entfalten" angeleitet (S. 53–55).

Übungen zum Summen, Tönen und Lauschen

Zentrieren: Kniestand, die Handflächen vor dem Brustbein zusammenlegen und für zwei freie Atemzüge (AZ) verweilen.

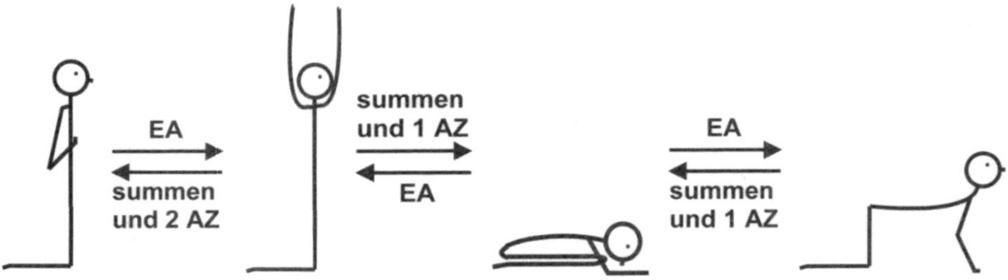

Mehrmals wiederholen.

a) Die gleiche Übung mit der Silbe HAM beim AA üben; das M dabei lange aussummen.
b) Den folgenden Bewegungsablauf mit dem Mantra AHAM („ich bin") üben; das M jeweils lange aussummen.

Zentrieren: Handflächen vor dem Brustbein zusammenlegen und zwei freie Atemzüge verweilen.

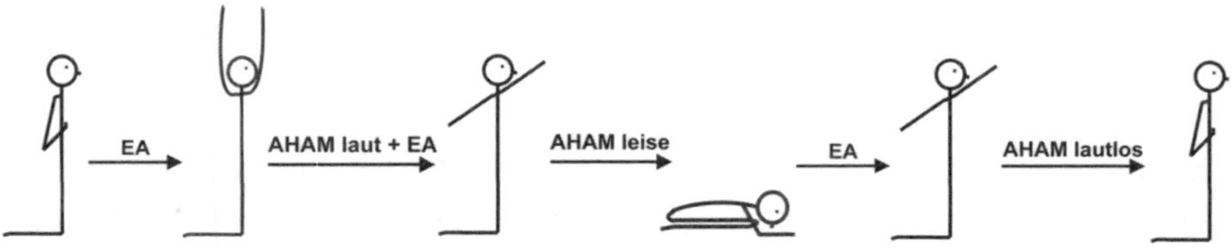

Mehrmals wiederholen

c) Die gleiche Übung mit dem Mantra SOHAM („ich bin ER, ich bin ES") wiederholen.
d) Finden Sie nun eine für Sie passende Sitzposition. Wählen Sie für die Übung das Summen, HAM, AHAM oder SOHAM.

Zentrieren: Handflächen vor dem Brustbein zusammenlegen und einige Atemzüge verweilen.

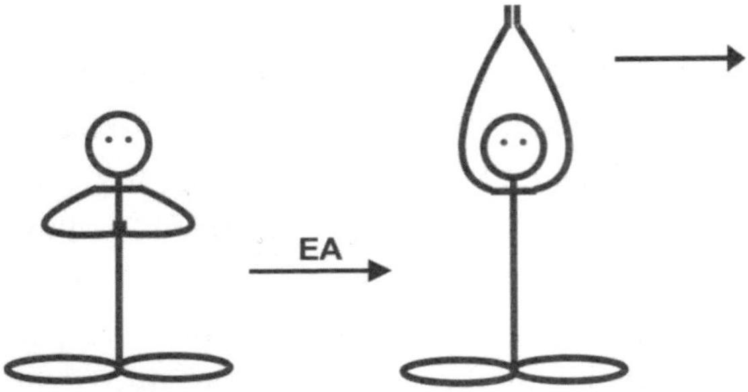

Beim AA mit dem Tönen die zusammengelegten Hände zum Scheitel führen, dann EA und mit dem Tönen die Hände zur Stirn, EA, Tönen und zur Kehle, EA, Tönen und die Hände zum Brustbein führen, die Daumen berühren die Mitte des Brustbeins, einige AZ verweilen, dann neu beginnen.

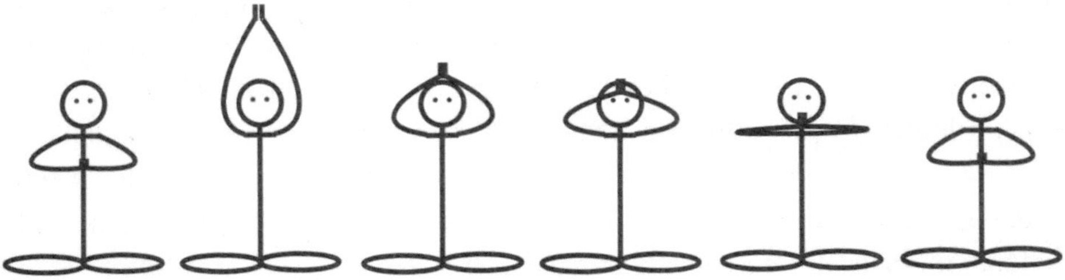

Dabei jeweils das M der Silbe und der Mantren lange aussummen bis die Ausatmung beendet ist. Die Einatmung jeweils ohne Anstrengung einfließen lassen.

Am Ende der Praxis still sitzen. Die Augen sind dabei geschlossen. Ganz passiv im Herz- bzw. Brustraum verweilen. Nicht denken, nicht den Atem lenken, nur spüren und lauschen. Eventuell, wenn die Ausatmung kommt, ein Mantra mitfließen lassen, dann aber warten, bis die nächste Einatmung von ganz alleine kommt und auch der Impuls zur Ausatmung von ganz alleine wieder beginnt.

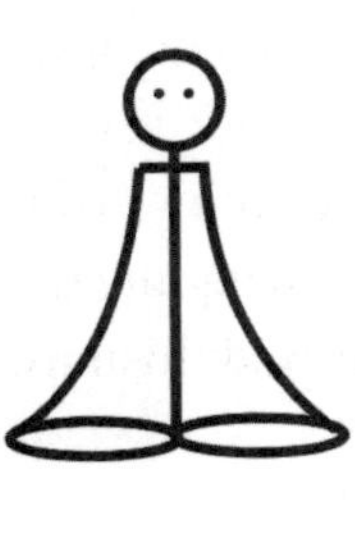

In dem Augenblick, in dem sich unsere Finger und Hände bewusst mit einem Körperpunkt verbinden, geschieht etwas. Es ist ein subtiler Impuls, bei dem Innen und Außen für einen flüchtigen Moment miteinander verschmelzen. Wird dieses kurze Geschehen von achtsamem Einspüren und der Atembewegung begleitet, so verstärkt sich innen die Wirkung der äußeren Berührung. Wie schon erwähnt: *Prana* (Lebensenergie) und Bewusstsein reagieren und beginnen zu fließen.

Berühren wir im Sinne von *Nyasa* dann weitere Körperpunkte oder Körperräume, die im energetischen Zusammenhang mit dem ersten Punkt stehen, dann verstärkt und zentriert sich der Lebensstrom und beeinflusst alle Bereiche des inneren Körpers. Innere Integration durch äußere Impulse verwirklicht sich. Durch die Berührung bleibt aber auch die äußere Körperstelle, die berührt wurde, in der Wahrnehmung sehr präsent, sodass sie als Fokus der Aufmerksamkeit im *Pranayama* und auch in einer Meditationsübung wirksam ist. Man kann dann dort für die Zeit der Übung auch ohne weitere *Nyasa* oder *Mudra* in diesem Raum still verweilen.

Auf das innere *Nyasa,* das ausschließlich durch das Einspüren und Hinfühlen in die dem Auge verborgenen Körperbereiche praktiziert wird, habe ich ja schon im Verlauf dieses Kapitels hingewiesen. Für manche Praktizierende ist das anfangs schwierig. Die bisher beschriebene Übungspraxis entwickelt jedoch schrittweise ein sehr feines Körpergefühl, bei dem Innen- und Außenwahrnehmung gleichermaßen geschult werden. Der Ebenenwechsel zu einem ausschließlich inneren *Nyasa* (*Yoga-Nidra*, Body-Scan, Entfaltung von spürender Achtsamkeit) wird dadurch mühelos und fördert die dynamische Balance.

Eine besonders durchdringende Wirkung auf den Energiefluss und auf das Bewusstsein hat in allen Kulturen seit Jahrtausenden die Praxis mit Tönen, Klängen, Mantren und Rezitationen, denn Leben ist Schwingung, Rhythmus und Vibration.

Die Praxis 5 versteht sich in diesem Zusammenhang als ein Vorschlag, die innere Berührung durch Vibration und Schwingung während und nach dem Tönen zu erfahren.

Die kosmische Schwingung (*Sabdha-Brahman)* wird auch als der Urlaut des absoluten Bewusstseins (*Nada-Brahman*) bezeichnet und ist mit OM zugleich der Urklang der Welt. Das absolute Bewusstsein und die reale Welt sind in dieser Erfahrung eins.

Die Veden, die Upanischaden und alle tantrischen Traditionen vermitteln auf ihre Weise diese reinste Wahrnehmung der Ur-Wirklichkeit als Schwingung der ineinanderfließenden Laute A-U-M zu OM. Auch im tibetischen Buddhismus, der tantrische Wurzeln hat, ist OM der Urklang des Universums.

Aus der ursprünglichen Wahrnehmung dieser reinen Schwingung, die noch keine Wortbedeutung hat, sind vor allem im Osten, aber auch im Westen unzählige Mantren entstanden. Ihr Sinn besteht darin, dass sie durch ihren Rhythmus und die innere Vibration den Praktizierenden helfen, leer und frei von einschränkenden Gedanken zu werden. Die Schwingung der Seinsfülle, des unendlichen Potenzials, das hinter den Worten in einem ständigen Erwartungszustand ist, kann dann berührt werden und alle Erfahrungsebenen durchdringen.

Ein Mantra und insbesondere OM kann als dynamische Essenz des uranfänglichen Seins zu jeder Zeit von jedem Menschen als eigener Seinsgrund erfahren werden. Die durchdringende Wirkung des OM oder anderer Mantras besteht vorwiegend in der häufigen Wiederholung, wobei sich die Wahrnehmung schrittweise von außen nach innen bewegt. Man beginnt in normaler Lautstärke, wird dann leiser bis hin zum Flüstern, und letztendlich rezitiert man nur noch innerlich, bis auch das verklingt und in ein Lauschen auf den Nachklang übergeht. Die innere Vibration geht, je nach Länge der Rezitation, oft noch sehr lange weiter und durchdringt alle Körperzellen. Da unsere Zellen, wie alles Lebendige, rhythmisch schwingen, reagieren sie auch auf Schwingungen der allerfeinsten Art. Es entsteht eine Wechselwirkung durch Resonanz.

Das ist die tief greifende und heilsame Wirkung des Tönens und Rezitierens. Sowohl die Wahrnehmung als auch der energetische Zustand ändern sich. Heilung durch Musik, Singen, Tönen und Rezitieren, sowohl durch aktives Tun als auch durch passives Lauschen, hatte zu allen Zeiten eine große Bedeutung.

Joachim Faulstich schreibt dazu: „Dass Rhythmen von großer Bedeutung für die Gesundheit sind, hat eine relativ junge Forschungsrichtung inzwischen belegt: die ‚Chronobiologie'. Sie vergleicht das Gefüge der Musik mit den Rhythmen, in denen der menschliche Körper schwingt. Denn neben dem Konzert der Botenstoffe und der elektrischen Signale, das Körper und Seele in ständigem Gespräch hält, scheinen Schwingungen die Gesundheit in hohem Maße zu beeinflussen. So bringt diese neue Forschungsrichtung einen Faktor ins Spiel, der in höchstem Maße immateriell erscheint: Schwingungen sind keine Stoffe, deren Wechselwirkung sich in chemischen Formeln darstellen lässt, sie sind nur als Bewegung in der Zeit zu beschreiben. Ihr Charakter ist flüchtig, manchmal überraschend, und auch wenn sie sich in mathematischen Gleichungen fixieren lassen, erscheinen sie unbeständig, wechselhaft, mit einem Wort: lebendig."[14]

---

14 Joachim Faulstich, *Das Geheimnis der Heilung*, S. 305.

Diese wunderbaren Erfahrungen sind für die Wissenschaft neu und zukunftweisend. Auf den Übungswegen des Yoga sind sie aber seit Jahrtausenden bekannt und durch millionenfache Anwendung bestätigt.

Die flüchtige und ständig wechselnde Bewegung des Lebens in Form von Atem, *Prana* und Bewusstsein macht es deutlich klar: Spürend im Augenblick sein, unterstützt von äußerer und innerer Berührung (*Nyasa + Mudra)*, bringt uns in Beziehung zu unserem eigentlichen, innersten Sein. Die Erfahrung des Einsseins zeigt, dass das Gefühl der vermeintlichen Trennung und Absonderung nur eine konditionierte Denkbewegung und eine Leiden schaffende Illusion ist.

Schlussfolgerung

Der Zustand des rationalen Bewusstseins mit seinen emotionalen Reaktionen muss sich verändern und kann sich auch verändern. Dazu ist es unumgänglich, dass man durch mehr Bewusstheit und durch verändertes Verhalten die bisherigen Konditionierungen aufweicht, die Eingrenzungen durchbricht, die Mauern einreißt. Das ist bei den meisten Menschen nur durch einen individuell passenden Übungsweg möglich.

Warum ist das so?

Einen Erklärungsansatz dafür möchte ich im Folgenden auf der Grundlage der indischen Samkhya-Philosophie erläutern.

Das Wirken der drei Grundeigenschaften in allen Erscheinungsformen

Das Gewebe bzw. das Netz des Lebens ist ein von Bewusstsein durchdrungenes, energetisches Geschehen, in dem ununterbrochen verschiedene Kräfte in Beziehung miteinander wirken. Sie stehen in ständigem Austausch und sind in jedem Augenblick alle gleichzeitig gegenwärtig und bereit zu reagieren. Wie sie reagieren und welche Realität oder welcher Zustand dadurch entsteht, hängt von verschiedenen Bedingungen ab. Das ist eine universelle Erfahrung, die auch in der heutigen Zeit durch wissenschaftliche Forschung und Erkenntnis gestützt wird.

Das philosophische Konzept, das dieser Erfahrung zugrunde liegt, ist die Lehre von den *Guna* (Fäden, Qualitäten, Grundeigenschaften) aus der Samkhya-Philosophie. Drei Grundeigenschaften bestimmen und verändern ununterbrochen unsere Erfahrungswelt, unsere Realität:

- *Tamas* – Schwere oder Passivität,
- *Rajas* – Beweglichkeit oder Aktivität,
- *Sattva* – Klarheit oder Vollkommenheit.

In jeder Manifestation und in jedem Wirken sind sie immer gemeinsam anwesend und in Handlungsbereitschaft.

Jeder dieser Grundeigenschaften kann man viele Erfahrungsvarianten zuordnen. Machen Sie den Versuch mithilfe dieser Fragen:

- Wie ist der Zustand Ihres Geistes und Ihres Körpers jetzt in diesem Augenblick?
- Welche Empfindungen können Sie mit welchen Begriffen den drei Grundeigenschaften zuordnen? Benennen Sie mit eigenen Worten Ihre Wahrnehmung.
- Dominiert im Augenblick eine Qualität oder fühlen Sie sich energetisch und geistig im Gleichgewicht?

Machen Sie sich aber auch bewusst, dass Ihre momentane Erfahrung kein Dauerzustand ist und bleiben wird. Die wirkende Energie ist beweglich und kann sich jeden Augenblick in die eine oder in die andere Richtung verändern. Wir können etwas verändern, wenn uns der Ist-Zustand bewusst wird und wenn wir ein klares, inneres Entwicklungsziel vor Augen haben.

Das Wirken der *Guna* bezieht sich sowohl auf die materielle Erscheinungswelt (grobstoffliche Ebene des Körpers) als auch ganz besonders auf die menschliche Psyche (feinstoffliche Ebene).

Das Yogasutra von Patañjali ist als angewandte Psychologie des Yoga zu verstehen. Es beschäftigt sich vorrangig mit unseren psycho-mentalen Zuständen, mit dem Zustand des *Citta* (Gedanken, Gefühle, Sinne), mit den wechselnden Geisteszuständen (*Cittavrtti).* Sie können als störend, beschwerlich, hinderlich, leidvoll (*Klistha*) erlebt werden oder als unterstützende, fruchtbare, klärende, unbeschwerliche, also nicht leidvolle (*Aklistha*) Erfahrungen unserer wachsenden Klarheit und Selbstverwirklichung dienen.

Der Konflikt zwischen *Rajas* und *Tamas*, aus dem normalerweise die Beherrschung und die Gebundenheit durch das eine oder das andere entstehen, kann überwunden werden. Durch den integrativen Übungsweg nähert man sich immer mehr dem inneren Ziel der Yoga-Praxis, dem *Cittavrtti-Nirodah (*dem dynamischen Ruhezustand in *Citta)*, an.

Bleibt die Bindung bestehen und verfestigt sich noch durch Gewohnheit, dann erleben wir die wechselnden Situationen des Lebens als zunehmend leidvoll. Dies ist auch mit *Gunavrtti-Virodha* (Konflikt, der in uns durch die Aktivität der *Guna* entsteht) im Yogasutra II, 15 gemeint. Es ist der problematische Konflikt, von dem hier die Rede ist.

Der dynamische Ruhezustand in *Citta* hat *Sattva*-Qualität. Er ist gekennzeichnet von der Erfahrung psycho-mentaler Balance. Der Geist ist ruhig, still, wach und klar wahrnehmend. Empfindungen wie Zufriedenheit, Gelassenheit, Dankbarkeit und Verbundenheit können aufleuchten, unabhängig von der momentanen Situation. Das heißt, die dauernden Gefühlsschwankungen, Meinungen und Erwartungen haben sich abgeschwächt, vielleicht sogar aufgelöst, denn die unbewusst antreibende Kraft von *Rajas Guna* hat nachgelassen.

Haben wir aber die innere Ebene im Sinne von *Sattva* noch nicht nähren und stabilisieren können, dann treibt uns *Rajas* wieder durch das Auswählen nach Wunsch und Laune zu reaktivem Verhalten und Handeln an. Eine Situation, ein aufkommendes Gefühl, ein Gedanke, eine Begegnung: alles kann Auslöser dafür sein. Reaktives Handeln geschieht immer unbewusst. Es ist ein getriebenes Handeln im *Rajas*-Zustand. Aufgrund der Anhaftung hat man keine freie Wahl. Ist das vordergründige Ziel erreicht, der Wunsch erfüllt, dann sinkt vorübergehend das Niveau von *Rajas* wieder etwas ab. Ist aber *Sattva* als tragender Grund nicht stabilisiert, so wird uns *Rajas* bei passender Gelegenheit wieder überfallen und beherrschen. Bei diesem „Wunscherfüllungsprogramm" taumeln wir aber manchmal in einen Zustand der Erschöpfung, wenn sich nicht alle Wünsche erfüllen lassen, wenn nicht alle privaten und beruflichen Anforderungen geleistet werden können. Wir fühlen uns dann ausgebrannt.

Von der Disbalance in den Grundeigenschaften zum dynamischen Ruhezustand

Die Krankheit unserer Zeit ist statistisch gesehen das sogenannte Burn-out. Nicht jede Erschöpfung und Überarbeitung kann als Burn-out bezeichnet werden. Oft hilft ein Stopp, ein Innehalten, ein Urlaub, um wieder in Balance zu kommen. Hilft das aber nicht, weil die Anbindung an die innere Kraft (*Sattva*-Energie) prinzipiell verloren gegangen ist, dann ist man wirklich krank.

Antriebsschwäche, Mutlosigkeit, Pessimismus, Handlungsunfähigkeit breiten sich dann in unserer Psyche und in unserem Geist als Dauerzustand aus. Dies sind nicht nur Stimmungen, sondern gefährliche Auslöser auch von sehr vielen Erkrankungen des gesamten Körpersystems. Aus der Sicht der *Guna*-Lehre ist der Mensch dann in der Schwere und Dunkelheit von *Tamas* versunken.

Der Weg aus dem Leiden beginnt mit dem Verstehen und dem vorläufigen Annehmen der Ist-Situation. Hat sich der Konflikt zwischen *Rajas* und *Tamas* einseitig manifestiert und ist zur Krankheit geworden, braucht man unbedingt Hilfe und Begleitung.

Durch wohl dosierte, kleine Schritte kann die jeweils krankmachende Energie abgeschwächt und vermindert werden, sodass man sich von der Bindung daran löst und sich dem „Fließgleichgewicht" der Kräfte wieder annähert. Dabei sind sowohl *Rajas* im Sinne von Aktivität und *Tamas* im Sinne von Passivität als bewusst eingesetzte Kräfte durchaus wichtig, um Entspannung zu ermöglichen und Balance zu fördern.

Rajas hilft, *Tamas* zu reduzieren, und *Tamas* hilft, *Rajas* zu reduzieren. Dabei ist *Sattva* nicht als Ausgleich, sondern als innerer Hintergrund, als Grundlage für die Regulierung zu verstehen. Die beiden *Guna*, die in der Konfliktsituation problematisch werden können, dienen letztendlich der Stärkung von *Sattva,* der leidfreien inneren Kraft, wenn mit entsprechenden Übungen heilsame Impulse gesetzt werden.

Schwankungen der Energien sind normal, es kommt aber auf die geschulte Wahrnehmung an, damit man sie rechtzeitig erkennt und mit ihnen umzugehen lernt. Ein ganz banales Beispiel dazu:

Sie hatten einen langen, unruhigen und fordernden Arbeitstag (höchste Aktivität). Um Ihr Nervensystem und Ihre Gedanken zu beruhigen, brauchen Sie quasi eine Schleuse, um danach gut schlafen zu können. Sie müssen zur Ruhe kommen (Passivität), um Ihre Ausgeglichenheit und Ihre Kraft zu stärken. Im Idealfall lässt man die Unruhe auspendeln durch einen Spaziergang, Walken, leichtes Joggen oder durch eine harmonische, vom Atem geführte Bewegungsfolge des Yoga oder einer anderen Übungstradition. Was danach als Übergang zum Schlafen hilfreich sein könnte, ist individuell zu entscheiden: Musik, Lesen, *Pranayama*, Meditieren, Rezitieren, kleine Rituale usw. In jeder Übungspraxis, in jedem Tun, muss jedoch immer *Sattva-Guna* gestärkt werden.

Die Erfahrung des „erkennenden Selbst" (*Purusa),* unserer unvergänglichen Wesensnatur, ist ein dynamischer Zustand, in dem sich von Augenblick zu Augenblick die Balance aller Lebenskräfte immer wieder neu gestalten kann, ohne blockiert zu werden. Das Klarsehende in uns (*Drasta*) ist als Synonym von *Purusa* die Fähigkeit des „klaren Geistes", in allen Situationen, denen wir ausgesetzt sind, achtsam und gleichmütig zu bleiben. Wir sprechen in diesem Zusammenhang auch davon, dass wir stiller Zeuge oder Beobachter der wechselnden Zustände des „meinenden Selbst" (*Citta*) sein können, ohne zu greifen oder ergriffen zu werden.

Tief in uns kennen wir diesen Zustand, der weitgehend unserer Urwirklichkeit entspricht. Deshalb sehnen wir uns auch lebenslang danach, besonders wenn wir im Konflikt zwischen *Tamas* und *Rajas* und ihren Begleiterscheinungen in unserem Körper, der Psyche und der Gedankenwelt gefangen sind.

Im dynamischen Ruhezustand spiegeln sich die widerstreitenden Gedanken und Gefühle. Ohne, dass sie unterdrückt werden, durchschauen wir sie, können sie einordnen und positiv verändern. Gleichmut und Gelassenheit breiten sich aus und verhelfen uns zum bewussten und einfühlsamen Handeln. Für jeden Menschen ist das in jeder Beziehung ein hoher Wert, der sein Wirken in der Welt beeinflusst. Für lehrende, therapierende und begleitende Menschen ist der beschriebene Geisteszustand eine unverzichtbare Herzensqualität.

> „Wenn wir in unserer Gelassenheit tief sind wie stille Wasser,
> ziehen wir die Wesen an, weil sie sich in uns spiegeln können und so
> für einen Augenblick ihr Leben klarer sehen, vielleicht sogar intensiver
> spüren können als gewöhnlich."
> **WILLIAM BUTLER YEATS**

Das Tor in das „Hintergrundfeld" öffnet sich einen Spalt. Der Zwischenraum tritt in das alltägliche Bewusstsein und weitet den Blick für die verborgenen Möglichkeiten. Die Begleitung durch Menschen, die Klarheit und Stille ausstrahlen, kann uns dabei unterstützen, durch den Übungsweg das Tor zur Erfahrung des eigenen Urgrundes zu öffnen. Unser individuelles Potenzial strahlt dann in die Welt.

B: Themen zur Art und Weise des Übens im Yogasutra des Patañjali

> „Mit seinem Bewusstsein und seiner Fähigkeit zum absichtsvollen Handeln hat der Mensch eine neue Stufe des Lebendigen erklommen. Sie ermöglicht ihm, die Welt auf doppelte und recht unterschiedliche Weise wahrzunehmen. Er erlebt sie zunächst ganz unmittelbar innerlich, weil er, wie alles andere, Teil dieser Welt ist; und erfährt sie dann nochmals anders über seine Sinne in seinem hellen Bewusstsein als etwas Äußeres, von sich selbst Abgetrenntes. Es ist die Betonung der äußeren Welt, die von der Trennung ausgeht, durch die der Mensch sich selbst als Lebewesen infrage stellt und mit sich selbst auch einen Großteil des höher entwickelten Lebens auf der Erde in Gefahr bringt. Es ist die Negierung der inneren Wahrnehmung der Wirklichkeit als einer Ganzheit, welche den Menschen zu seiner Naturvergessenheit führt und ihn dazu verleitet, sich im Wettstreit mit anderen den Ast abzusägen, auf dem er sitzt."
> **HANS-PETER DÜRR**[15]

Für die Spezies Mensch ist es fast tragisch, dass wir durch unsere sinnlichen Fähigkeiten und unseren Verstand den Schwerpunkt unserer Wahrnehmung und unseres Handelns so extrem auf die uns umgebende äußere Welt richten, sodass wir davon weitgehend vereinnahmt und beherrscht werden. Dadurch vergessen wir unsere innere Verbundenheit und die wirksame Vernetzung mit allen Formen und mit allem Leben. Die Fähigkeit zur inneren und zur äußeren Wahrnehmung der Wirklichkeit ist aber gleichermaßen das ruhende Potenzial im Menschen.

Statt die Wirklichkeit als Ganzheit zu erleben und sie zu verwirklichen, folgen wir aber allzu oft dem Leid verursachenden Prinzip der Trennung und der Abgrenzung. Wir meinen dann fälschlicherweise, dieses Verhalten könnte uns mehr Sicherheit geben und die individuelle Lebensqualität steigern. Das Haben und das Habenwollen steht anstelle des ganzheitlichen Seins.

Um das gespaltene Bewusstsein zu heilen, müssen/müssten die Übungswege, die Therapien, aber auch die Schul- und Studiensysteme einen ganzheitlich integ-

15 Hans-Peter Dürr, *Das Lebende lebendiger werden lassen*, S. 12.

rierenden Ansatz haben. Innenwahrnehmung und Außenwahrnehmung sind zwar unterschiedlich, aber niemals im Kern getrennt, sondern zwei sich ergänzende Bewusstseinsebenen, die im Kern eins sind (*Advaita* = Nichtzwei). Das ist das Ziel, die angestrebte Zielvision des Yoga-Übungsweges.

Wie ist das Ziel zu erreichen?

Die Beantwortung dieser grundlegenden Frage, die schon im ersten Teil des Buches vielfach thematisiert wurde, finden wir im Yogasutra von Patañjali gleichermaßen als authentische Erfahrung und als zeitlos gültige und differenzierte Übungsanleitung, die zur Heilung führt.

Abhyasa-Vairagya – im willentlichen Bemühen innerlich gelassen sein

Abhyasa : Wiederholung, wiederholtes Handeln, wiederholtes Üben
Vairagya: Desidentifikation, Lassen, Gelassenheit, Gleichmut

Das zur Ruhekommen der sinnlichen, mentalen und emotionalen Bewegungen im normalen Alltagsgeist ist das Ziel. Dieser Zustand ist innerlich, er ist ein Ausdruck von *Sattva-Guna.* Seine Auswirkungen auf Denken, Fühlen und Handeln sind innere Ruhe und Gelassenheit inmitten des unruhigen Wechselspiels des Lebens. Klarheit und Weisheit des Herzens überwinden und heilen dann das Gefühl der Trennung (Dualität), den Zustand der Zerstreutheit (*Viksepa*) und den unklaren Geist, der von Verwechslung und falscher Wahrnehmung (*Viparyaya*) beherrscht wird. Erst dann können wir von der äußeren, oberflächlichen Wahrnehmung zur inneren Einsicht in das alles umfassende Potenzial des ungeteilten Geistes kommen. Einsicht bedeutet in diesem Zusammenhang die „Durchsichtigkeit", das „Hindurchscheinen" (Diaphanie) der reinen, ungefärbten Wirklichkeit in unsere Gedanken, in unsere Gefühlswelt, in unser Handeln.

Die Anwendung der Übungsmethode *von Abhyasa-Vairagya* ist die besondere Art und Weise, wie Yoga auf den Zustand des Alltagsgeistes einwirken kann. Allmählich, fast von alleine, wird er sich dadurch positiv verändern und die innere Balance verwirklichen.

In diesem Doppelbegriff sind zwei anscheinend gegensätzliche Verhaltensweisen zu einer Einheit integriert. Das gleichzeitige und gleichwertige Wirken beider Qualitäten ist als eine ganz besondere Beziehung zwischen Willen und Einfühlung zu verstehen. Erkennt man den tiefen Sinn dieser Vorgehensweise, so wird jedes Üben zu einer verwandelnden Kunst (siehe „Kunst des Übens"; ab S. 43). Die im Menschen angelegten Wahrnehmungsebenen, das Innere und das Äußere, werden durch diese besondere Fähigkeit während des Praktizierens gleichzeitig angesprochen und in jeder Übung immer wieder von Neuem zur Ganzheit integriert.

Die integrierende Bewegung geht dabei zunächst von außen nach innen, die gewählte Praxis muss das unterstützen. Die Inhalte der Praxis müssen immer der Ausgangssituation des übenden Menschen entsprechen – seine Schwächen ausgleichen und seine Stärken stabilisieren (ressourcenorientierter Ansatz). Durch jede Stärkung und Stabilisierung des inneren Potenzials wird dann eine kraftvolle Bewegung von innen nach außen ausgelöst. Die bisherige konditionierte und begrenzte Wahrnehmung der eigenen Realität wird sich weiten. Denken, Fühlen und Handeln werden sich grundlegend verändern.

Die Übung des Yoga ist also eine Wechselbeziehung mit Wechselwirkungen im Energiefeld des Lebens, durch die sich ununterbrochen Neues realisieren kann.

Dieser Prozess der Verwirklichung innerhalb eines spirituellen Weges ist auch mit der Entwicklung und der Vollendung begabter Künstlerinnen und Künstler vergleichbar. Mentale und handwerkliche Fähigkeiten sind bei ihnen neben der Motivation und der Selbstdisziplin beim Üben die Voraussetzung und die Basis für den inneren, intuitiven Prozess (*Abhyasa*). Im Vertrauen auf die gegebenen Fähigkeiten (*Sraddha*) geben die Künstler sich ganz und ohne Ablenkung dem kreativen Augenblick hin (*Vairagya*). Sie verschmelzen mit den Tönen, mit den Farben, mit den bildhaften Vorstellungen. Sie werden eins mit dem Material und ihrem inneren Potenzial (*Samadhi*). Die Erwartungen und das Perfektionieren treten zurück und das kreative Werden und Sein durchdringt und überschreitet die bisherigen Grenzen. Dabei wird von Augenblick zu Augenblick Neues geschaffen. Dieser Schaffensprozess und dieses Neu-Werden sind nie abgeschlossen.

Für die Kunst des Übens im Yoga gelten die gleichen Erfahrungen:

- *Abhyasa-Vairagya* (Handeln und Lassen als ein gemeinsamer innerer Antrieb) ist die Methode für jede Yogapraxis, für jede spirituelle Übung, um Bewusstseinsstille erfahren zu können.
- *Sraddha und Pranidhana* (Vertrauen und Hingabe/Anvertrauen) sind die Voraussetzungen für die Wirkung der Methode.
- *Dhyana* (Yogameditation) ist das Mittel zur Verwirklichung. *Dhyana* ist in diesem Zusammenhang als Oberbegriff zu verstehen. Alle Übungen mit dem

Körper (*Asana),* mit dem Atem *(Pranayama)* und mit dem Geist sind Bestandteile der Yogameditation.

- *Bhavana (*Vorstellung und Empfindung*)* mit seinen vielfältigen Aspekten wird im nachfolgenden Kapitel als Seinszustand und als Übungsweise thematisiert.

Es geht darum, während einer gewählten Praxis die Aufmerksamkeit von den gröberen zu den feineren Ebenen der Wahrnehmung zu lenken, um letztendlich wach und still in sich ruhen zu können. In diesem Prozess verbinden sich Körperachtsamkeit und Atemachtsamkeit miteinander zu einem einzigen Erfahrungsakt. Es ist immer mehr der bewusste Atem, der zunächst die gröbere Bewegung des Körpers integriert, gleichzeitig Gedanken und Gefühle beruhigt und durch wiederholtes Üben eine andauernd fließende Beziehung zwischen Körper und Geist entstehen lässt.

> „Beharrliches Üben und nachhaltiger Gleichmut
> führen unweigerlich zur Einheit von Gefühlen und Gedanken."
> **R. SRIRAM ZU YOGASUTRA 1, 12**

> „Beharrlich zu üben bedeutet, die Gefühle und die Gedanken
> auf ein Thema gerichtet zu halten."
> **R. SRIRAM ZU YOGASUTRA 1, 13**

Die Thematik kann vielfältig sein wie zum Beispiel ein bestimmtes Übungskonzept zur Linderung und Heilung eines körperlichen, eines seelischen oder eines mentalen Hindernisses. Die Inhalte beinhalten jeweils auch einen besonderen Schwerpunkt. Verschiedene Inhalte können auf passende Art und Weise miteinander verbunden werden, um das übergeordnete Ziel zu erreichen. Hierzu einige Beispiele:

- eine oder mehrere aufeinander abgestimmte Körperhaltungen so lange einüben, bis sie mühelos werden, damit sich ihre Wirkung entfaltet;
- eine bestimmte Atemqualität in Verbindung mit dem Körper entwickeln, damit sich der emotionale und der mentale Zustand positiv verändert;
- durch Rezitation Geduld, Klarheit, Hingabe und Verinnerlichung stärken;
- durch eine Meditation mit einem Thema (z.B. Mitgefühl, Licht, Herzkraft, Klarheit) einen bestimmten Geisteszustand entwickeln, pflegen und stabilisieren, ohne sich ablenken zu lassen.

Beharrlich zu üben heißt auch, dem gewählten Übungsweg über lange Zeit (*dirghakala*) und ohne Unterbrechung (*nairantarya*) mit Geduld und Offenheit zu folgen. Ansonsten können neue Bewegungs- und Verhaltensmuster sowie heilsame Vorstellungen nicht tief genug und nicht nachhaltig genug in unserem inneren Körper und in unserem Geist entstehen und sich gegenseitig durchdringen.

Beharrlich zu üben heißt aber nicht, verbissen, ehrgeizig oder zwanghaft pflichtbewusst zu üben, um schneller ans Ziel zu kommen. Das kann zu Disbalancen und Blockaden führen. Das ersehnte Ziel rückt dann in weite Ferne.

Die Beharrlichkeit, die *Abhyasa* meint, ist höchste Intensität als innerer Zustand, die auch nicht infrage gestellt wird, wenn es Rückschläge oder situative Hindernisse gibt. Es ist Ernsthaftigkeit, die von Erfahrungsvertrauen genährt wird. *Vairagya,* die unerschütterliche Gelassenheit, basiert auf diesem Vertrauen (*Sraddha)* und wird durch Hingabe an die höhere Kraft in uns gestärkt.

Haben wir die spürende Achtsamkeit in allen Übungsschritten, im Handeln und im Nichthandeln, im Bewegen und im Verweilen, eingeübt, so ist einen anhaltende Beziehung entstanden. Die Anwendung von *Abhyasa-Vairagya* wird dann leicht und selbstverständlich. Die Übung wird zur Freude. Sie ist kein Pflichtprogramm mehr. Sie wird zur stets neuen Erfahrung.

> „Jede Erfahrung ist zunächst eine Beziehung."
> **HANS-PETER DÜRR**

Von einem kleinen Kind, das Krabbeln oder Laufen lernt, wird *Abhyasa-Vairagya* auf ganz natürliche Art und Weise praktiziert. Denken, Nachdenken, Erwartungshaltungen, Ehrgeiz, Bewertungen spielen dabei noch gar keine Rolle, weil der mentale Geist noch nicht ausgebildet bzw. „verbildet" ist. Die reine Potenzialität kann sich ausdrücken. Freude am Tun verstärkt den Impuls zur ständigen Wiederholung. Ablenkungen von außen werden nicht wahrgenommen, erst körperliche Ermüdung unterbricht die „Übung", die aber wieder aufgenommen wird, wenn die Bedingungen wieder gegeben sind. Dieses faszinierende Einüben einer besonderen Fähigkeit konnte ich bei meiner Enkelin Miriam mehrfach beobachten.

Abhyasa (Wiederholen einer Aktivität), *dirghakala (*über lange Zeit) und *Vairagya (*ohne sich ablenken zu lassen) sind ganz selbstverständlich. *Pranidhana,* die Hingabe an das Tun, und *Sraddha,* das Vertrauen in die wirkende Kraft, sind bei einem Kind ebenfalls eine Selbstverständlichkeit und nicht das Ergebnis eines durchdachten, langen Übungsweges. Diese Selbstverständlichkeit im Handeln bringt das Kind dahin, wo es vorher noch nicht war. Es ist ein evolutionärer Prozess.

So ganz bei sich zu sein, ganz eins zu sein mit dem, was man tut, damit Entwicklung möglich wird, das müssen Erwachsene mühsam wieder erlernen, um ihr wahres, ungeteiltes Sein erfahren zu können. Das Besondere im Selbstfindungsprozess eines *erwachsenen* Menschen besteht darin, dass Üben und Loslassen, Hingabe und Vertrauen *bewusst* über die *Ratio* und die *Intuition* entfaltet und fortschreitend entwickelt werden können. Bewusstes, reflektiertes Handeln aus der ebenfalls bewussten inneren Haltung der Hingabe an die innewohnende höchste Bewusstseinskraft ist die Zukunftsvision der integrativen Übung im Yoga. Davon handelt das Yogasutra von Patañjali.

Isvara-Pranidhana und Sraddha – vertrauensvolle Hingabe an die innere Wirklichkeit

Isvara-Pranidhana (Hingabe an das Höchste) ist eine Empfindungsqualität, eine innere Haltung in der Übung, die im Yogasutra an mehreren Stellen besonders hervorgehoben wird, weil uns die Bindung an die Inhalte des mentalen Geistes und die Bindung an äußere Formen immer wieder zu beherrschen droht und in die Enge treibt.

Das Vertrauen (*Sraddha*), von dem im Zusammenhang mit Hingabe gesprochen wird, ist ein bewusstes und wachsendes *Erfahrungsvertrauen*. Es hilft, wenn uns die unruhigen und Glück verheißenden Ablenkungen des Alltagsgeistes wieder vereinnahmen wollen. Durch die beschriebene besondere Qualität jeder Übung wachsen die Erfahrung und damit unser Vertrauen in den Weg und in die Potenzialität des „Hintergrundfeldes".

Vairagya, die besondere Fähigkeit, bei Ablenkungen unterschiedlichster Art nicht zwanghaft reagieren zu müssen und gelassen bei sich bleiben zu können, ist nach meiner Erfahrung der erste Aspekt sowohl von *Isvara-Pranidhana* als auch von *Kaivalya* (Freiheit). Das Besondere von *Kaivalya* besteht darin, dass es sich ausdrücklich um die Freiheit von der Bindung, von der einschränkenden Anhaftung, von der ausschließlichen Identifikation handelt. Alle egozentrischen Regungen wie Ehrgeiz, Erwartungen, Perfektion, Bewertungen, Stolz etc. nähren die Bindung an das, wovon wir uns einen Vorteil erhoffen.

Haben wir uns aber beim Üben und im alltäglichen Handeln unserer Wesenstiefe *(Isvara)* hingegeben und anvertraut, dann werden uns die Ablenkungen des „meinenden Geistes" *Citta* nicht ablenken und binden. Wir bleiben frei für alle Erfahrungen.

Während unseres Übungs- und Lebensweges wird auf vielen Gebieten Reife entstehen. Man wird nicht perfekt, sondern immer bewusster. Gerade der Weg der Meditation entfaltet prozessartig unser höchstes Bewusstseinspotenzial. Wir staunen dann manchmal über Intuitionen, über besondere Verhaltensweisen, die aus der Tiefe kommen und nichts mit unserem rationalen Alltagsdenken zu tun haben. Hier ist die innere Haltung von *Vairagya* ganz besonders wichtig, damit wir auch frei bleiben von der Bindung an unsere eigenen neuen, besonderen Fähigkeiten. Woran erkenne ich, dass ich nicht gebunden bin, dass ich nicht überheblich geworden bin und andere Menschen abwerte? Sichere Zeichen für die innere Reife und Transformation sind Dankbarkeit, Bescheidenheit, Mitgefühl und wachsender Gleichmut. Die höchste Form von *Abhyasa-Vairagya* könnte als „absichtsvolle Absichtslosigkeit" (Roland R. Ropers) verstanden werden.

Im Zusammenhang mit *Abhyasa-Vairagya* ist auch die positive *Erinnerung,* die einfühlsame Vergegenwärtigung einer erfahrenen Situation von Bedeutung. Das kann eine ganz einfache Körperübung gewesen sein, in der man vielleicht erstmals die Bedeutung des Atems für den Körper und den Geist erlebt hat. Es kann sich auch eine Klangerfahrung oder eine besondere Vertiefung während einer Meditation unauslöschlich in unser Bewusstsein eingegraben haben, die sich durch die Erinnerung daran in den gegenwärtigen Augenblick hebt.

Isvara-Pranidhana als Übung

„*Pranava* ist jenes Wort, welches *Isvara* symbolisiert", heißt es im ersten Buch des Yogasutra, in Sutra 1, 27.

Darin wird die innere Berührung (*Nyasa*) des höchsten Bewusstseins (*Isvara*) durch Vorstellung (*Bhavana*) und durch wiederholtes Tönen eines Wortsymbols (*Vacaka*) oder eines Mantras beschrieben. Diese Übung heißt *Pranava* und wird traditionell mit der Rezitation von OM verbunden.

> „Dann offenbart sich der unsterbliche Kern unseres Selbst
> und die individuellen Hindernisse lösen sich auf."
> **YOGASUTRA 1, 29**

Eine besondere Vertiefung und innere Berührung ist erfahrbar, wenn man das OM leise tönt, das M wie ein Summen lange ausklingen lässt, und dann dem Klang in die Stille hinein nachlauscht, bis man ganz damit verschmilzt. Durch das Summen vibrieren alle inneren Räume und alle Ebenen integrieren sich in der Tiefe.

Da sich der Text nicht auf das Tönen von OM festlegt, können Sie auch ein anderes Wort wählen, zu dem Sie eine tiefe Beziehung haben. Die besondere Wirkungsweise des Summens kann auch während einer vom Ausatmen geführten Körperübung erfahren werden (siehe hierzu Praxis 5; ab S. 125).

Praxis 6: Beispiele für Übungen im Sinne von Abhyasa-Vairagya, Sraddha und Isvara-Pranidhana

Im Folgenden wird die Qualität von *Abhyasa-Vairagya, Sraddha* und *Isvara-Pranidhana* am Beispiel von *Surya-Namaskara*, dem „Gruß an die Sonne“ erläutert.

Die Strahlung der Sonne (*Surya*) ist die Lebensquelle aller Wesen auf unserem Planeten. Ununterbrochen sind wir in Beziehung zu dieser Lebenskraft, die im Yoga als *Prana* bezeichnet wird. Instinkt und Bewusstsein ermöglichen es, dass wir unsere körperliche und geistige Existenz auf besondere Art und Weise in einer dynamischen Balance halten, indem wir uns immer wieder aufs Neue ausbalancieren, wenn die Bedingungen sich verändern. Es ist ein labiles Gleichgewicht. Jedem Lebewesen ist diese Fähigkeit des Ausbalancierens angeboren. Instinktiv bei den Tieren, noch unbewusst in den ersten Lebensmonaten eines kleinen Menschen und fortschreitend als bewusste Lebenserfahrung und als Lebensprozess beim Erwachsenen. Seit Jahrtausenden wird deshalb die Sonne in allen Kulturen als Quelle des Lebens erfahren und in früheren Zeiten auch als Gottheit verehrt und angebetet.

Surya-Namaskara, der „Gruß an die Sonne“, auch „Sonnengebet“ genannt, ist eine der ältesten dynamischen Yogaübungen in diesem Kontext. Grüßen und Anbetung ist im Zusammenhang mit *Surya-Namaskara* immer ein Ausdruck von Wertschätzung und von Hingabe (*Pranidhana*) an das Höchste (*Isvara*). Dazu bedarf es eines unerschütterlichen Vertrauens (*Sraddha)* in diese höchste Kraft, das letztendlich gleichbedeutend ist mit Vertrauen in das Leben. Es sind innere Zustände und Fähigkeiten, die der Praxis des „Sonnengebets“ dienen und das „Fließgleichgewicht“ des *Prana* intensivieren können. Durch die Anwendung der besonderen Übungsqualität von *Abhyasa-Vairagya* verbindet sich äußeres, willentliches Bemühen mit den inneren, geistigen Qualitäten zu gleichzeitiger Realisierung von Gelassenheit und von Lebenskraft.

Praxis 6.1

Die Erfahrung mit Abhyasa-Vairagya, Sraddha *und* Isvara-Pranidhana *in* Surya-Namaskara, *dem Sonnengruß*

Wir beginnen diese Praxis mit der Einstimmung in die energetische Balance und die vertrauensvolle Hingabe an die innere Kraft durch *Kara-Nyasa (*Fingerhaltungen) in vom Atem geführten Bewegungen mit dem Mantra OM.

- Nehmen Sie eine für Sie passende aufrechte Sitzhaltung ein und verweilen Sie einige Atemzüge in Atemachtsamkeit.
- Verbinden Sie dann die Daumen- und Zeigefingerkuppen miteinander und beginnen Sie einen Augenblick nach dem Beginn der nächsten Einatmung mit der Übung, wie sie in Praxis 4.3 (eigene Variation von *Kara-Nyasa*) angeleitet wird.
- Diese Praxis wird jetzt bei jeder Ausatmung von dem Mantra OM mit einem langen, leisen Summton begleitet (*Pranava*).

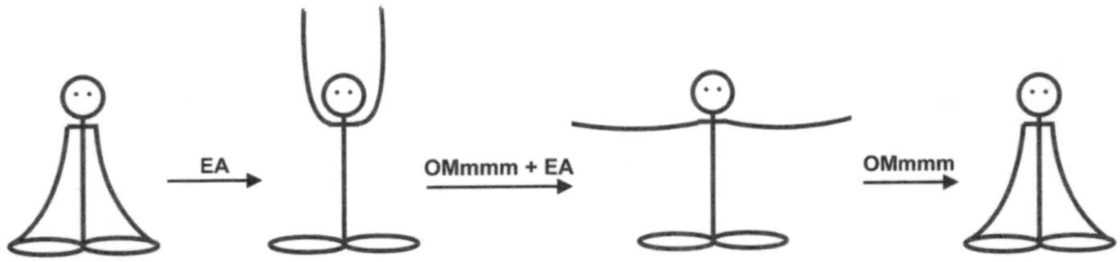

Einige AZ verweilen

- Führen Sie nun die gleiche Übung mit allen Fingerverbindungen durch: Daumen/Zeigefinger, Daumen/Mittelfinger, Daumen/Ringfinger, Daumen/kleiner Finger.
- Dann mit der folgenden Einatmung beide Arme und Hände seitlich bis über den Kopf führen, die Handflächen aneinanderlegen.
- Mit dem OM-*Pranava* die Hände bis zur Brustbeinmitte führen, die Daumen am Brustbein sanft anlegen, nochmals einatmen und ganz leise der inneren Berührung durch das OM-*Pranava* mit dem feinen Summton nachlauschen und nachspüren.

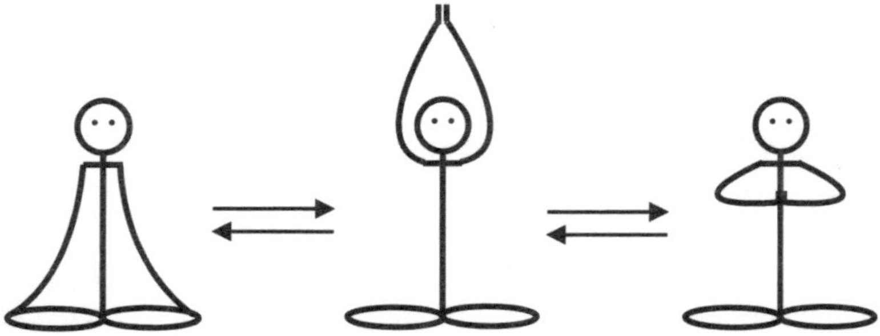

Zur Vorbereitung der Wirbelsäule, der Gelenke, der Muskeln und der Atemführung können Sie mehrmals die vorbereitenden Bewegungsabfolgen aus der Praxis 2 durchführen.

Achten Sie dabei darauf, dass jede Aufrichtung und Rückbeuge von der Einatmung und jede Vorbeuge von der Ausatmung *geführt* wird. Probieren Sie auch aus, ob Ihre Atmung schon so lang und fein geworden ist, dass sie die jeweilige Körperbewegung *umhüllen* kann, ohne dass der Atem dabei unruhig wird.

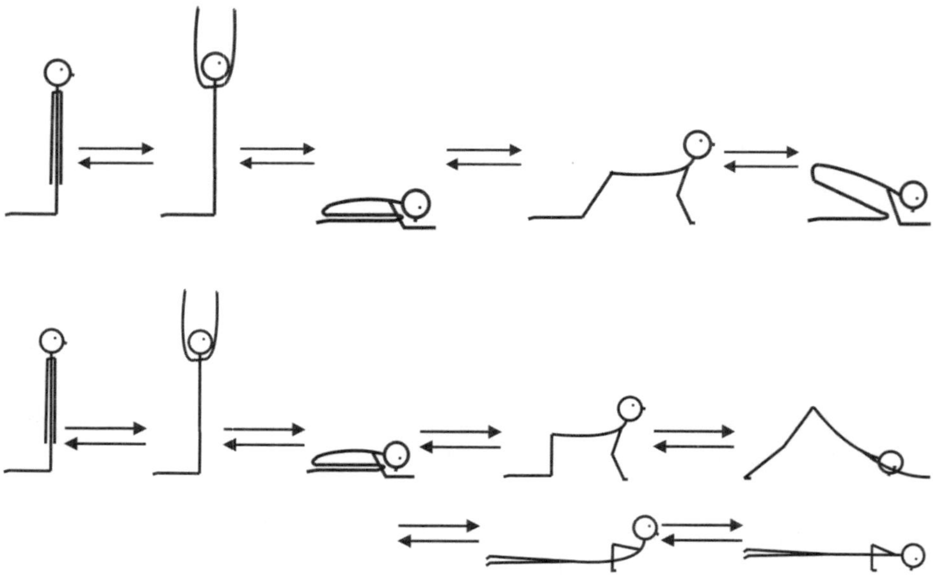

Um die Vorbereitung von Vor- und Rückbeuge noch zu verstärken, können Sie in den Positionen jeweils einen Atemzug verweilen.

Praxis 6.2

Zwei Variationen von Surya-Namaskara

Versuchen Sie in den beiden folgenden Variationen die beschriebenen inneren Qualitäten von *Abhyasa-Vairagya*, *Sraddha* und *Isvara-Pranidhana* durch die ununterbrochene spürende Achtsamkeit bei der Integration von Atembewegung und Körperbewegung zu verwirklichen und durch wiederholtes Üben zu stabilisieren.

Es gibt sehr viele Variationen des „Sonnengrußes". Die beiden hier vorgestellten Varianten haben sich dadurch bewährt, dass die einzelnen *Asana* so aufeinander folgen, dass übermäßige Belastungen vermieden werden. Dadurch haben Übende die Möglichkeit zur Erfahrung eines Spannungsgleichgewichts im Sinne von *Abhyasa-Vairagya* und können sich immer mehr der Atemführung anvertrauen. Damit wird die geistig-spirituelle Erfahrungsebene vertieft. *Surya-Namaskara* kann so zur Bewegungsmeditation werden und auf allen Ebenen positive Veränderungen bewirken.

Wenden Sie bei der Praxis alle bisher beschriebenen Hinweise auf die Integration von Atem- und Körperbewegung *im Rahmen Ihrer gegenwärtigen Atem- und Bewegungsmöglichkeiten* an.

1. VARIATION

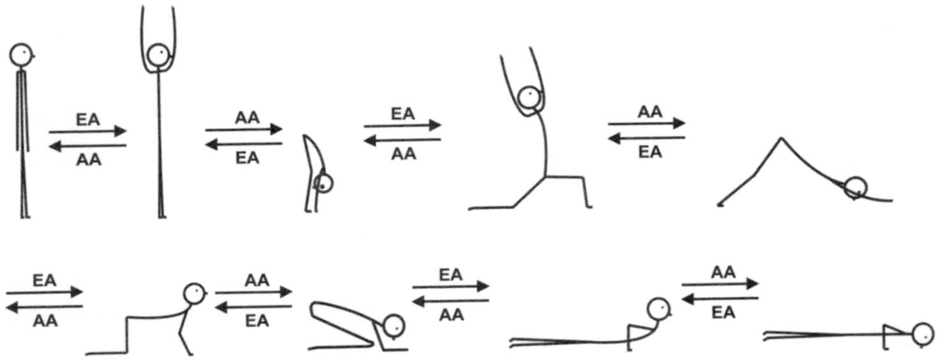

2. VARIATION

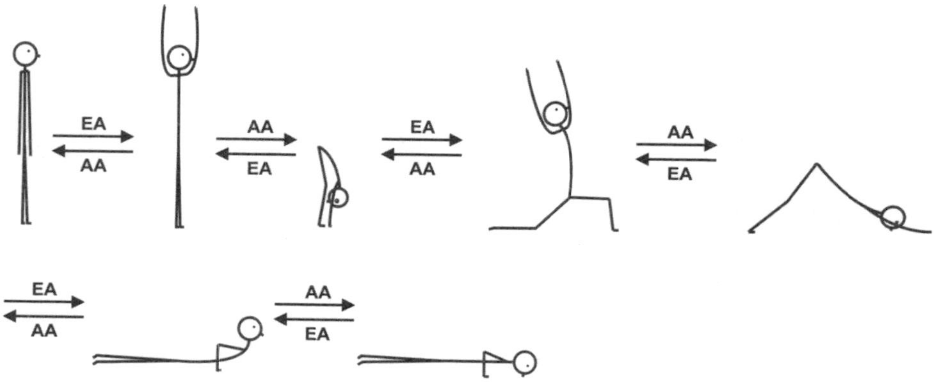

Um die Tiefenwirkung der einzelnen Übungssequenzen zu verstärken, können Sie in jeder Position einen ruhigen Atemzug verweilen und mit der nachfolgenden Atemphase wieder in die Bewegung zur nächsten Haltung gehen.

Im Anschluss Ihrer Praxis mit dem "Sonnengruß" können Sie eine oder mehrere Ausgleichsübungen von den Vorschlägen am Ende der Praxis 1 machen.

Vinyasa-Krama – die schrittweise Annäherung an ein Ziel

Der Sanskritbegriff „*Krama*" kann zunächst ganz einfach als „Schritt" übersetzt werden. Er bedeutet aber auch einen Verlauf, eine Abfolge, eine Reihenfolge, eine Sequenz, die sich aus einzelnen, zueinander passenden Schritten ergibt. Im Sanskritlexikon findet sich dazu auch noch eine Aussage über die Art und Weise, wie sich ein *Krama* entwickeln sollte, nämlich „allmählich"! Und es findet sich sogar der Begriff „*Krama-Yoga*".

Der Weg der kleinen Schritte im Yoga ermöglicht immer Verwandlung im Sinne von Entfaltung, Reinigung, Transformation, Heilung. Beherzigen wir den Hinweis, dass sich ein *Krama* „allmählich" gestalten sollte, dann entsteht Schritt für Schritt und auch zwischen den einzelnen Schritten oder Sequenzen, genügend Zeit und Raum für die bewusste Wahrnehmung der jeweiligen, im Zusammenhang fortschreitenden Wirkung. Daraus ergibt sich auch die Sensibilität dafür, wie der nächste Schritt sein könnte bzw. sein müsste, damit er der positiven Veränderung auf der Ebene des Körpers, des Atems oder des Geistes dient. Die allmähliche Vorgehensweise fördert die spürende Achtsamkeit, damit sinnvolle, momentane Grenzen erkannt werden.

Diese Vorgehensweise wird eigentlich erst möglich, wenn die einzelnen Schritte vom bewusst fließenden Atem geführt werden. Auch in den möglichen Haltephasen zwischen zwei Schritten, ruhen Körper und Achtsamkeit im Atem. Das jeweilige Konzept des Ziel-*Asana* und die hinführenden Übungsschritte können dadurch gleichermaßen und von Anfang an die inneren Funktionsebenen des Körpers erreichen. Da der Atem einen direkten Einfluss auf das vegetative Nervensystem hat, reguliert die innere Wirkung von Augenblick zu Augenblick auch die psychischen und mentalen Bewegungen in *Citta*. So wird in diesem ganzheitlichen Prozess die unterscheidende Erkenntnis (*Viveka*) geschult. Das hilft uns, rechtzeitig wahrzunehmen, wenn eine Praxis für uns nicht geeignet ist und entsprechend geändert werden muss.

Diese Wachheit schützt uns auch, wenn durch das allmähliche und bewusste Üben in *Citta* plötzlich Ungeduld aufkommt und uns allein aus diesem Grunde zu Abkürzungen oder unangemessener Intensivierung drängt. Das wäre dann *Raga,* die egozentrische Begierde nach schnellem Erfolg. Wer in der inneren Haltung von *Abhyasa-Vairagya* praktiziert, wird dies spüren, sich nicht ablenken lassen und gelassen bleiben. *Vairagya* heißt ja auch „gegen *Raga*", also Begierdelosigkeit.

„Das Konzept der *Krama* ist im besten Sinne ein Beispiel für eine Feststellung von Vyasa, dem berühmten Verfasser des ältesten Kommentars zum Yogasutra von Patañjali, der dort schreibt: ‚Auf dem Weg des Yoga wird der Yoga Dir sagen, wie Du weitergehen sollst'. (Viveka – Hefte für Yoga, Nr. 34, S. 42)

> „Jeder entstandenen Wandlung gingen Schritte voraus,
> die diese Wandlung anbahnten."
> **R. SRIRAM ZU YOGASUTRA, 3, 15**

Sri T. Krishnamacharya hat den Begriff *„Krama"* in seiner sehr differenzierten Bedeutung für *jede* Anwendung von Yoga-Inhalten benutzt.

Vinyasa-Krama gibt dem Üben mit Sequenzen eine konkrete Zielorientierung und unterstützende Struktur. Diese schrittweise, *allmähliche* Annäherung an ein Ziel setzt viel Achtsamkeit und Einfühlungsvermögen voraus sowie die realistische Einschätzung der individuellen Möglichkeiten, aber auch der augenblicklichen Einschränkungen.

Es müssen also besondere, aufeinander aufbauende Schritte ausgewählt und zusammengefügt werden, die zur äußeren und inneren Situation des übenden

Menschen passen und immer wieder von Neuem überprüft werden sollten, um zu wirken. Das Sowohl-als-auch von Bemühen und Zulassen (*Abhyasa-Vairagya*), gepaart mit Einfühlungsvermögen, Vertrauen und Hingabe (*Sraddha* und *Isvara-Pranidhana*) sind die innere Ausrichtung in jeder dieser Übungen.

Krama und *Vinyasa-Krama* ist das didaktische und das therapeutische Konzept, die äußere Struktur zur Verwirklichung. Beides zusammen, die innere und die äußere Ausrichtung, machen die Yogapraxis als Weg der Selbstfindung und der Heilung für jeden Menschen möglich.

Beispiele der Anwendung:

- ausgewählte, besondere Schritte in ein bestimmtes *Asana* hinein und auch wieder heraus
- in ein passendes *Pranayama* hinein und auch wieder heraus
- bei der Einübung von Rezitation und Mantra
- bei der Zusammenstellung einer längeren Übungsreihe zu einem gewählten Thema mit verschiedenen Übungen
- für den Aufbau eines ganzen Kurses
- bei der therapeutischen Anwendung von Yoga-Inhalten
- bei der Einführung und Vertiefung von Meditation

Jedes der erwähnten Beispiele hat immer ein konkretes Thema, das sich auch im einfachsten Übungsschritt widerspiegeln muss. Nur so können weitere Schritte, die das Ziel ermöglichen, geplant, ausgeführt und vertieft werden.

Wie schon mehrfach erwähnt, muss das individuell entwickelte Konzept eines *Vinyasa-Krama* über längere Zeit (*dirghakala*) geübt werden. Wir sprechen dann von *dirghakala Vinyasa-Krama*. Erst durch die Wiederholungen können sich mühelos positive Veränderungen anbahnen und sich durch ihre wachsende Nachhaltigkeit auf allen Erfahrungsebenen integrieren.

Vinyasa-Krama ist also ein dynamischer Prozess, in dem sich während des Übens der Körper und der Geist ununterbrochen zielgerichtet bewegen und Veränderung ermöglichen. Es geschieht etwas, es wirkt etwas!

Vinyasa, der dynamische Aspekt innerhalb eines Vinyasa-Krama

Um beim Üben im lebendigen Fluss zu sein und um diesen Fluss von Energie und Bewusstsein zu erhalten und zu stärken hilft es, sich immer wieder in Beziehung zum Atem und seinen Rhythmen zu bewegen. In statischen Haltungen der *Asana*-Praxis, in der aufrechten Unbeweglichkeit des Körpers während der *Pranayama*-Praxis und der Meditation sind wir dann so gut vorbereitet, dass der Fluss von Atem und Bewusstsein nicht unterbrochen wird. Bewegen und Verweilen gehen ineinander über als ein gemeinsames Wirken. Der Atem ist dabei, wie schon vielfach beschrieben, das integrierende Element, die subtile Brücke zwischen Körper und Geist.

Vinyasa sind in diesem Sinne fein aufeinander abgestimmte, auf das Thema bezogene *Asana* (Körperpositionen), die fließend, vom Atem geführt, ineinander übergehen. Auf die Bedeutung des Zusammenspiels von „Bewegen und Verweilen" und von Körper- und Atembewegung wurde schon im Teil A des Buches hingewiesen.

Jahrzehntelang stand die statische Yogahaltung im Vordergrund der Yogapraxis. Eine Ausnahme war und ist der „Sonnengruß". Die Methode des dynamischen, vom Atem geführten Übens ist aber in Indien schon sehr alt und wurde von Sri T. Krishnamacharya schon 1934 in einem Buch mit dem Titel „Yogamakaranda" („Der Honig des Yoga")[16] beschrieben. Mittlerweile weiß man auch bei uns, nicht zuletzt durch die Erfahrungen in der Physiotherapie und der Rückenschule, dass *langsames,* dynamisches Üben für den Körper wirkungsvoller ist als statische Haltungen.

Um nicht missverstanden zu werden, möchte ich nochmals auf die positive, sich ergänzende Praxis des Bewegens und Verweilens hinweisen, wenn beide Phasen vom Atem und von spürender Achtsamkeit geleitet werden. Dann kann sich in der statischen Haltung die ganzheitliche Wirkung der vorangegangenen Bewegung entfalten.

In der Praxis 6 wurde *Surya-Namaskara,* der „Sonnengruß", beispielhaft für die Entfaltung und Anwendung der inneren Qualitäten während eines dynamischen, vom Atem geführten Übungsablaufs dargestellt. Die gewählten Variationen ermöglichen eine ganz klare Erfahrung der sich ergänzenden Yoga-Positionen (*Asana*), bezogen auf die öffnende und die schließende Bewegung der Wirbelsäule in Beziehung zur jeweiligen Ein- und Ausatmung.

---

16 Quelle: *Viveka – Hefte für Yoga*, Nr. 28, S. 6.

In diesem Sinne kann der „Sonnengruß“ als ein klassisches, anspruchsvolles *Vinyasa* innerhalb eines *Vinyasa-Krama* bezeichnet werden. Das Ziel bzw. das Thema besteht dabei darin, dass:

- der Körper mehr und mehr seine Spannungen loslassen, seine Beweglichkeit erweitern und seine Kraft stärken kann;
- der Atem sich ebenfalls schrittweise ausdehnen und seine Länge und Gleichmäßigkeit stabilisieren wird;
- der Geist (*Citta*) mit seinen Gedanken, Gefühlen und Sinnesaktivitäten sich durch die Wirkungen auf den Körper und den Atem beruhigt. Er wird gleichzeitig wach und frei von den bisherigen äußeren Verhaftungen. Dadurch kann er sich nach innen wenden und seine Quelle in der Tiefe des Seins erkennen.

Diese erfahrbaren Wirkungen sind ein Beweis für die Selbstregulation durch Atem-Körper-Geist-Integration.

Praxis 7: Beispiele für das Üben nach dem Prinzip des Vinyasa-Krama

In den nun folgenden Übungsabfolgen der Praxis 7.1 und 7.2 wird das Prinzip des Übens in kleinen Schritten (*Krama*) nochmals exemplarisch am Beispiel von zwei *Asana*-Typen (Vorbeuge und Rückbeuge) dargestellt.

Praxis 7.1

Üben in kleinen Schritten (Krama)*: in eine Körperhaltung hinein und aus einer Körperhaltung heraus*

1. Die Vorbeuge aus dem Stand:
Als Vorbereitung können Sie zunächst die Bewegungsfolgen 2, 3 und 4 aus der Praxis 3 mehrmals üben. Dann folgt der Weg von der Ausgangshaltung *Samasthiti* in die Endhaltung *Uttanasana:*

- Lassen Sie erst die Einatmung kommen, folgen Sie ihr nach einigen Sekunden mit der Armbewegung in die angegebene Richtung.

- Lassen Sie nun die Ausatmung beginnen und folgen Sie ihr in die nächste Sequenz. Atmen Sie ein, lassen Sie die Ausatmung beginnen und folgen Sie ihr zum nächsten Schritt.
- Atmen Sie in dieser Sequenz ein und beugen Sie sich mithilfe Ihres Atems auf die beschriebene Weise weiter bis zur Endhaltung (*Uttanasana*).
- Verweilen Sie in der Zielhaltung ein, zwei oder drei Atemzüge ehe Sie sich wieder mithilfe der nächsten Einatmung in die Ausgangsposition aufrichten. Entsprechend Ihrer Beweglichkeit beugen Sie dabei mehr oder weniger die Knie.

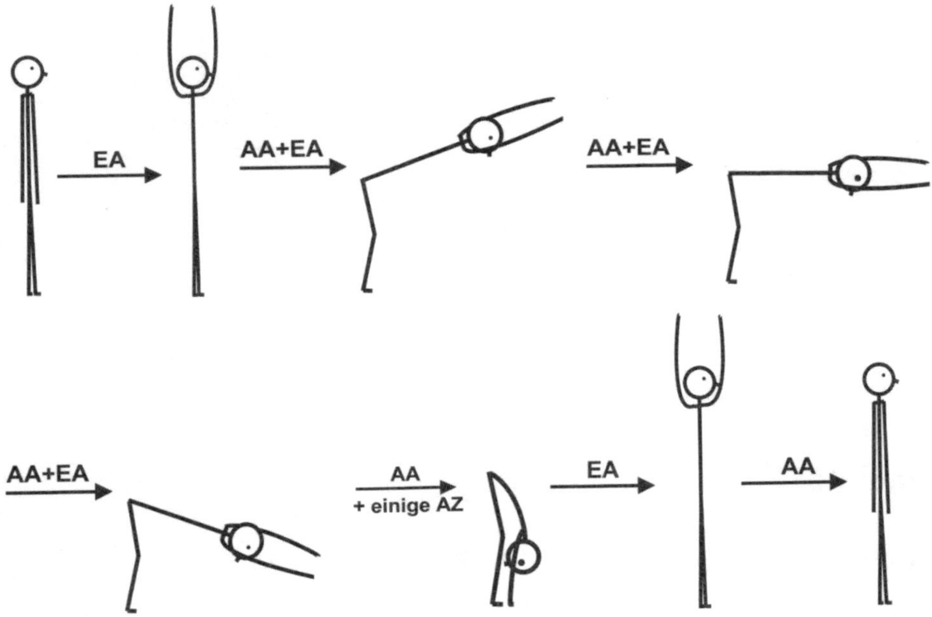

2. Der schrittweise Rückweg aus der Vorbeuge zum Stand:
Folgen Sie auch bei dieser Bewegungsabfolge von *Uttanasana* zurück in *Samasthiti* Ihrem Atem.

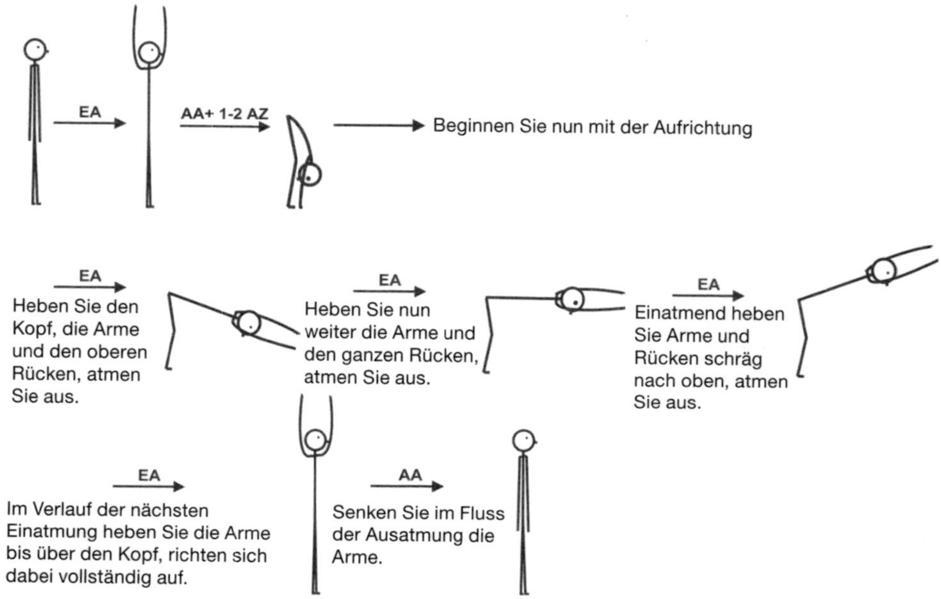

Praxis 7.2

Das schrittweise Üben am Beispiel der Rückbeuge aus der Bauchlage

Beispiel 1: *Bhujangasana (*Kobra)
Als Vorbereitung können Sie die Bewegungsfolgen (Variationen aus dem Kniestand) f, g, und h aus der Praxis 2.4 mehrmals üben.

- Verweilen Sie nun einige Atemzüge in einer für Sie entspannten Bauchlage. Atmen Sie dabei langsam bis zum unteren Rücken ein, spüren Sie dort die leichte Muskeldehnung und lassen Sie dann beim Ausatmen bewusst zur Erde hin los.
- Beginnen Sie nun mit dem *Krama,* indem Sie sich aus der Ausgangsposition vom Fluss einer langsam einströmenden Einatmung aufrichten lassen und

in der Position ausatmen. Hier ist wichtig zu beachten, dass der Atem die Brustwirbelsäule aufrichtet, auch wenn es nur ganz wenig ist. Nur so wird Kraft im Rücken entwickelt.

- Lassen Sie die nächste Einatmung kommen und richten Sie sich mit ihrer Hilfe vom Brustbein her noch etwas mehr auf.
- Atmen Sie aus.
- Wiederholen Sie den Vorgang nochmals. Richten Sie sich dabei schrittweise aber nur so weit auf, wie es ohne große Anstrengung beim Atmen und im Körper möglich ist. Durch wiederholtes Üben wird sich der Aufrichtekraft verstärken.
- Am Ende der Übung senken Sie den Körper mit einer Ausatmung. Atmen Sie noch ein bis zwei Atemzüge (AZ) tief in den unteren Rücken.
- Gehen Sie dann in die Rückenlage, stellen Sie die Beine auf und beginnen Sie mit *Apanasana* als Ausgleich (Praxis 1: Ausgleichsübungen; ab S. 62).

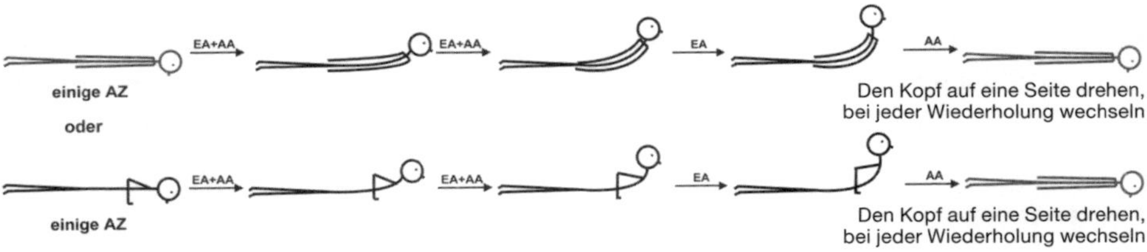

Variation in der Atemführung für Beispiel 1 und das nun folgende Beispiel 2
Gehen Sie dabei immer mit der Ausatmung in die nächste Position, atmen Sie in der Haltung ein, gehen Sie ausatmend weiter, atmen Sie ein usw. Diese Vorgehensweise kann Druck reduzieren und die Kraft der Einatmung in der Haltung stärken.

Beispiel 2: schrittweises Üben von *Bhujangasana* unter Einbeziehung der Arme
Ausgangsposition ist auch hier die entspannte Bauchlage. Beatmen Sie zunächst einige lange Atemzüge den unteren Rücken.

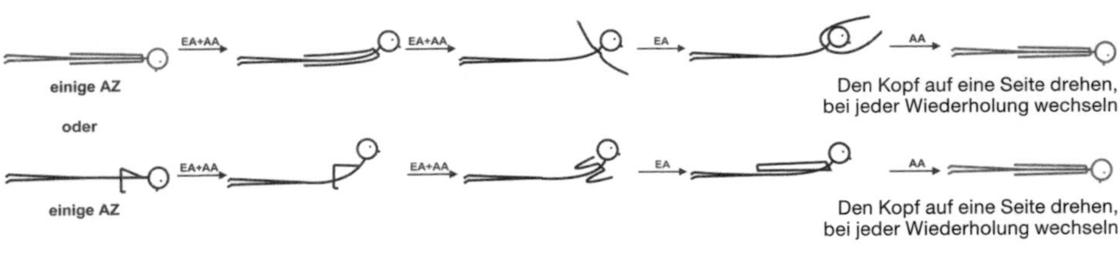

Bhavana – Seinsweise, Empfindung, innere Vorstellung, Ziel

Unsere Zielvision ist die schrittweise Verwirklichung eines klaren Bewusstseins, das frei ist von Anhaftungen und von illusionären Erwartungen der eingeschränkten Ego-Struktur. In diesem bewussten Sein ist die Wahrnehmung des Geistes unverfälscht und klar. Unser Herz ist dann offen und weit für die Erfahrung der uneingeschränkten Verbundenheit, die sich als Mitgefühl in uns und durch uns hindurch ausbreitet. Das ist eine Seinsweise, die wir als Empfindung wahrnehmen (*Bhavana*) und die es lebenslang zu nähren gilt.

Auf dem Übungsweg geht es also nicht nur um Geistesruhe (*Nirodha*) durch *Abhyasa-Vairagya* sondern insbesondere auch um die Klärung der emotionalen Ebene (*Cittaprasadana;* Yogasutra 1, 33), indem wir die in jedem Menschen ruhenden tiefen Grundgefühle (die „Eigenschafts-*Bhavana*") kultivieren und stabilisieren. Sie unterstützen unser Bemühen, den Geist nicht nur zu einem von zerstreuten Gedanken befreiten, ruhigen Zustand, sondern gleichermaßen zu einer friedvollen und mitfühlenden Seinweise und Handlungsqualität zu führen. Aus diesem Grunde werden die *Bhavana* manchmal auch als *Parikarma* (Unterstützer) bezeichnet.

Der Begriff *„Bhavana"* hat seinen sprachlichen Ursprung in dem Wort *bhu,* „sein", das die Wurzel für sehr viele Begriffe ist. Für das Verständnis von *Bhavana* im Zusammenhang mit der Meditation sind die folgenden Bedeutungen richtungsweisend: „entstehen", „werden", „sein", „gedeihen", „empfinden", „pflegen", „kultivieren", „sich vorstellen". Dazu gehören außerdem die Substantive „Werden", „Entstehen", „Zustand", „Kultivierung". Alle genannten Begriffe sind auf einen inneren Prozess und seine Zielrichtung bezogen.

Wenn wir im Yoga allgemein von Meditation sprechen, verwenden wir meistens den Begriff *„Dhyana"*. Das Yogasutra von Patañjali lässt aber keinen Zweifel daran aufkommen, dass der integrative Prozess von *Dhyana* ohne das Verständnis, die Erfahrung und die Stabilisierung der *Bhavana (*Seinsweisen*)* nicht möglich ist. Diese besonderen inneren Seinsweisen können sich nur entfalten, wenn *jede* Empfindung direkt, bewusst und unverfälscht im Augenblick ihres Erscheinens wahrgenommen und akzeptiert wird.

Sowohl die Klärung beunruhigender als auch die Vertiefung heilsamer Gefühle entsteht durch Akzeptanz und Einfühlungsvermögen. Dabei ist die bildhafte Vorstellung und Erinnerung von Situationen, in denen man ein Gefühl von Ganzheit, Freude und Zuwendung erfahren hat, sehr wirksam. Auch Symbole, Mantren und heilsame Klänge, die durch ihre Strahlkraft innere Harmonie, Loslassen und Verschmelzen mit dem Urgrund unterstützen, sind sehr bedeutsame *Bhavana*-Aspekte für die Meditation.

Jede Übung mit einer Empfindung, mit einer Vorstellung oder mit einer Bewegung muss von Atemachtsamkeit geleitet und durchdrungen sein, damit sich rational begrenzte Sichtweisen zu einfühlenden, intuitiven Seinsweisen verändern können. Atemachtsamkeit ist sowohl Geistesgegenwärtigkeit als auch Empfindung. Die auf diese Weise beruhigten und integrierten Seelenkräfte müssen aber auch anhaltend durch Übung weiter stabilisiert werden. Nur dann sind sie eine nachhaltig wirksame Kraft, die positiv veränderte Verhaltensweisen im alltäglichen Leben zur Folge hat.

Das, was heute die Ergebnisse der Hirnforschung, der Neurobiologie und der Bewusstseinsforschung bestätigen, wussten die Weisheitslehrer vergangener Jahrtausende allein durch die Erfahrung der Meditation. Erinnern Sie sich in diesem Zusammenhang an das Zitat von Hans-Peter Dürr: „Jede Erfahrung ist zunächst einmal eine Beziehung."

Die Gefühlsebene ist älter, subtiler, umfassender und funktioniert auch schneller als die Ebene der Gedanken. In der Gehirnaktivität zeigen sich die Reaktionen der Gefühlswelt auf äußere und innere Impulse schon bevor ein Gedanke dazu in unsere Wahrnehmung kommt. Vieles bleibt unbewusst. Was bewusst erfahren wird, kann dann auch reflektiert werden, sodass die Bewegungen der Gefühle und der Gedanken letztendlich in Balance sind, in eine Richtung fließen. Sie stehen sich dann nicht mehr widerstreitend gegenüber.

> „Doch wenn die emotionale Energie schneller ist als der Verstand, wie können wir dann erwarten, unsere Emotionen durch unsere Gedanken zu kontrollieren?"
>
> **DOC CHILDRE UND HOWARD MARTIN**[17]

Aus diesen Gründen ist es mir so wichtig, dass jede Achtsamkeitsübung durch die Empfindung eine Beziehung zum jeweiligen Augenblick und zu der gewählten Übung herstellt, damit sie nicht zu einem Mentaltraining wird. Es geht um spürende Achtsamkeit von Augenblick zu Augenblick. Ein Augenblick ist so flüchtig, dass man ihn nur spüren, aber nicht denken kann. Der Begriff „Achtsamkeit"

17 Doc Childre/Howard Martin, *Die Herzintelligenz-Methode.*

bedeutet in diesem Zusammenhang „auf etwas achten". Aufmerksamkeit bedeutet „etwas merken, spüren".

Nach und nach, Schritt für Schritt, kann sich dabei ein so tiefer innerer Gemütszustand entfalten und stabilisieren, dass er auch einer zeitweiligen Unruhe der Gedankenebene standhält und dadurch weise Verhaltensweisen und hilfreiche Handlungsentscheidungen ermöglicht. Die durch *Bhavana* vertiefte Meditationserfahrung zeigt, dass die innere Kraft der heilsamen Grundgefühle stärker ist als die mentalen Beunruhigungen durch zeitweise Reaktivierung der *Klesa*. Im gleichen Maße wie die tiefen Gefühle gestärkt werden, schwächen sich die Hindernisse, die Spannungen und die Trübungen in *Citta* ab.

Auch die ganz normalen Alltagsbeschwerden auf der körperlichen, seelischen und mentalen Ebene, die jeder Mensch, auch der fortgeschritten Übende, erlebt, können in unserem Bewusstsein keine Wurzeln schlagen, wenn wir uns den tiefen Grundgefühlen anvertrauen. Patañjali nennt diese Störungen „Hindernisse" (*Antaraya*), die aus einem zerstreuten Geist mit seinen beherrschenden Emotionen kommen. Aber diese werden nur zu Hindernissen – und das ist die gute Botschaft –, wenn diese zu einem chronischen Dauerzustand werden, sich in uns regelrecht verwurzeln. Das Ergebnis ist in diesem Fall:

negatives Denken (*Daurmanas*), gefühlte Enge (*Duhkha*), Instabilität des Körpers (*Angamejayatva*) und eine unruhige Atmung, die ein Ausdruck von psychischer Unruhe ist (*Svasaprasvasa*).

Zu diesem inneren Geschehen möchte ich nachfolgend noch einige Gedanken ergänzen. Im Yogasutra 1, 30 beschrieb Patañjali vor sehr langer Zeit diese möglichen Formen von Störungen durch den unklaren Alltagsgeist eines Menschen. Bis heute hat sich daran, unabhängig von Zeit und Kultur, nichts geändert. Jede und jeder von uns kennt vergleichbare Veränderungen der Lebenssituation und des damit verbundenen Lebensgefühls. Diese menschlichen Erfahrungen sind universell und ganz normal. Unser Alltagsgeist unterscheidet gewohnheitsmäßig gute Tage von weniger guten Tagen, je nach Befindlichkeit. Wir hoffen immer, dass die Tage des Wohlgefühls und der Lebenskraft anhalten und die Tage, an denen wir uns eingeschränkt fühlen, ganz schnell wieder vorbeigehen mögen.

Dafür, dass sich dieses Auf und Ab des Lebens möglichst im Gleichgewicht hält, tun wir einiges. Der medizinische Fortschritt, die Wellness- und die Fitness-Bewegung unserer Zeit kommen dem sehr entgegen. Es wird mit großem Werbeaufwand suggeriert, dass alles möglich ist und wir unsere „Hindernisse" schnell „in den Griff bekommen" könnten. Der Zeitgeist besteht darin, dass man unbedingt effizient, jugendlich, fit und allzeit zu Leistungen bereit sein muss. Die Warnungen und die Signale der körperlichen, mentalen und psychischen Beeinträchtigungen werden dadurch als sehr negativ und störend wahrgenommen und schnellstens aus dem Bewusstsein verdrängt. Eventuell lässt man sich beim Arzt etwas verschreiben, das aber schnell wirken soll, damit das „Thema“ wieder abgehakt werden kann.

Erleben wir aber durch diese einseitige Verhaltensweise, meistens plötzlich und eigentlich auch unerwartet, die bei Patañjali im Yogasutra 1, 31 beschriebenen, mittlerweile chronisch gewordenen Auswirkungen, dann sind wir oft sehr überrascht. Wir fragen uns, wie das nur möglich ist, warum dies gerade uns passiert und warum gerade jetzt. Wir haben doch alles dafür getan, um stabil und leistungsstark zu bleiben! Meistens wissen wir dann nicht, wie wir mit der für uns bedrohlichen und negativen Situation umgehen sollen. Wir haben keine Antwort auf unsere Fragen.

Die Signale der normalen „Hindernisse“ sind regelrechte Weckrufe unseres Körpers, unserer Seele und unserer rationalen Wahrnehmungsebene. Für den Weg eines erfüllten, ganzheitlichen Lebens sind sie äußerst wichtig und deshalb als positiv anzusehen. Zu dieser Einsicht müssen wir aber erst kommen, um sie anzunehmen. Sie können ein Impuls zur Wiederherstellung der inneren und äußeren Balance sein. Beachten wir sie nicht und nehmen wir sie nicht als freundliche Unterstützer an, dann unterdrücken wir sie mit oft schwerwiegenden Folgen.

Kaum merkbar, oft unbewusst, haben sich über einen längeren Zeitraum zunächst kleine Symptome dadurch verstärkt, dass sie nicht beachtet und ihre Botschaft nicht bei der Gestaltung des Alltags berücksichtigt wurden. Die dadurch verdrängte, durch Medikamente oft unterdrückte Ursache baut sich innerlich zu einer Zeitbombe auf. Die Einschränkungen und Instabilitäten kommen immer häufiger vor, bis sie in vielen Fällen zum Dauerzustand werden. Viele finden dann in dieser Situation keine Kraft mehr zum Handeln und zur Veränderung. Aus Unkenntnis sind wir ratlos. Wir brauchen Hilfe.

Durch die Erkenntnisse der Hirnforschung, der Neurobiologie und der Quantenphysik wissen wir heute, dass Veränderungen in den Hirnfunktionen, in der Gehirnstruktur, in den Genen und im Immunsystem möglich sind. Diese Prozesse haben gleichermaßen eine entscheidende Auswirkung auf unser Gesamtbewusstsein. Der Imperativ „Du musst dein Leben ändern!“ bleibt ein Appell ohne Folgen, wenn wir nicht wissen, *wie* es gehen soll. Diesen Aufruf können wir vielleicht mental nachvollziehen, verstehen können wir ihn aber erst durch die konkrete Erfahrung einer geeigneten Übungspraxis und ihrer Wirkungen.

Die Wende zur heilsamen Veränderung kommt durch Innehalten, durch Bewusstwerdung des Ist-Zustandes und dadurch, dass sich das energetische Gleichgewicht sich schrittweise wieder einpendelt. Spürende Achtsamkeit und Bewusstheit in jedem Augenblick des Lebens öffnen das Tor zu einem ganz neuen Leben, in dem „jeder Tag ein guter Tag“ ist (Zen-Weisheit). Eine bewährte Methode und die „Integrationsdynamik“ (Peter Sloterdijk) ausgewählter praktischer Schritte finden sich in den besonderen Übungsmethoden des Yoga:

- *Abhyasa-Vairagya*
- *Isvara-Pranidhana*
- *Bhavana*

Das Besondere dieser drei, im Idealfall gemeinsam wirkenden Übungsweisen, liegt in der Betonung der *inneren* Ausrichtung während des gesamten Übungsprozesses und in jeder einzelnen Übung. Der Körper ist dabei der Erfahrungsraum für alle äußeren und inneren Veränderungen.

Im Zusammenhang mit *Abhyasa-Vairagya* habe ich schon auf die besondere Bedeutung von *Isvara-Pranidhana,* der vertrauensvollen Hingabe an die höhere Kraft in uns, hingewiesen. Dies ist eine tiefe Empfindung, eine innere besondere Fähigkeit, die sowohl die Gedanken als auch die Gefühle klären kann. *Isvara-Pranidhana* ist ein *Bhavana.* Durch Vorstellungskraft, Empfindung, Atemachtsamkeit und möglicherweise auch durch *Pranava* (siehe Praxis 6.1; S. 143) verbindet man sich mit seiner inneren, unvergänglichen Wesensnatur und kann dabei äußere Ablenkungen loslassen.

Ist man auf dieser Seinsebene verankert, so kann man immer mehr den „Hindernissen“ (*Antaraya*) und den leidvollen Spannungen (*Klesa*) mit Kraft (*Virya*) und mit Vertrauen in die Erfahrung (*Sraddha*) angstfrei begegnen. Die Übung mit dem Atem, besonders mit der Ausatmung, ist hierbei eine besonders gut erfahrbare und tiefgründige Unterstützung.

> „Der lange Ausatem ist der Weg zu *Isvara*,
> die Pause in der Atemleere ist das Ruhen in *Isvara*.“
> **SRI KRISHNAMACHARYA ZUGESCHRIEBEN**

Isvara-Pranidhana bedeutet für mich Sinn und Ursprung aller *Bhavana,* insbesondere der im Yogasutra 1, 33 beschriebenen sogenannten „Eigenschafts-*Bhavana*“:

- *Maitri* – Liebe, Freundlichkeit
- *Karuna* – Mitgefühl, Güte
- *Mudita* – Mitfreude
- *Upeksa* – Gleichmut, Gelassenheit; dies schließt auch Vergebung mit ein.

Die *Bhavana* insgesamt und jedes einzelne für sich wirken zu jeder Zeit als ein lebendiger Prozess. Sie sind kein statischer Zustand. Ihre Auswirkungen im Leben sind ein bedingungsloses, gütiges Verhalten, das aber von Augenblick zu Augenblick neu gelebt werden muss.

Alle diese *Bhavana* sind Eigenschaften und Fähigkeiten des spirituellen Herzens (*Hrdaya*). Seine Quelle ist die universelle Liebe und das unvergängliche Licht. Beide Kräfte sind tief im Menschen verankert und von Leid unberührt. Sie können die vielfältigen körperlichen und seelischen Leiden, die aus der Bindung an den unklaren und zerstreuten Alltagsgeist kommen, lindern und heilen, wenn wir in Berührung mit unserer Quelle kommen und uns für sie öffnen.

Außer den verschiedenen, schon beschriebenen *Bhavana* finden wir im Yogasutra von Patañjali noch weitere Meditationsvorschläge, die das Einfühlungsvermögen und die innere Vorstellung von Erfahrungsräumen zum Thema haben. Siehe dazu:

Yogasutra 1, 36: „ Durch das Besinnen auf das innere Licht, welches von Leid unberührt ist.“

YS 3, 23: „Sich mit dem Thema Liebe zu verbinden, entfaltet große Liebesfähigkeit.“ (Erläuterung von R. Sriram; auch anwendbar auf die anderen *Bhavana* aus YS 1, 33)

YS 3, 34: „Meditation über das Licht im Herzpunkt bringt Wissen über Fühlen und Denken.“ (Erläuterung von R. Sriram)

Wer sein Einfühlungsvermögen durch den Übungsweg entfaltet, kommt in Beziehung mit seinem inneren Licht und dadurch in die Erfahrung mit der unzerstörbaren, bedingungslosen Liebe in der Tiefe des spirituellen Herzens. Diese Herzkraft oder „Herzintelligenz“ kann dann die negativen, emotional gebundenen Gefühle und die zerstörerischen, mental konditionierten Gedanken heilen.

Die entfalteten tiefen Grundgefühle können die negativen Empfindungsimpulse, die als Signale zum Gehirn gesandt werden, positiv verändern. Dadurch verändert sich auch das Denken. Das, was man neurowissenschaftlich auch als „höhere Gehirnfunktionen" bezeichnet, ist eine fortschreitende Klärung des *Citta* zu mehr Klarheit, Einsicht und Intuition.

In diesem Zustand schwingen dann Herz und Geist miteinander in eine Richtung und man spricht von Kohärenz (Übereinstimmung). Wenn Herz und Geist aber im Widerstreit liegen, also nicht übereinstimmen, dann treten die durch den unklaren Alltagsgeist und die schwankende Psyche entstehenden Ärgernisse, wie Unmut, Unzufriedenheit, Bewertung, Gereiztheit, Neid, Verletztheit, verstärkt hervor. Sie machen krank, weil sie das Bewusstsein trüben und die Lebensenergie schwächen. Wir dürfen uns durch diese Leid schaffenden Bewegungen in unserem Alltagsgeist nicht verunsichern lassen und müssen lernen, wie wir ihnen begegnen können, um sie zu heilen, ohne sie auszugrenzen. Veränderung ist möglich dadurch, dass wir uns einfühlen, wahrnehmen, annehmen, beruhigen, transformieren und integrieren.

Der amerikanische Psychologe Arthur. P. Ciaramicoli schreibt in seinem Buch „Der Empathiefaktor": „Empathie ist Teil unseres genetischen Erbes, ein naturgegebenes Geschenk, um das Überleben aller Lebewesen zu gewährleisten."[18]

Und weiter unten einige Seiten weiter: „Die Macht der Einfühlung liegt in ihrer Konzentration auf die Augenblickserfahrung."[19]

Es besteht aber dennoch ein Unterschied zwischen Empathie und Mitgefühl (*Karuna*). Einfühlungsvermögen ist eine psychische Fähigkeit, die auch eingeübt werden kann. Diese Fähigkeit kann aber auch zweckorientiert missbraucht werden. Beispiele dazu sind bei bestimmten Werbestrategien festzustellen, die gezielt Begierden wecken sollen. Auch in der Arbeitswelt kann die sogenannte „emotionale Intelligenz" dazu angewendet werden, das Personal durch einfühlsame Strategien zu noch mehr Leistung zu treiben. Zunächst sind die Mitarbeiter von diesem Führungsstil sicher begeistert. Er kann für einige eine durchaus positive Herausforderung sein, die schlummerndes Potenzial fördert. Andere rutschen dadurch fast unbemerkt in die Überforderung.

Mitgefühl (Sanskrit *Karuna*, engl. *compassion*) ist ein innerer Zustand, der aus dem Wissen und der Erfahrung der inneren Einheit und der Verbundenheit lebt. Sympathie und uneigennützige Fürsorge sind ein Ausdruck von Mitgefühl. Mitgefühl setzt allerdings die Fähigkeit zur Empathie voraus.

---

18 S. 37

19 Ebd., S. 72

Folgerichtig kann man sagen, dass die Entfaltung und die Kultivierung des Einfühlungsvermögens dazu führen kann, dass wir die Verbundenheit untereinander erfahren werden und sich unser Denken, Fühlen und Handeln entsprechend anpassen und verändern wird. Das ist dann Mitgefühl.

Patañjali nennt im zweiten Buch des Yogasutra, 2, 33 und 34 die praktische Anwendung des Einfühlungsvermögens „*Pratipaksa-Bhavana*“ (wörtlich: „sich das Gegenteil vorstellen“).

Im Sinne der schon erläuterten Bedeutung von *Bhavana* bedeutet dies, dass es einem gereiften Menschen in schwierigen Situationen möglich ist, im Augenblick aufkommender Erregung spontan innezuhalten und sich durch spürende Achtsamkeit in die betreffende Situation und in die eigene Emotion einzufühlen. Die konditionierte und unbewusst einsetzende Art und Weise zu reagieren ist damit unterbrochen. Wir müssen jedoch lernen, die Warnzeichen rechtzeitig zu erkennen, damit der richtige Augenblick des Innehaltens nicht versäumt wird. Erst dann kann das geschehen, was mit *Pratipaksa* (Gegenteil, Gegenposition) gemeint ist. Es entsteht der kostbare kleine Zwischenraum („zwischen Reiz und Reaktion“; siehe S. 99) und ermöglicht es, sich durch klare Wahrnehmung und unterscheidende Erkenntnis auf eine andere Vorstellung und eine andere Verhaltensweise einzulassen. Damit öffnet sich der Weg zum neutralen Umgang mit der problematischen Situation und kann zu heilsamen Lösungsmöglichkeiten führen. Aus einer spannungsreichen Reaktion kann so eine positiv wirksame Aktion werden.

In zwischenmenschlichen Beziehungen führt diese besondere Übung einerseits zur klaren Wahrnehmung unseres eigenen Selbstbildes mit seinen Verhaltensmustern und andererseits zur neutralen Offenheit gegenüber störenden oder gar feindlichen Verhaltensweisen unserer Mitmenschen. Selbst wenn wir im Recht sind und das Problem sich nicht so einfach lösen lässt, verhindert *Pratipaksa-Bhavana* eine schädliche Eskalation und Gewalt.

Es ermöglicht mindestens eine Beruhigung oder Abkühlung des erregten Gemütes, die *Klesa* schwächen sich ab und die Ausrichtung in eine andere Richtung (*Pratipaksa*) wird eingeleitet. Veränderung wird möglich. Negative Gefühle, auch der „normale“ Ärger, sind immer ein Ausdruck der *Klesa* und schaden in jedem Falle.

Die Einübung der „Eigenschafts-*Bhavana*“ aus dem ersten Buch des Yogasutra führt gleichermaßen zu einem klaren Geist und zu einem weiten, mitfühlenden

Herzen. Gleichmut, Mitgefühl und Vergebung können dann durch die veränderte Wahrnehmung der Wirklichkeit und unter Berücksichtigung der gegebenen Bedingungen gelebt werden.

Cittavrtti-Nirodha, die allmähliche Beruhigung des Alltagsgeistes, ist die Grundvoraussetzung sowohl für den Umgang mit negativen als auch mit positiven Gefühlen. Nur dadurch können sich innere Klarheit und unterscheidende Erkenntnis entfalten. Die Übungsweise von *Abhyasa-Vairagya* und ihre schrittweise Anwendung (*Krama*) sind bei der Entfaltung und Stabilisierung aller *Bhavana* genauso unverzichtbar wie bei allen anderen Übungsinhalten des Yogaweges.

Der erste Schritt in diesem Veränderungsprozess besteht darin, sich in spürender Achtsamkeit zu üben. Das Übungsfeld ist der eigene Körper, der Atem, die Sinneswahrnehmungen und die Empfindungen. Als Einstieg in diese Praxis kann dabei die sogenannte „Körperreise“ (Body-Scan) sehr wirksam sein. Bei häufiger und geduldiger Wiederholung (*Abhyasa-Vairagya*-Prinzip) wird man sich immer bewusster spüren können. Und nur wer sich selbst fühlt, kann auch spüren, was andere Wesen fühlen.

Sicher ist es kein Zufall, dass der Hinweis auf die Übung von *Pratipaksa-Bhavana* im zweiten Buch direkt vor der Beschreibung des achtgliedrigen Yoga-Übungsweges gegeben wird, und zwar vor *Ahimsa (*Gewaltlosigkeit), dem ersten *Yama* (Leitlinie für das zwischenmenschliche Verhalten). Die Nichtanwendung von Gewalt in Gedanken, Worten und Handlungen wird damit vorbereitet und erleichtert.[20]

> „Die Person, die uns verletzt, uns enttäuscht, uns betrügt, uns ärgert, ist der größte Lehrer, weil sie uns die Gelegenheit gibt, Meisterschaft zu erlangen, indem wir Vergebung, Mitgefühl und Freundlichkeit praktizieren.“
> **DALAI LAMA**

Wie schon gesagt, geht es letztendlich darum, die positiven Grundgefühle durch die Praxis von *Bhavana* fortschreitend zu kultivieren, um ganz mit ihrer Kraft verschmelzen zu können, damit die „unheilsamen Emotionen“, die uns schwächen, erkannt und transformiert werden. Auf keinen Fall sollte man rational versuchen, die schädigenden Energien durch ein Gegenkonzept zu ersetzen. Das

---

20 Siehe dazu *Yogasutra* 2, 33/34 und 35.

ist mechanistisch und zu technisch gedacht und kann niemals in der Tiefe wirken. Die Transformation und Heilung geschieht nur durch Einfühlung und nicht durch Denken. Erst durch Einfühlung werden wir anderen Wesen nicht schaden, ohne dass Gebote oder Verbote uns dazu auffordern müssten.

Ein negativer Gedanke oder ein ungutes Gefühl ist zunächst eine Energie, die aus unserer psychischen Struktur kommt. Sie gehört zu uns, wir müssen sie wahrnehmen und annehmen, um sie zu transformieren. Problematisch wird sie erst dann, wenn sie durch Bewertung und Erinnerung mit einer Person, einem Objekt oder der gegenwärtigen Situation bewusst in Beziehung gebracht wird. Unser Alltagsgeist vollzieht dies gewohnheitsmäßig und blitzschnell. Dann verstärken sich diese Gedanken- und Gefühlskräfte. Sie können uns beherrschen und uns zu unguten Handlungen drängen.

In derartigen Situationen ist es von großer Wichtigkeit, dass der Übungsweg die Achtsamkeit so stabilisiert hat, dass man spontan innehalten und spüren kann, was sich da gerade in Psyche und Geist anbahnt. Denken Sie an den kleinen Zwischenraum, in dem sie einen Augenblick in höchster Präsenz ruhen, innerlich einen Schritt zurücktreten und in die Beobachterposition eintreten können. Verweilen Sie in diesem offenen Raum. Nehmen Sie von dort aus die drängenden Energien mit allen Sinnen wahr. Wie reagiert mein Körper? Wie reagiert mein Atem?

Begegnen Sie den negativen Energien einfühlsam, indem Sie sie als Realität annehmen, sie weder dramatisieren noch unterdrücken. So werden sie sich durch die Kraft Ihrer Achtsamkeit abschwächen und beruhigen. Dadurch können Sie sich besser mit Gleichmut, Intuition und Mitgefühl der problematischen Situation zuwenden und sich einspüren, um Hintergründe und Zusammenhänge zu verstehen. Statt Konfrontation kann es zu einer neutralen Akzeptanz und Toleranz kommen, im günstigsten Fall auch zu einer Kooperation verschiedener Vorstellungen und Erfahrungen. Wenn die Erwartenshaltungen, das Siegenwollen und die Rechthaberei aufhören, kann eine neue Dimension von Mitmenschlichkeit entstehen.

Das ist eine hohe Kunst und eine neue Dimension des menschlichen Bewusstseins.

Es ist eine Zielvision, der wir uns allmählich und schrittweise durch unseren Übungsweg annähern können.

> „Positiv sein und danach zu streben, positiv zu werden, ist nicht einfach. Es verlangt, dass wir auf andere in einer wohlwollenden Weise schauen, was wir normalerweise nicht gewohnt sind. … Wir bemerken nicht, dass wir selbst nur dann positive Gefühle in uns entwickeln können, wenn wir auch das Positive in den anderen sehen."
>
> **T.K.V. DESIKACHAR**

Ruht der Geist in der Balance, dann kann man sich fragen, was hinter dem schwierigen oder aggressiven Verhalten des Gegenübers verborgen sein könnte, im Sinne der Äußerung von Peter F. Drucker „Das Wichtigste in einem Gespräch ist zu hören, was nicht gesagt wurde".

Im Grunde ist es immer die Angst in einer ihrer vielfältigen Varianten, die zu seelisch-geistigen Störungen und Leid schaffenden Reaktionen führt. Um die heilsamen, inneren Eigenschaften zu pflegen und auf Dauer zu stabilisieren, ist es sehr unterstützend, wenn Sie die Empfindungen Freundlichkeit, Liebe, Güte, Mitgefühl und Freude mit einem Menschen oder einem anderen Wesen, das Ihnen nahe steht, in Beziehung bringen. Durch die gefühlte innere Verbundenheit und das gespürte Einssein können sich die tiefen Grundgefühle potenzieren.

Die Ko-Operation, das gemeinsame Wirken, von Geistesklarheit durch *Pranayama* und Einfühlung durch spürende Achtsamkeit führt unser Bewusstsein zu einer höheren Entwicklungsebene – zu einer neuen Dimension.

> „Ein Gefühl wie freundschaftliche Zuwendung oder Mitgefühl muss mit Klarheit gepaart sein, dann erst ist es ein Ausdruck innerer Stärke."
>
> **T.K.V. DESIKACHAR**

Dann erst kann auch ein *Bhavana* der tiefen Grundgefühle Wirkung zeigen, wenn wir es mit der Hinwendung zu einem Menschen praktizieren, der uns gleichgültig oder gar feindlich gesonnen ist.

Praxis 8: Beispiele für das Einüben der Bhavana

Die Entfaltung der *Bhavana* und ihr transformierendes Bewusstsein kann für alle Übenden (Anfänger und Fortgeschrittene) mit einfachen, aber sehr wirkungsvollen Inhalten praktiziert werden. Das Übungsprinzip von *Krama* und *Vinyasa-Krama* ist auch bei diesem Thema die Grundlage für eine positive Veränderung.

Ausgehend von der immer wieder eingeübten spürenden Achtsamkeit durch Body-Scan als geführte Meditation oder durch Einspüren und Nachspüren im Rahmen der *Asana*-Praxis gibt es u.a. die folgenden Übungsmöglichkeiten:

1. Übung in Beziehung zum fließenden Atem

Nehmen Sie dazu eine der im Teil A des Buches beschriebenen Grundhaltungen ein: den aufrechten Stand, eine für Sie passende Sitzposition oder die Rückenlage.

- Wenn Sie Ihre bestmögliche äußere Aufrichtung spüren und in ihr ruhen können, dann richten Sie sich auf die innere Bewegung Ihres fließenden Atems aus.
- Spüren Sie zunächst dorthin, wo die Luft in Ihren Körper einfließt: Spüren Sie diese Luftberührung beim Einatmen innen in den Nasenflügeln. Bleiben Sie einige Atemzüge in dieser Empfindung, stellen Sie sich dabei auch diesen kleinen Raum des Geschehens vor Ihrem inneren Auge vor.
- Begleiten Sie dann spürend, lauschend und auch in der Vorstellung den Atem auf seinem weiteren Weg in den Körper bis zum Bauchraum.
- Warten Sie auf den Impuls zum Ausatmen, und begleiten Sie den Ausatem dann aufsteigend bis die Luft durch die Nasenflügel wieder nach draußen fließt.

Auf diesem Weg kann es einige Empfindungen und Beobachtungen geben, die Ihr Einfühlungsvermögen schulen. Auch die Reaktionen des Körpers (insbesondere der Wirbelsäule, der Rippen und der Muskeln) werden dabei mit einbezogen und geben Aufschluss darüber, in welchen Regionen Ihres inneren Körpers die Wahrnehmung besonders deutlich ist, wo sie schwach oder gar nicht erfahrbar ist.

Ein *Bhavana* zum fließenden Atem kann eine eigene meditative Übung sein. Es kann aber auch vor, zwischen oder nach einer anderen Praxis Bestandteil des Übungsprogramms sein.

2. Bhavana *auf einem Körperpunkt oder einem Körperteil*

Als Ausgangshaltungen eignen sich am besten eine aufrechte Sitzposition oder die Rückenlage. Richtet man die Empfindung, den inneren Blick und den Atem in Form von spürender Achtsamkeit auf einen bestimmten Punkt oder einen Bereich des physischen Körpers, so verstärken sich dort gleichzeitig Bewusstsein und *Prana*-Fluss. Dann können sich positive Veränderungen im Sinne von Entspannung und Heilung einstellen. Vielleicht spüren Sie dort Ihren Körper nun klarer und nehmen Entspannung oder auch Verspannung besser wahr. Der verstärkte Energiefluss äußert sich manchmal durch Wärme, Kribbeln, Pulsieren oder Frische. Nehmen Sie alles wahr, wie es ist, ohne Erwartungen, ohne Bewertungen. Sie sind dabei, Ihren inneren Körper zu entdecken und spüren die Auswirkungen auf Innen und Außen. Das wiederum kann der Ausgangspunkt für Ihr weiteres Üben sein.

3. Bhavana *auf ein* Cakra

Bhavana auf ein *Cakra* empfehle ich nur, wenn Sie in der Anwendung von Vorschlag 1 und 2 schon geübt sind. Ihr innerer Körper und die integrierende Funktion des Atems sind dann schon so weit vertraut, dass Sie sich mühelos mit einer Vorstellung (inneren Bild), mit dem subtil fließenden Atem und evtl. auch noch mit einem ausgewählten Mantra auf die Bewusstseinsebene, die Symbolik und die subtile Energie des *Cakra* einlassen können, das für Ihre jetzige Situation hilfreich sein könnte.

4. Geführte Meditation über das innere Licht, das von Leid unberührt ist (Yogasutra 1, 36) in Verbindung mit den „Eigenschafts-Bhavana"(YS 1, 33)

Nehmen Sie zunächst eine für Sie passende Sitzhaltung ein.

- Spüren Sie die Verbindung zur Erde über Ihre Füße und Beine.
- Lassen Sie sich entspannt in Ihrem Bauchraum nieder und richten Sie von dieser tragenden Basis aus Ihre Wirbelsäule so weit auf, wie es Ihnen im Augenblick ohne Anspannung möglich ist.
- Spüren Sie vom Nacken über den Hinterkopf nach oben in den Raum über sich und nehmen Sie sich vor Ihrem inneren Auge wahr – in dieser Position, an diesem Ort, aufgerichtet zwischen Erde und Himmel.

- Entspannen Sie nun ganz besonders alle Bereiche Ihres Kopfes: Nehmen Sie Ihren Stirnraum wahr. Entspannen Sie Ihre Stirn durch ein kleines inneres Lächeln. Lächeln Sie sich selbst zu oder einem anderen Wesen oder der ganzen Welt. Lassen Sie sorgsam los in beiden Kiefergelenken. Die Zähne berühren sich nicht, die Lippen liegen nur ganz leicht aufeinander. Entspannen Sie Ihre Augenbrauen, die Augenlider, die Augäpfel.
- Der innere Blick hinter den geschlossenen Lidern ist gesenkt zum Brustraum, zum Bauchraum, zur Erde.
- Entspannen Sie auch alle Gelenke in Armen, Händen, Beinen, Füßen.
- Verweilen Sie nun passiv und ohne jede konkrete Erwartung in der Mitte Ihres Brustraumes.
- Die natürliche Atembewegung und die Achtsamkeit werden durch Ihre Hingabe an den Atem eins. Verschmelzen Sie von Augenblick zu Augenblick ganz mit dem fließenden Atem. Versuchen Sie nicht, ihn zu lenken.
- Entspannen Sie immer mehr Ihr Herz, wenn Sie ausatmen. Lassen Sie dabei alles los, was Sie belastet. Dann können Sie auch im ganzen Körper besser loslassen.
- Wenn Gedanken kommen, reagieren Sie nicht darauf. Lassen Sie sich nicht von ihnen ergreifen und festhalten, sondern verbinden Sie sich mit dem *Inneren Licht des Herzens,* das von allem Leid unberührt ist und bleibt. Jedes Einatmen stärkt dieses Licht, mit jedem Ausatmen fließt es in alle inneren und äußeren Räume.
- Lassen Sie nun eine Empfindung, eine Erinnerung, in Ihrem Bewusstsein aufsteigen, die mit der Erfahrung von *Liebe, Mitgefühl, Mitfreude* oder *Vergebung* in Beziehung steht. Es sind die tiefen Grundgefühle, die inneren Kostbarkeiten, die in jedem Menschen ruhen, aber meistens von den Trübungen des Alltagsgeistes verhüllt bleiben.
- Wählen Sie für einige Zeit der Stille eine dieser Empfindungen, die für Sie im Augenblick am wichtigsten ist, die Sie in Beziehung zu einem Menschen, zu anderen Wesen oder zu positiven Erfahrungen Ihrer Lebenswelt erinnern und spüren können.
- Nähren Sie diese Empfindung, diese Vorstellung, im Licht Ihrer spürenden Achtsamkeit. Ihr Atem und Ihr Geist fließen dann als Einheit in der Schwingung dieser heilwirksamen Energie des spirituellen Herzens. *Liebe heilt, Mitgefühl heilt, Freude heilt, Vergebung heilt.*

5. Bhavana *mit dem Bild und der Energie der Sonne* (Surya)

Die Sonne ist die Quelle allen Lebens. Sie ist der kosmische *Prana,* die kosmische Lebensenergie. Ein *Bhavana* mit dem inneren Bild der Sonne, lokalisiert im Bauchraum oder im Brustraum, dabei die Strahlkraft empfindend, die von dieser Visualisierung ausgeht, verbindet uns mit dem inneren Licht, das wir zutiefst sind.

Besonders, wenn unser Gemüt verdunkelt ist von Sorge, Angst und Depression, kann dieses *Bhavana* klären, die Dunkelheit erhellen, die Berührung mit unserem leidfreien Sein ermöglichen. Gleichzeitig kann die universelle Kraft des *Prana* auf unsere körperliche Balance positiv einwirken, weil wir im *Bhavana* mit ihr verschmelzen.

Lassen wir uns in der Übung vom Atem führen, verstärken sich die Beziehung und die Kraft. Auch das Mantra *Surya* oder *Suryaya* oder *Om Suryaya Namah* sowie andere Mantren, die die Sonne symbolisieren, können die Wirkung unterstützen. Bevorzugt wird dieses *Bhavana* in einer für Sie passenden Sitzposition praktiziert. Probieren Sie auch aus, in welchem inneren Raum (Bauch oder Brust) Sie sich mit Ihrem Sonnenbild am wohlsten fühlen. Es kann die aufgehende Sonne, die strahlende Mittagssonne oder auch die Abendsonne sein.

Kriya-Yoga – die reflektierte Anwendung der Yoga-Erfahrung in Übung und Alltag

Der Begriff „*Kriya*“ kommt von der Sprachwurzel *kr* = handeln. *Kriya* heißt also Handlung oder Tat. Das gilt auch für den Begriff „*Karma*“. Die Beschreibung des *Kriya-Yoga* eröffnet zu Beginn des zweiten Kapitels des Yogasutra den *Sadhana-Pada*, den praktischen, ineinandergreifenden Übungsweg des Yoga. Die möglichst in jeder Handlung miteinander kommunizierenden inneren Qualitäten des *Kriya-Yoga* sind:

- *Tapas* (wörtlich: Hitze, Glut) bedeutet für den Yogaübenden Reinigung und Stärkung durch kontinuierliches und höchst motiviertes Praktizieren der vorrangig körperbetonten Übungen, insbesondere in Verbindung mit dem Atem. An diesem energetischen Reinigungsprozess ist aber immer auch unser Geist beteiligt. Der Wille zur Veränderung, die Ausdauer und die Geduld in

schwierigen Situationen und das Vertrauen in die wirkende Kraft sind der psycho-mentale Hintergrund jeder Aktion.
Tapas ist die starke innere Glut, die nach unserem heutigen Verständnis von Yogapraxis durch die *Asana*- und *Pranayama*-Praxis und gleichermaßen durch die Meditation alle Unreinheiten verbrennt, die uns an einer klaren Wahrnehmung hindern. *Tapas* wird des Öfteren auch mit Askese gleichgesetzt. In früheren Zeiten beinhaltete jede Form der Askese auch einen Drang zur Selbstkasteiung, um sinnliche, emotionale, mentale und materielle Ablenkungen auszuschalten.
Mit unseren heutigen Lebenserfahrungen und Forschungsergebnissen wissen wir aber, dass nur die Balance aller Kräfte, und nicht die Unterdrückung einzelner Energien, zur Transformation führen. In diesem Sinne könnte Askese auch so verstanden werden, dass man aus Einsicht in die Bedeutung der Balance auf die egozentrische Durchsetzung ehrgeiziger Begierden und Erwartungen verzichtet. Für eine bestimmte Zeit zu fasten oder zu schweigen, oder beides gleichzeitig, ist ein durchaus zeitgemäßer und umsichtiger Umgang mit Askese und Verzicht. Es geht auch um den freiwilligen, mühelosen Verzicht auf ständig neu auftauchende Wunscherfüllungen, auf das „Haben-Wollen", denn das produziert Leid. Es geht also um die Loslösung von der inneren Bindung an die Dinge der Welt. Das ist ein entscheidender Unterschied zur Ausgrenzung und Ablehnung. Die Dinge und die sinnlichen Erfahrungen der Welt sind nicht schlecht und hinderlich. Es geht vorrangig um die Fähigkeit, sich nicht durch einen inneren Drang daran binden zu müssen.
Vyasa, dem wohl ältesten Kommentator des Yogasutra, wird die Aussage zugeschrieben, dass *Tapas* so eingesetzt werden sollte, dass es dem Übenden und anderen nicht schadet. Also muss *Tapas* ein inneres Regulativ haben als Schutz vor zu viel Aktivismus, vor Überanstrengung, Gier und Ablehnung und vor Überreaktionen im persönlichen und im beruflichen Umgang miteinander.

- *Svadhyaya* (wörtlich: „an sich selbst nahe herangehen"; Selbsterforschung) ist ein unverzichtbares Regulativ von *Tapas*. Es ist die Fähigkeit der bewussten Selbstwahrnehmung a) von Übungsimpulsen, b) von spontanen Reaktionen auf diese Impulse, c) von anhaltenden, die Befindlichkeit verändernden Wirkungen sowie d) von Schmerz- und Bewegungsgrenzen, um nur einige Beispiele zu nennen.

Svadyaya ist Selbsterfahrung durch verfeinertes Einfühlungsvermögen (spürende Achtsamkeit) in die Energien des Körpers, des Atems, der Empfindungsimpulse und der reflektierenden Gedanken. Es entwickelt nicht nur die Selbstwahrnehmung, sondern auch die Fremdwahrnehmung im sozialen Miteinander, in jeder Handlung.
Da der Begriff „*Svadhyaya*" auch „Studium" bedeutet und in den Kommentaren oft als „Studium der Schriften" bezeichnet wird, sollten wir diesen Aspekt bei unserer „Selbsterforschung" nicht unberücksichtigt lassen. Bei authentischen Schriften der Weisheitstraditionen, insbesondere aber im Yogasutra, finden wir viele Hinweise, die mit unserer konkreten Lebens- und Übungssituation etwas zu tun haben. Sie bieten vielfache Unterstützung, hilfreiche Fragestellungen und auch Bestätigungen für unseren eigenen Transformationsprozess, damit wir uns nicht durch Irrwege und falsche Vorstellungen ablenken lassen. *Svadhyaya* ist lebenslanges Lernen.

- *Isvara-Pranidhana* (wörtlich: Hingabe an *Isvara,* das Höchste*)* ist im Kontext des *Kriya-Yoga* ein weiteres sehr bedeutsames Regulativ für *Tapas* und für *Svadhyaya. Isvara-Pranidhana* wird hier nicht als passive Überantwortung an eine religiöse Instanz verstanden, sondern nach Vyasa als eine „bestimmte innere Haltung, die ich meinem Handeln gegenüber einnehme".
Im Zusammenwirken von *Tapas* und *Svadhyaya* erkennen wir sehr bald unsere Möglichkeiten und unsere Begrenzungen. Wir erkennen auch, dass nicht alles machbar oder in den Griff zu bekommen ist. *Isvara-Pranidhana* ist bei der praktischen Anwendung des Yoga die Fähigkeit zur uneingeschränkten Akzeptanz dessen, was im Augenblick ist, ohne sich ablenken zu lassen. Hier wird eine Beziehung zu *Vairagya* deutlich.
Speziell durch die klärende Erfahrung mit dem Atem (*Pranayama*) lösen sich dadurch fortschreitend die Bindungen an psycho-mentale Verhaltensmuster und körperliche Probleme. Erst dann kann sich der weite Raum des inneren Potenzials, der inneren, allumfassenden Kraft, öffnen. Unsere vertrauensvolle Hingabe an diese Erfahrungsebene, die umfassender ist als unser Denken, verwandelt jede Übung und jede alltägliche Aktivität.
Isvara-Pranidhana als integrierter Bestandteil des „Yoga der Tat" kann innerhalb der Praxis aktiv angewendet werden durch:
    - Rezitation,
    - Rezitation in Verbindung mit einem Bewegungsablauf (*Vinyasa),*
    - Rezitation in Verbindung mit Berührungen (*Nyasa),*

- Körperhaltungen und Bewegungsfolgen (*Asana* und *Vinyasa)*, die das Ausatmen und damit das Loslassen unterstützen,
- Atemregulierung (*Pranayama*) in Verbindung mit Mantra,
- Meditationen in Verbindung mit Mantra und Atemachtsamkeit.

Selbstverständlich kann innerhalb der Praxis auch die Hingabe an eine für Sie wichtige religiöse Instanz eingebunden werden. Dieser Aspekt wird im ersten Buch des Yogasutra (1, 23/24) als eine Übungsmöglichkeit vorgeschlagen, die auch zur Geistesruhe führt.

Die hier genannten Beispiele sind im Rahmen des *Kriya-Yoga* nur Schwerpunkte, die man innerhalb einer Praxis einfügen kann. Dabei dürfen die beiden anderen inneren Qualitäten nicht vernachlässigt werden: das beharrliche, angepasste Bemühen (*Tapas*) und die Selbsterforschung innerhalb der jeweiligen Aktivität (*Svadyaya)*. Wie selbstverständlich müssen alle drei Fähigkeiten ineinanderfließen: aktiv und wach / einfühlsam und beobachtend / gelassen.

Mit *Abhyasa-Vairagya* und der Möglichkeit von *Isvara-Pranidhana* werden im ersten Buch des Yogasutra die allgemeinen Bedingungen für das Gelingen einer spirituellen Übung erläutert. Wenn es um das konkrete praktische Üben, insbesondere mit dem Körper geht, erweitert sich mit *Svadhaya,* der Selbstbeobachtung, auf entscheidende Art und Weise die Übungs- und Lehrkompetenz. *Svadhyaya* ist sowohl die Brücke zwischen aktivem Bemühen und gleichmütiger Akzeptanz als auch zwischen Bemühen und bedingungsloser Hingabe an die Übung und an die im Hintergrund wirkende Energie. Diese reflektierende und spürend wahrnehmende „Brücke“ ist ein evolutionärer Schritt innerhalb des Yoga-Übungsweges. In der Anwendung erschließt sich das Besondere der integrativen Praxis. Sie wird zur Übungskunst, die über sonstige, an vordergründigen Zwecken orientierte Techniken hinausgeht.

Einige Kommentatoren des Yogasutra weisen darauf hin, dass die Platzierung des *Kriya-Yoga* als Einstieg in die Beschreibung des achtgliedrigen Übungsweges und seiner Wirkungen sehr weise ist.

Der in konditionierte Verhaltens- und Denkmuster verwickelte, ganz normale Mensch muss achtsam, einfühlsam und schrittweise an den Veränderungsprozess herangeführt werden. Wie von selbst sollten sich die inneren Fähigkeiten entfalten. Die einzigen Voraussetzungen sind ein aufrichtiges Bedürfnis nach Veränderung und die Regelmäßigkeit des Übens. Dadurch wird Yoga für jeden

Menschen möglich. Sinngemäß möchte ich das mit den Worten von Dr. Karambelka (Kaivalyadhama Yoga Institute, Lonlavla) und auch von Swami Veda (Himalaya Institut) wiedergeben:

Jeder Mensch, der sich entwickeln möchte, kann
- etwas *Tapas*
- etwas *Svadhyaya*
- etwas *Isvara-Pranidhana*

innerhalb einer individuell angepassten Übung praktizieren.

Die „schrittweise Annäherung an ein Ziel" (*Vinyasa-Krama*), die Methode von Sri Krishnamacharya (Chennai), geht von der gleichen Erfahrung aus.

Dr. Karambelka legt in seinem Kommentar zum Yogasutra besonderen Wert darauf, dass *Kriya-Yoga* für den „normalen" Menschen eine unverzichtbare Möglichkeit bietet, sich langsam insbesondere den Anforderungen der *Yama* (Leitlinien für zwischenmenschliches Verhalten) und der *Niyama* (Regeln zum Umgang mit sich selbst) zu stellen, sie anzunehmen und sie zu verwirklichen.

Diese beiden werden zwar als erste Glieder des achtgliedrigen Übungsweges von Patañjali beschrieben, ihre Verwirklichung ist aber in den Lebenssituationen der meisten Menschen unserer Zeit sehr schwierig. *Kriya-Yoga* als innere Grundhaltung im Zusammenwirken mit der Praxis von *Asana* und *Pranayama* kann dabei jedem Menschen auf fein dosierte Weise eine Annäherung ermöglichen.

Das übergeordnete Ziel ist langfristig immer die psycho-mentale Beruhigung des Alltagsgeistes *Citta* durch die Klärung und Reduzierung der alltäglichen Hindernisse und der innerpsychischen, Leid verursachenden Spannungen. Schon durch die Einführung in *Kriya-Yoga* können erste diesbezügliche Erfahrungen gemacht werden. Man vertraut den konkreten Wahrnehmungen und merkt, dass der aktive Transformationsprozess den Alltagsgeist allmählich und schrittweise verändert. Durch das Ineinanderwirken der dann folgenden acht Übungsfelder (*Anga*) entfaltet sich zunehmend die Weisheit der unterscheidenden Erkenntnis:

Denken und Fühlen können sich nach innen ausrichten, und man kann klar wahrnehmen, dass es neben den unruhigen und beherrschenden Gedanken und Emotionen einen tieferen Seinsgrund gibt, der davon unberührt und friedvoll ist. In ihm sind wir immer und unabhängig von der äußeren Situation geborgen. Die trüben Schleier, die dichten Spinnweben, das grobe Geröll vor dem inneren Blick wird beseitigt. Die Mauern um unser Herz und um unseren Alltagsgeist werden immer durchlässiger. Wir erkennen, wer wir wirklich sind und gleichzeitig das, was wir als Lebensaufgabe während unserer Körperlebenszeit zu bereinigen und zu integrieren haben.

Innerhalb des Transformationsprozesses wird das deutlich, was mir schon im Teil A dieses Buches wichtig war: Das *Wie* des Übens muss für jeden Menschen im Mittelpunkt seiner Bemühungen stehen. Dadurch wird von Anfang an klar, dass jede Übung ein Schritt zur inneren Veränderung sein kann, wenn er dem einzelnen Menschen dient. Da jede Übung wirkt, ist die richtige Auswahl der Schritte von entscheidender Bedeutung, damit die Übung auch positiv verändernd wirken kann. In diesem Sinne sind alle integrativen Aspekte des Teils A des Buches Annäherungen an die im Yogasutra verdichteten Aussagen zur Yogapraxis (Teil B).

Guten Gewissens kann man sagen: *Kriya-Yoga* (Methode und innere Einstellung) sowie die folgenden acht ineinandergreifenden Glieder des Yogaweges, die *Upaya* (Inhalte, Mittel), sind integraler Yoga. Der hier beschriebene und universell anwendbare Übungsweg ist nach meiner Kenntnis der erste authentische praktische Ansatz der „Integralen Spiritualität".

Asana – die Kunst des Übens mit dem Körper

Der Körper ist die vielschichtige und alle Erfahrungsbereiche umfassende Wahrnehmungsebene, die uns als jeweils individuell gestaltete Form während unserer Körperlebenszeit zur Verfügung steht. Mit ihm und durch ihn machen wir unsere Lebenserfahrung. Er spiegelt uns täglich die körperliche, psychische und mentale Verfassung unserer jeweiligen Lebenssituation. Durch ihn erfahren wir nicht nur unseren augenblicklichen Zustand mit seinen Begrenzungen und Möglichkeiten, sondern auch den Prozess der inneren Transformation zur Ganzheit und zur Transzendenz in der Erfahrung der Non-Dualität *(Advaita)*.

In diesem Prozess spielen das Konzept und die Praxis von *Asana* und *Pranayama* sowie ihre Beziehung zueinander die Hauptrolle. Das gilt sowohl für die therapeutische Anwendung des Yoga als auch für die Yogameditation.

Die Bedeutung bewusster Erfahrung mit den Energien des äußeren und des inneren Körpers im Veränderungsprozess eines Menschen konnten Sie schon den hinführenden Themen des Teil A meines Buches entnehmen. Zur Erinnerung nenne ich hier einige Aspekte noch einmal:

- Testübungen zum Erkennen Ihrer körperlichen Ausgangssituation
- Die Bedeutung des Atems im Zusammenspiel der Kräfte
- Bewegen und Verweilen als sich ergänzende Übungsweisen
- Grundhaltungen des Yoga als Ausgangs- und Zielpositionen des Übens

Die besondere Art und Weise des Übens im Yoga, das *Wie* des Übens bzw. die Kunst des Übens liegt all diesen Themen zugrunde und mir sehr am Herzen.

Im Yogasutra (wie in Teil B beschrieben) verdichten sich diese vielfältigen Überlegungen und Erfahrungen zu einem konsequent logischen und gleichzeitig einfühlsamen praktischen Übungsweg. Der Weg führt, wie schon an anderer Stelle erwähnt, von außen nach innen – zur Reinigung, Transformation und Integration aller Kräfte. Dann aber, und das ist das Wesentliche, fließen Bewusstsein und Energie der tiefen Erfahrung von innen wieder nach außen. Die Fähigkeit zur unterscheidenden Erkenntnis und die Einsicht, dass alle Erscheinungen miteinander in Beziehung stehen, realisieren sich als verändertes Denken, Fühlen und Handeln in der Welt. Wir verstehen uns dann nicht mehr als Außenstehende bzw. den Dingen und Menschen Gegenüberstehende, sondern als Teilhabende. Wir sind mit allem und allen verbunden.

Mit dem *Kriya-Yoga* wird unsere Aufmerksamkeit fortschreitend auf die besonderen inneren Fähigkeiten gerichtet, die einem ganzheitlich wirksamen Übungsweg zugrunde liegen müssen. Der Schwerpunkt dabei ist die Anwendung der Hinweise für die praktische Übung mit dem Körper als eine vernetzte Einheit, die auf besondere Art und Weise in Beziehung zum Atem steht.

Was ist ein *Asana?* Die Übersetzung des Sanskritbegriffes „*Asana*" lautet a) „sitzen, sich setzen", b) „Sitz, Sitzweise", c) „ein Lager aufschlagen" und d) „Thron". Es geht also vorrangig um das Sitzen bzw. den Sitz, aber auch um die Art und Weise, wie man sitzt. Das führt uns zu der Ableitung des Begriffes von der Wurzel *as*, die sowohl auf „sitzen, sich befinden" als auch auf „dauernd tun" oder „sein" hinweist.[21] Die meisten mir bekannten Kommentatoren des Yogasutra beziehen sich ausschließlich auf die Bedeutungen „sitzen" bzw. „Sitz". Andere

---

21 nach Klaus Mylius, *Wörterbuch Sanskrit – Deutsch.*

bevorzugen die Bedeutung *as* = „sein". Ich denke man kann guten Gewissens nicht die eine Bedeutung von der anderen trennen. Die weiteren Erläuterungen von *Asana* bestätigen das.

Wir wechseln Tag und Nacht zwischen Bewegung und Ruhe, je nachdem, wie es unsere Lebenssituation erfordert. Viele Abläufe sind dabei über Jahre eingeübt und konditioniert. Wir führen sie aus, ohne lange darüber nachzudenken, was wir tun. Es geschieht unbewusst. Bei alltäglichen Situationen, wie z.B. beim Autofahren, ist das auch richtig und nützlich. Wir können uns auf unsere eingeübten Funktionen verlassen. Wenn wir uns im Alltag setzen, geschieht das auch sehr oft ohne zu beachten, wie wir uns setzen und wie wir dann sitzen.

Ein *Asana* (Körperhaltung) oder auch ein Bewegungsablauf des Yoga (*Vinyasa*) unterscheidet sich davon grundsätzlich. Die Yogapraxis zeichnet sich durch eine Interaktion zwischen der äußerlich sichtbaren, sehr bewussten Aktivität und der dabei innerlich erfahrbaren Wirkung aus. Ein *Asana* muss in der Ausführung immer gleichzeitig Stabilität und Leichtigkeit ausdrücken und diese Qualität auch erfahrbar machen. Patañjali benennt diese besondere Qualität mit dem Sanskrit-Doppelbegriff *„sthira-sukha"* („fest/unbeweglich-leicht/angenehm"; siehe YS 2, 46).

Sukha bedeutet auch „süß" bzw. „glücklich". Was kann es also Erstrebenswerteres geben, als in *Asana* über längere Zeit und ganz bei sich selbst verweilen zu können und sich dabei bedingungslos wohlzufühlen? T.K.V. Desikachar beschreibt das als einen „besonderen Zustand von Verweilen in Leichtigkeit". R. Sriram nennt *Asana* „die glückliche Haltung".

Die Erfahrung der Leichtigkeit, des Wohlbefindens, sollte immer darüber bestimmen, inwieweit Festigkeit, Unbeweglichkeit und Konzentration verstärkt werden können. Unser Atem ist hierbei Unterstützer, Gradmesser und Warner zugleich. Bleiben wir in inniger Beziehung zu unserem Atem, dann können wir die äußeren und inneren Grenzen wahrnehmen und sie mit seiner Hilfe achtsam und langsam erweitern, ohne uns zu schaden.

Erinnern Sie sich an die Worte von Vyasa zu *Tapas* (Reinigung durch Anstrengung). Das aktive Bemühen, die reinigende Hitze, darf nicht schaden, muss aber so dosiert sein, dass die Tendenz zur Trägheit (*Tamas*) überwunden wird. Also muss es eine passende, dem Ziel und gleichermaßen dem Übenden dienende Anstrengung sein, die auch die Motivation zum Üben unterstützt.

„Wirklich motiviert ist nur jemand,
der aufgrund eigener Erfahrung Freude an der Sache empfindet."
GERALD HÜTHER, NEUROBIOLOGE

Das von mir schon erwähnte „Erfahrungsvertrauen" bewirkt demnach auch eine innere Freude. Beides zusammen sind die Quelle der Motivation zum Üben. Durch die heutige Forschung wissen wir, dass dadurch insbesondere Dopamin, ein euphorisierender Botenstoff des Gehirns, ausgeschüttet wird.

Im Sutra 2, 47 werden kurz die drei wesentlichen inneren Eigenschaften der Übung mit dem Körper genannt, die *sthira-sukha* erst ermöglichen:

- *Prayatna* – intensive Bemühung
- *Saithilya* – leicht, entspannt
- *Ananta-Samapattibhyam* – meditative Ausrichtung auf das Grenzenlose

Wie bei *Abhyasa-Vairagya* liegt bei *sthira-sukha* die Faszination dieser Übungsqualität im Sowohl-als-auch von scheinbar paradoxen Eigenschaften. Im Sutra 2, 47 werden die Aspekte von Bemühen bei gleichzeitiger innerer Entspannung noch ergänzt durch die weiter vertiefende Anweisung zur meditativen Ausrichtung (*Samapatti*) auf den grenzenlosen Raum des uneingeschränkten Energie- und Bewusstseinspotenzials, auf die Unendlichkeit (*Ananta*).

Schritt für Schritt haben die Hinweise auf die Entwicklung einer yogischen Übungsqualität nun einen Level erreicht, der *Asana* sowohl als Körperhaltung als auch als innere Seinsweise zu einem Teil der Yogameditation werden lässt. Die Einübung dieser äußeren und inneren Haltung hat darüber hinausgehend eine entscheidende Auswirkung auf Haltung und Verhalten im Alltag. Die bewusste Erfahrung, dass in diesem Prozess der Körper und der Atem sowohl in der Bewegung als auch in der Ruhe eine unauflösbare Einheit sind, führt zu immer neuen Erfahrungsräumen und Fähigkeiten.

In Sutra 2, 48 wird beschrieben, was diese Kunst des Übens mit dem Körper bewirken kann. Die Art und Weise des Übens mit dem Körper in *Asana* führt durch die Integration entgegengesetzter Verhaltensweisen dazu, dass wir als ganzer Mensch (körperlich, psychisch und mental) dabei mehr Widerstandsfähigkeit gegenüber den unterschiedlichen Lebenssituationen entwickeln und diese auch langfristig stabilisieren. Diese Kraft, die nun bei jeder Aktion aus unserer Mitte kommt, bewirkt, dass wir den ebenfalls polar angelegten Ausdrucksformen des Lebens wie:

- Ausatmen und Einatmen,
- Kälte und Hitze,
- Gesundheit und Krankheit,
- Freude und Leid,
- Glück und Unglück,
- Nervosität und Gelassenheit,
- Begierde und Ablehnung in Übung und Alltag gelassen und erst einmal relativ neutral begegnen können.

Wir spüren sie frühzeitig und können sie dann wahrnehmen als das, was sie sind, ohne spontan bewertend reagieren zu müssen. Das ist die Chance, sie auch anzunehmen und unseren Handlungsmöglichkeiten entsprechend anzupassen. Eine äußere und innere Balance wird möglich.

Nach Dr. Karambelka kann die Erfahrung der sich gegenüberstehenden und dennoch zusammengehörenden Polaritäten oft als ein „psychischer Konflikt" erlebt werden. Durch die Vorgehensweise innerhalb der Praxis von *Asana* kann das Konfliktpotenzial jedoch schrittweise reduziert und aufgehoben werden. Er argumentiert, dass psychische Konflikte immer sowohl von körperlichen als auch von mentalen Spannungen begleitet werden. Die vollkommene körperliche Entspannung (*Prayatna-Saithilya*) und die vollkommene mentale Entspannung (*Ananta-Samapatti*) tragen dazu bei, dass selbst wenn störende Situationen auftauchen, der Zustand innerer Stabilität nicht verloren geht.

Die in der Konfrontation mit Gegensätzen möglicherweise angelegten psychischen Konflikte haben dann keine Kraft mehr, den übenden Menschen zu erfassen und zu beherrschen. Selbst wenn wir ihr Auftauchen als eine Empfindung oder als einen Gedanken mit Reaktionen auf den Körper und den Atem wahrnehmen, weil wir beim Üben sehr achtsam geworden sind, haben sie keine krankmachende Wirkung mehr und werden transformiert. Ihre Energie wird integriert.

Mit welchen praktischen Mitteln (*Upaya*) bzw. Übungsschritten (*Krama*) können wir uns diesem Ziel (*Hanopaya*) annähern?

Die Realität der Übenden und Lehrenden zu Zeiten Patañjalis war natürlich eine ganz andere als die heutige. Das müssen wir auf jeden Fall berücksichtigen, wenn wir die inneren Qualitäten des Übens mit dem Körper beleuchten und für uns anwenden wollen.

Wahrscheinlich gab es in der damaligen Zeit nur sehr wenige ausgewählte Schüler, die ganz bei ihrem Lehrer lebten und lernten. Ihr Lebensstil und ihre Ernährung waren passend für die Verwirklichung des spirituellen Zieles. Es bestanden wenige Ablenkungen durch äußere Unruhe und durch alltägliche Sorgen in Beruf und Familie. Ich kann mir vorstellen, dass die Schüler durch diese unterstützenden Gegebenheiten sehr wohl in der Lage waren, physisch, psychisch und mental in ihrer Meditationssitzhaltung loszulassen und sich auf die Unendlichkeit des reinen Seins auszurichten. Dennoch wusste man offensichtlich ganz genau um die normale Situation anderer Menschen – aus der eigenen Vorgeschichte und aus dem Verhalten anderer, nicht zur Schülerschaft gehörender Menschen.

Die inneren Voraussetzungen für die Verwirklichung einer Yogahaltung, wie sie in den drei vorher erläuterten Sutren beschrieben werden, besitzen auch in der heutigen Zeit universelle Gültigkeit. Die Bedingungen für das praktische Realisieren dieser Fähigkeiten haben sich aber im Laufe der Jahrhunderte drastisch verändert. Viele Erkenntnisse, die uns von Patañjali und anderen Weisheitslehren durch die Erfahrung der meditativen Praxis übermittelt worden sind, werden in der heutigen Zeit durch die Möglichkeiten der Forschung sehr differenziert beschrieben und bestätigt. Das erweitert auch unseren reflektierenden Zugang und unsere praktischen Anwendungsmöglichkeiten. Dem müssen wir gerecht werden, ohne dabei die Essenz der Aussagen im Yogasutra innerhalb einer vielfältiger gewordenen Praxis zu verfälschen. Wieder ist es das große Fragezeichen, das *Wie*, das uns dabei beschäftigt.

Bei den meisten Kommentatoren des Yogasutra wird *Asana* als eine Sitzhaltung verstanden, die durch ihre äußere Form und durch die innere Haltung der Übenden vorrangig *Pranayama* und Meditation erleichtern soll. Schon bei Vyasa finden wir aber neben den klassischen Sitzpositionen noch einige andere Yogahaltungen, was auf eine frühe Erweiterung des Begriffes „Sitzhaltung" hinweist. Dies geschah wahrscheinlich, um die Wirkung von *Asana* durch andere Übungen besser vorzubereiten. Alle Erfahrungsbereiche des Menschen (*Kosa)* sollen dabei so durchlässig werden, dass die „Ausrichtung auf die Unendlichkeit" möglich wird und Energie und Bewusstsein fließen können.

Nach der Erfahrung von Sri Krishnamacharya spielt dabei sowohl die enge Beziehung zum fließenden Atem als auch die Vorbereitung der statischen Haltungen durch dynamische Übungsfolgen (*Vinyasa*) eine große Rolle. Wenn die Körperbewegung dabei in die Atembewegung eingebettet wird, werden beide Bewegungen eins. Die Ausrichtung auf den Atem als Ausdruck des *Prana* ist in diesem Übungsgeschehen die beste Möglichkeit, sich auf die Unendlichkeit von Bewusstsein und Energie auszurichten.

> „Dynamische Bewegungen helfen der Zirkulation des ganzen Systems. Dynamik ist Energiebewegung. Statisch ausgeführte *Asana* sind dann verantwortlich für den Aspekt der Reinigung des Systems."
> **KRISHNAMACHARYA/DESIKACHAR**

Ich möchte ergänzend hinzufügen, dass innere Selbstregulation und Selbstorganisation durch Integration dann von alleine geschehen können. Diese Erfahrungen zeigen uns heute, dass die im Zusammenhang mit *Asana* erforderlichen drei inneren Übungsqualitäten in der allgemeinen Yogapraxis, in der Yogameditation und in der Yogatherapie sehr viel differenzierter auf alle Übungen mit dem Körper anzuwenden sind als zur Entstehungszeit des Yogasutra.

Viele Meister verbinden auch die Erfahrungen des *Hatha-Yoga* mit denen des Yogasutra. Für sie gelten die Ausführungen von Patañjali als unverzichtbare Grundlagen für die Qualität der Übungspraxis im *Hatha-Yoga*. Dabei kristallisiert sich auch hier ganz klar der hohe Stellenwert des Atems heraus. Die Qualität des Atems, wie sie im Yogasutra von Patañjali als Folge einer angemessenen *Asana*-Praxis beschrieben und dort als *Pranayama* bezeichnet wird (YS 2, 49), muss auch in den anspruchsvollen Techniken des *Hatha-Yoga* berücksichtigt werden.

Praxis 9: Exemplarische Übungsreihe zur Vorbereitung von Asana

Das Ziel der nachfolgenden Praxis ist eine Sitzhaltung im Sinne des traditionellen Verständnisses von *Asana*. Auf dem Übungsweg dorthin sind Schritte (*Krama*) anzuwenden, die einfühlsam, ohne Druck und ohne Ehrgeiz dazu führen, dass in der Zielposition:

- die Wirbelsäule mühelos aufgerichtet sein kann,
- eine Empfindung von gleichzeitiger Stabilität und Leichtigkeit sich einstellt,
- eine freie Bewegung des Zwerchfells beim Atmen im Bauch möglich ist,

- in der Haltung aus diesem Grunde die Knie tiefer positioniert sein müssen als der Bauchnabel,
- eine möglichst gute Beweglichkeit der Knie- und Hüftgelenke durch die Dehnung der beteiligten Muskulatur entsteht.

Sind diese Voraussetzungen durch die zunächst angestrebte Sitzposition nicht zu erreichen, muss man unbedingt eine andere Haltung, die den eigenen Bedingungen besser entspricht, wählen (siehe dazu das Kapitel zu den Grundhaltungen in Teil A; ab S. 79).

Der Atem hilft immer, diese körperlichen Voraussetzungen kurz-, mittel- oder langfristig zu entfalten.
Einatmen bedeutet in diesem Sinne: sich aufrichten, stabil werden – *Kraft*
Ausatmen bedeutet in diesem Sinne: loslassen, flexibel werden – *Leichtigkeit.*
Wird beides gut und langsam vorbereitet, dann führt es dazu, dass beide Qualitäten durchgehend anwesend sind in der Haltung *(sthira-sukha).*

Auf die unterstützende Bedeutung des dynamischen Übens wurde schon mehrfach hingewiesen. Dies gilt insbesondere für die Entwicklung einer guten, langsamen Atembewegung. In Anlehnung an Sri Krishnamacharya wies sein Sohn T.K.V. Desikachar in einem Interview darauf hin, dass der Körper allein in einer sitzenden Position diesen „Yoga-Atem" nicht entwickeln und auch nicht stabilisieren kann.

Der Atem ist wie ein Seismograph. Selbst bei sehr fortgeschrittenen Yogaübenden ist der ruhige Atem nicht eine lebenslange Konstante. Immer wieder kann man feststellen, dass aus unserem Innenleben Erinnerungen, Träume etc. und in äußeren Situationen Impulse kommen, auf die unser Atem reagiert. Auch der schon entwickelte ruhige Atem zeigt subtile Wirkungen. Deshalb ist eine den Atem, den Körper und den Geist integrierende dynamische Übung, auch bei Fortgeschrittenen, sehr unterstützend, um den Zustand der Sammlung und Balance zu stabilisieren.

Je mehr wir vertrauensvoll üben, umso schneller wird der zeitweise beunruhigte Atem seine Balance wieder finden. Je öfter und insbesondere je bewusster die dynamische Übung (*Vinyasa)* praktiziert wird, umso langsamer und feiner wird der Atem, umso langsamer und wirksamer wird die eingebettete Körperbewegung. Das bedeutet, der Atem und der Körper werden dadurch schrittweise immer stabiler (*sthira*) in der Bewegung (bzw. findet zu einer Ruhe in der Bewegung). Da langsames, einfühlsames Atem gleichzeitig eine beruhigende und befreiende Wirkung auf das Nervensystem und darüber hinaus auf den Alltagsgeist hat, beinhaltet die dynamische Übung auch den Aspekt von Leichtigkeit (*sukha*). Das zeigt, dass *sthira-sukha* auch beim dynamischen Üben erfahren werden kann. Wird dann eine statische Position eingenommen, dann kann sich die vorher entwickelte Atemqualität in der Haltung voll und über lange Zeit ausbreiten.

Die in der Praxis 9 vorgeschlagene Übungsreihe ist exemplarisch zu verstehen. Bei der Vielzahl der Übungsmöglichkeiten im Yoga sind natürlich auch andere, der Vorbereitung von *Asana* dienende Sequenzen denkbar.

Zur Erinnerung: *Asana*, die Kunst des Übens mit dem Körper, sollte mit der Übungsqualität *sthira-sukha* ausgeführt werden. Die Zielhaltung ist der aufrechte Sitz.

Nach einer längeren Haltephase der Zielposition im gekreuzten Sitz (oder auch in einer anderen Sitzhaltung) können Sie eine oder mehrere Ausgleichsübungen durchführen (siehe dazu die Vorschläge zu Ausgleichsübungen von Praxis 1; ab S. 62).

1. Tadasana (Berghaltung): äußere Aufrichtung und innere Ausrichtung; fünfmal wiederholen
Übungsweise in jeder Sequenz: Die Atembewegung führt bzw. umhüllt die Körperbewegung.
In der statischen Phase ruht der Körper im Atem.

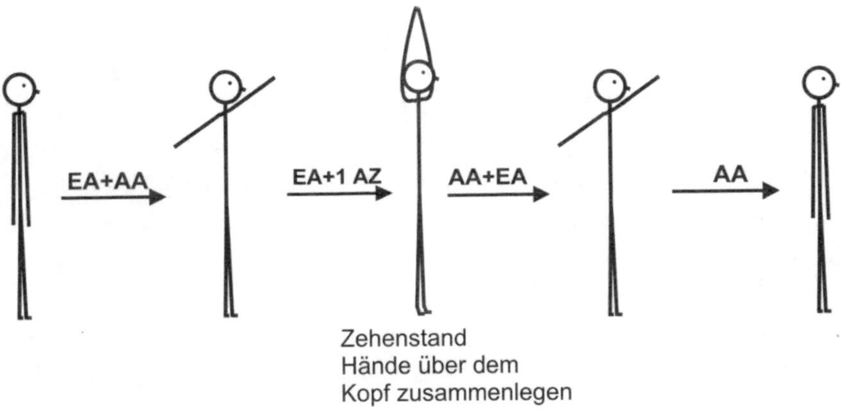

2. *Surya-Namaskara* (Sonnengruß): Verbindung von öffnenden und schließenden *Asana* durch den Atemfluss

Die Ein- und Ausatmung führt jeweils die Bewegung, der Atemfluss ist dabei lang und fein; mehrmals wiederholen.

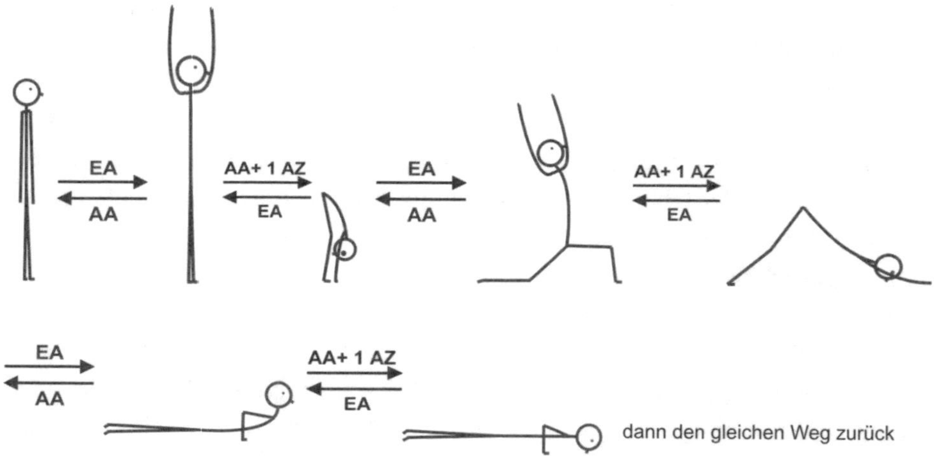

3. *Prasarita-Pada-Uttanasana* (Vorbeuge mit gespreizten Beinen): Aufrichtung, Flexibilität, Kraft; viermal wiederholen

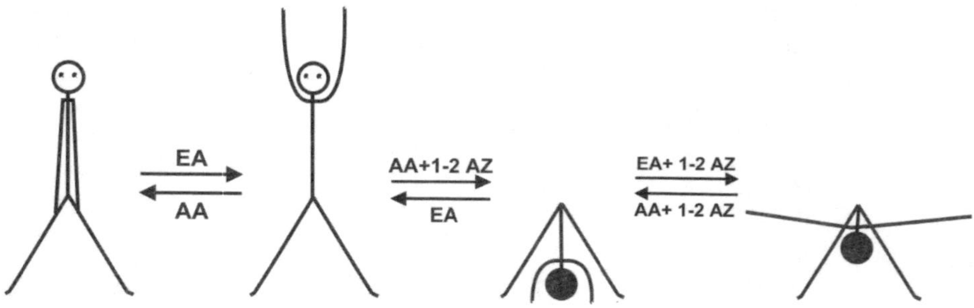

4. Variation von *Baddha-Konasana* (geschlossene Winkelhaltung): Beweglichkeit in den Gelenken, Kraft im Bauchraum; viermal wiederholen

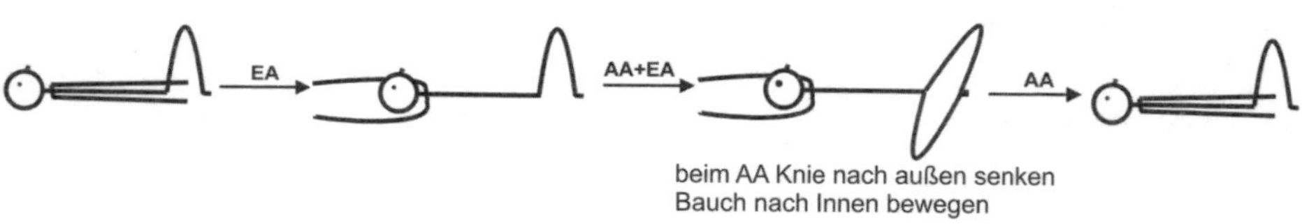

5. *Apanasana* (Dehnung des unteren Rückens) – *Dvipada-Pitham* (Schulterbrücke): Flexibilität und Stärkung; sechsmal wiederholen

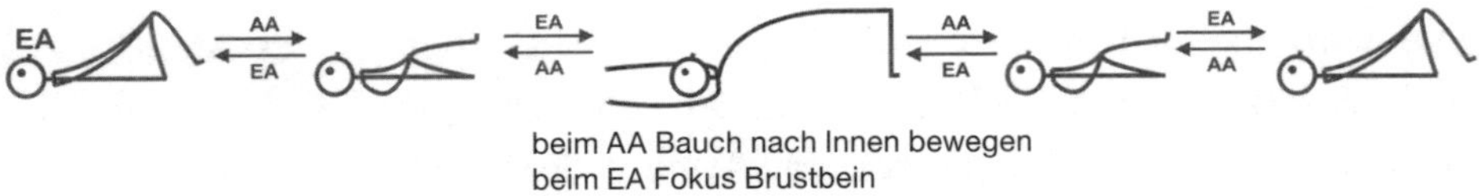

6. *Janusirsana* (Kopf-zum-Knie-Haltung): Aufrichtung, Flexibilität, Loslassen beim Ausatmen; der Fokus ist dabei im Bauchraum. Vier- bis sechsmal auf jeder Seite wiederholen. Dabei jeweils für zwei Atemzüge auf jeder Seite verweilen.

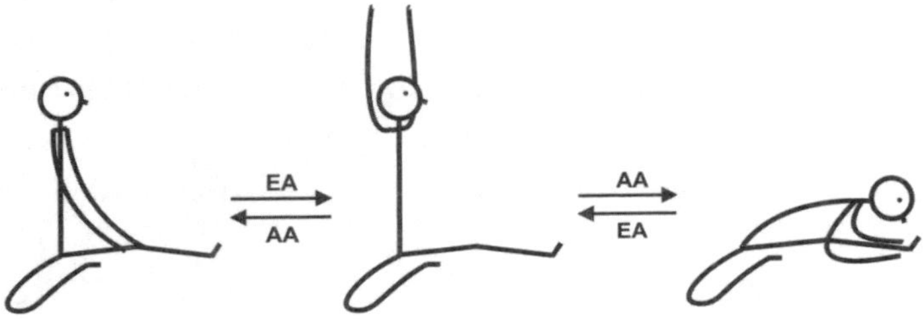

7. *Cakravakasana* (Sonnenvogel oder Katze): Ausgleich durch öffnende und schließende Bewegung mit dem Atem, sechsmal wiederholen

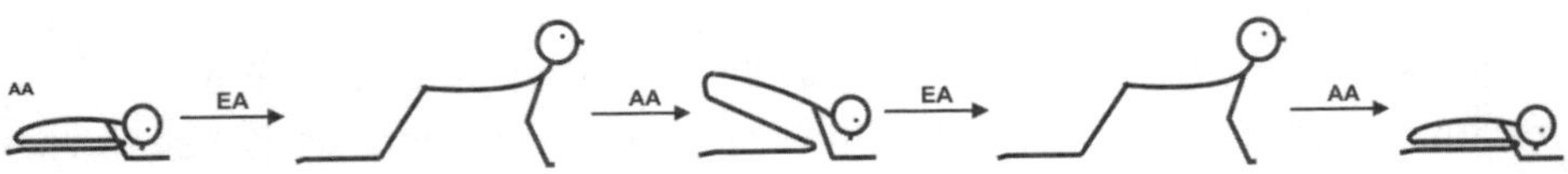

8. *Asana* mit gekreuzten Beinen: Wählen Sie eine der Ihnen gemäßen Sitzhaltungen (siehe Praxis 2 – Grundhaltungen, 2. Der Sitz; ab S. 79)

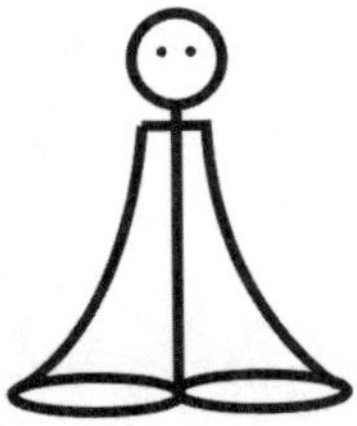

Pranayama – die Kunst des Übens mit dem Atem

Die wörtliche Bedeutung von *Pranayama* ist „Regulierung des Atems“, was gleichzusetzen ist mit der Regulierung der Lebensenergie. Abgeleitet wird dies von *Prana* = Atem, Lebensenergie und *Ayama* = Regulierung, Ausdehnung. Das Ergebnis von *Prana-Ayama* ist die Nichtzerstreuung der Lebensenergie.

In manchen Kommentaren wird *Pranayama* auch als „Atemkontrolle“ bezeichnet, was zu Missverständnissen führen kann. „Kontrolliert“ oder „gehemmt“ werden soll die Störanfälligkeit des alltäglichen, reaktiven Atems und nicht der Atem selbst. Dies gelingt aber nur, wenn man sich spürend mit der subtilen Essenz des Atems verbindet, diese Feinheit bei der gewünschten Regulierung respektiert und bei entsprechenden Übungen in den Mittelpunkt stellt. Die untrennbare Vernetzung der Atembewegung mit der Körperbewegung unter Einbeziehung der notwendigen Einfühlsamkeit des Geistes führt zur gewünschten Regulierung. Erst dann kann sich die Lebensenergie mit dem Atem ausdehnen und zentrieren.

Erst diese Vorgehensweise hat eine direkte Auswirkung sowohl auf den Körper als auch auf den Atem und den Geist, die sich mühelos und ohne Kontrolle von alleine entfaltet. Das ganze System kann und wird sich verändern. Die Störanfälligkeit wird „gehemmt“, die Tendenz zur Unruhe wird unterbrochen. Die Ruhe im Atem und die Ruhe im Geist können sich ungehindert ausbreiten.

Nach der Beschreibung der Übungsqualität von *Asana* und seiner Wirkung folgt im Sutra 2, 49 der entscheidende Hinweis auf die Verbindung zwischen Körper und Atem in der *Pranayama*-Praxis durch Kooperation (Zusammenwirken) und Korrelation (wechselseitige Beziehung):

„Wenn der Fluss des üblichen Atems (*Svasaprasvasa*) – unter der Voraussetzung einer guten Körperhaltung – ausgedehnt wird, dann ist das *Pranayama,* die Atemtechnik des Yoga.“

Vom „üblichen Atem“ zum bewussten Atmen

Der „übliche Atem“ reagiert ununterbrochen auf alle inneren und äußeren Einflüsse. Er ist also reaktiv und dadurch sehr störanfällig. Er verändert sich dauernd. Das hat fatale Auswirkungen auf unseren physio-psychischen Zustand und damit auch auf unseren Geist. Jeder von uns hat diese ganz normale Erfahrung sowohl in der Übung als auch im Alltag schon vielfach schmerzlich erleben müssen. Meistens werden uns aber dabei die inneren Zusammenhänge nicht bewusst.

Wollen wir die problematische Reaktionsbereitschaft beenden und mit dem ganzen Organismus und dem Geist in Balance kommen, so muss zunächst einmal das Wirken des „üblichen Atems“ unterbrochen werden (*Viccheda*). Die generelle Veränderungsfähigkeit des Atems kann dabei insofern genutzt werden, indem wir quasi das Zepter in die Hand nehmen, bewusst innehalten und uns nicht mehr von der drängelnden Unruhe beherrschen lassen. Wenn wir diese Entscheidung treffen, so ist das ein notwendiger Willensakt und ein erster Schritt zur Veränderung.

Veränderung kann sich dann aber nur durch sorgfältig ausgewählte, der Beruhigung des Atems dienende Übungsimpulse wirklich einstellen und nicht durch den Willen erzwungen werden. Die Grundprinzipien – Verlangsamung, Ausdehnung und spürende Atemachtsamkeit – müssen bei jeder Übung berücksichtigt werden. Das „instabile Gleichgewicht“ der Energien, auf das ich schon in einem früheren Kapitel hingewiesen habe, kann sich dann immer wieder von Neuem einpendeln. Wir erkennen nun frühzeitig die positiven und die negativen Veränderungssignale im Atem und können sie für die weitere Vorgehensweise in unserer Übungspraxis einordnen und nutzen. Bezogen auf die Situation des heutigen, insbesondere des westlichen Menschen lässt das die Schlussfolgerung zu, dass individuell gestaltete Hinführungen und Annäherungen gerechtfertigt und geradezu notwendig sind. Letztendlich ermöglichen erst sie schrittweise sowohl eine gute Körperhaltung als auch gleichzeitig eine entsprechend positive Auswirkung auf den Atem.

Diese Erkenntnis, die auf Erfahrung beruht, rechtfertigt unter anderem die Bedeutung der dynamischen, vom Atem geführten Übungen (siehe dazu das Kapitel über *Vinyasa;* ab S. 149). Das fein abgestimmte Zusammenspiel von Atembewegung und Körperbewegung öffnet immer mehr das Tor zum nächsten Schritt des Yoga-Übungsweges: Es entsteht die Fähigkeit, den nun weitgehend beruhigten Alltagsgeist mühelos zu fokussieren, um meditieren zu können. Dieses Tor zur inneren Stille öffnet darüber hinausgehend den weiten Raum der Erfahrung höchster Bewusstheit.

Pranayama *nach der Anleitung von* Patañjali

Im ersten Teil dieses Buches habe ich dem Atem und seiner Bedeutung für die besondere Weise der Yogapraxis sehr viel Raum gegeben. Die achtsame und individuell angepasste Übungspraxis des Yoga in Beziehung zum fließenden Atem hat sich dadurch und auch in Folge im Teil B des Buches als Schlüsselprinzip für die Erfahrung der Atem-Körper-Geist-Einheit herauskristallisiert.

Patañjali geht in Kurzform auf die wichtigsten Aspekte für die Anwendung von *Pranayama* ein, ohne spezielle Übungsanleitungen zu empfehlen. Es geht um Grundbegriffe und um grundsätzliche Prinzipien, die vielfältig gestaltet werden können. Wie wir gehört und gelesen haben, beginnt *Pranayama* schon dann, wenn die Praxis mit dem Körper, wie sie in den vorangegangenen Sutren beschrieben wurde, selbstverständlich geworden ist und ihre Wirkung auf den Atem zeigt.

Dies ist der erste Schritt und die Grundvoraussetzung dafür, dass man nun seine Priorität beim Üben auf die einzelnen Komponenten der Atemregulierung ausrichten kann. Wenn auch keine konkreten Übungen beschrieben werden, so richten sich doch fast alle Lehrenden und Übenden nach der von Patañjali angegebenen Reihenfolge: Ausatmung, Einatmung, Anhalten. Für die Ausrichtung der Aufmerksamkeit während einer Atemübung und für die Durchführung verschiedener *Pranayama*-Variationen werden die Hinweise von Patañjali in den verschiedenen Yogatraditionen als Grundlage weitgehend berücksichtigt.

> „*Pranayama* wird geübt mit umsichtigem Einfühlen in die Ausatmung, die Einatmung und das Anhalten, die Körpergegend, in der sich die Atmung abspielt, die Länge jeder Atemphase und in die Anzahl der Atemzüge. Dabei wird der Atem lang und zugleich sanft geführt."
> **YOGASUTRA 2, 50**

Die entsprechenden Sanskritbegriffe lauten:

- *Bahyavrtti* – Ausatmung
- *Abhyantaravrtti* – Einatmung
- *Sthambhavrtti* – Anhalten
- *Desa* – Ort, wo Atembewegung erfahrbar ist
- *Kala* – die Länge der Atemphasen
- *Samkhya* – die Anzahl der Atemzüge

Nur die gespürte Beziehung dieser Aspekte untereinander beim Üben kann bewirken, dass sich die gewünschte Qualität des Atems sanft und wie von alleine ergibt.

Die einfühlsame Regulierung des Atemflusses kann generell an drei Stellen des Hals- und Kopfraums, die vom Atem berührt werden, praktiziert werden:

1. *Regulierung im Kehlraum:*
   Zunächst wird beim Atmen dorthin gespürt. Dabei können die Stimmritzen leicht verengt (zusammengezogen) werden, sodass ein feiner Kehlton entsteht. Die Passage des Atems wird dadurch leicht verengt, es entsteht ein kleiner Widerstand, der den Atemfluss zwischen Kehle und Brustraum verlangsamt. Der Impuls muss äußerst sorgsam gesetzt werden, damit der Atem lang, fein und regelmäßig fließen kann.
   Im Yoga ist das *Ujjayi-Pranayama. Ujjayi* wird oft als „die Siegreiche" bezeichnet. Nach meinem Verständnis bezieht sich diese Definition auf die beruhigende Wirkung der verlangsamten und dennoch stärkenden Atemweise sowohl auf den reaktiven „normalen" Atem als auch auf *Citta*, den Alltagsgeist.

2. *Regulierung durch jeweils einen Nasengang:*
   Hierbei gilt das gleiche Prinzip wie bei *Ujjayi:* die Passage der Atemluft, die durch die Nase einströmt, wird dadurch verengt, dass ein Nasengang durch eine Handhaltung verschlossen wird. Die ganze Luftmenge fließt nun durch den anderen offenen oder halboffenen Nasengang ein. Dieser Nasengang wird dann verschlossen, der andere wieder geöffnet, und die ganze Luft fließt nun durch diesen offenen oder halb offenen Nasengang wieder nach außen. Die folgende Einatmung erfolgt dann durch den geöffneten Nasengang, dieser wird wieder verschlossen, der andere Nasengang für die Ausatmung geöffnet, und so wechselt man ständig die Seiten für die Ein- und die Ausatmung (wechselseitige Nasenatmung). Durch diese Praxis kann der Atem zunehmend langsamer und bewusster geleitet werden. Auch bei der Regulierung durch die Nasengänge wird der Atem bei entsprechender Achtsamkeit lang, fein und regelmäßig. Gleichzeitig hat die Nasenregulierung eine starke Wirkung auf die feinstofflichen Energiebahnen (*Nadi*). Sie werden „gereinigt" und durchlässig.
   Deshalb wird diese Übung im Yoga auch als *Nadi-Sodhana (*Reinigung der *Nadi*) bezeichnet und ist die Ausgangsübung für weitere *Pranayama*-Übun-

gen: Variationen der Nasenregulierung wie *Candra-Bhedana* („Mondatem") und *Surya-Bhedana* („Sonnenatem") und Kombinationen von Nasen- und Kehlregulierung wie *Anuloma-Ujjayi, Viloma-Ujjayi* und *Pratiloma-Ujjayi-Pranayama.*

3. *Die Regulierung des Atems über die Zunge in zwei Variationen:*

a) Die „kühlende Atmung" (*Sitali*) über die zusammengerollte Zunge, deren Spitze etwas aus dem geöffneten Mund geführt wird Über diese Öffnung „schlürft" man die Einatemluft langsam und spürend in den Körper ein. Dabei sollte darauf geachtet werden, dass die kühle Luft bis in den Bauchraum Richtung *Agni* (Bauchfeuer) fließen kann. Nach der Einatmung wird der Mund geschlossen, die Zungenspitze leicht zum Gaumen hin eingefaltet und mit *Ujjayi (*Kehlton*)* langsam ausgeatmet. Der Schwerpunkt liegt hierbei auf der betonten Einatmung, die stärkend wirkt. Gleichzeitig wird aber durch die Kühlung eine Regulierung des inneren Feuers ermöglicht. Die langsame Ausatmung durch die verengte Kehle (*Ujjayi*) hat dabei eine regulierende, beruhigende Wirkung auf das ganze innere System.

b) *Sitkari,* auch eine „kühlende Atmung", bei der die Zungenspitze locker hinter die oberen Schneidezähne gelegt wird Der Mund ist hierbei leicht geöffnet und die Zahnreihen berühren sich nicht, sodass die restliche Zunge breit und entspannt zwischen den Zahnreihen liegt. Nun atmet man durch den Mund ein. Da die Luft dabei über die Seiten der Zunge streicht, entsteht ein leicht zischendes Geräusch. Dann den Mund schließen, die Zungenspitze leicht zum Gaumen hin einfalten und durch beide Nasengänge lang ausatmen. Möglich ist auch die Ausatmung mit *Ujjayi* wie bei *Sitali.* Die Wirkung ist vergleichbar mit der von *Sitali.* Es wird aber auch auf eine besondere Wirkung im Herzraum und auf die damit verbundenen feinen, inneren Gefühle hingewiesen.
Wenn Sie aus anatomischen Gründen die Zunge nicht einrollen können, versuchen Sie *Sitkari.* Es kommt einzig auf Ihre individuelle, positive Erfahrung mit dieser Atemregulierung an.

Zunächst gilt es, eine langsame, feine und regelmäßige Ausatmung zu entwickeln. Vergleichen Sie dazu die Erläuterungen und Übungsvorschläge im Teil A des Buches, die auf die unterstützende Funktion der entsprechenden Körperbewegungen und Körperhaltungen hinweisen. Dadurch wird es erst möglich, dies mit entsprechenden Übungsansätzen auch auf die Entwicklung einer langen, feinen, und regelmäßigen Einatmung anzuwenden.

Das Schlüsselprinzip besteht darin, dass sich durch die entsprechende Praxis sowohl die Ausatmung als auch die Einatmung schrittweise auf eine individuell mögliche Maximallänge ausdehnen lassen. Erst dann kann man problemlos weitere Impulse setzen, wie zum Beispiel Atempausen oder besondere Atemverhältnisse.

Im *Hatha-Yoga* werden andere Begriffe für die bewusste, langsame Atmung verwendet. Man spricht hier von *Recaka-Pranayama* (langer Ausatmung), *Puraka-Pranayama* (langer Einatmung) und von *Kumbhaka* (Halten der Atemfülle bzw. Halten der Atemleere). Die Schwerpunkte sind verschieden, insbesondere was das „Anhalten“ anbelangt, aber im Sinne des Yoga muss die *Qualität* dem entsprechen, wie sie bei Patañjali beschrieben ist.

Die Entwicklung hin zu dieser Qualität muss, wie schon mehrfach erwähnt wurde, schrittweise, langsam und einfühlsam vor sich gehen. Ansonsten können die Übenden gesundheitlichen Schaden davontragen. In der Hatha-Pradipika findet sich dazu ein sehr eindringlicher Hinweis:

> „Beim Lehren und Üben von *Pranayama* sollte man
> so achtsam vorgehen wie beim Zähmen wilder Tiere,
> um keinen Schaden zu erleiden“
> **HP 2, 15**

Schnelles Atmen ist kein *Pranayama*. Forciertes, schnelles Ausatmen gehört in den Bereich der Reinigungstechniken, um das gesamte Atem-Körper-Geist-System für *Pranayama* vorzubereiten. Im Yogasutra findet sich hierzu ein Hinweis im ersten Buch, Sutra 34. In der Hatha-Pradipika handelt es sich dabei um *Kapalabhati,* das hier zu den sechs Reinigungstechniken (*Kriya*) gehört HP 2, 22 und 35). Viele Yogatraditionen haben nach diesen Vorbildern eigene sogenannte „Reinigungsatemtechniken“ entwickelt.

Eine Ausnahme ist *Bhastrika-Pranayama,* die sogenannte „Blasebalgatmung“, bei der sowohl schnell eingeatmet als auch schnell ausgeatmet wird. Das kann durch jeweils einen Nasengang als auch durch beide Nasengänge gleichzeitig praktiziert werden. Verbindlich ist, dass nachfolgend ein langsames, bewusst reguliertes *Pranayama* folgt, zum Beispiel *Nadi-Sodhana* oder eine Variation davon.

Kumbhaka, *das Anhalten des Atems*

Das bei Patañjali als dritte Phase von *Pranayama* erwähnte „Anhalten" zwischen Einatmen und Ausatmen und umgekehrt

- ist zunächst die bewusste Wahrnehmung der kleinen Pause, des Übergangs zwischen den Atemphasen als ganz normaler Bestandteil der natürlichen Atmung.
- Darauf aufbauend kann man langsam und sehr einfühlsam diese Phase ausdehnen.
- Dadurch entstehen zunächst kleine stille Räume, in denen Geistesruhe und Atemruhe erfahren werden können, denn es findet im gesamten System eine Entschleunigung statt, die von großer Wachheit und Präsenz begleitet wird. Die Qualität dieser kleinen stillen Phasen hängt davon ab, wie wir das lange Ausatmen und das lange Einatmen eingeübt haben. Konkret hängt alles von der Luftmenge ab, die wir in beiden Phasen zirkulieren lassen, das heißt, es hängt von der Dosierung ab. Wie lange kann ich mühelos die Luft ausfließen lassen, ohne ganz schnell wieder einatmen zu müssen? Wie lange kann ich mühelos die Luft einfließen lassen, ohne ganz schnell wieder ausatmen zu müssen? Ist die jeweilige Luftmenge gerade richtig – nicht zu wenig, nicht zu viel –, dann können sich die Phasen des Anhaltens ebenfalls mühelos verlängern lassen.
- In diesem „Dazwischen" des Anhaltens (siehe Teil A, Praxis 2; S. 72) berühren wir in jeder Übung unser inneres Potenzial und die Bewusstseinsstille, die uns verändern können.

Die vierte Phase von *Pranayama* wird im Yogasutra schlicht als „der Vierte" (*Caturthah*) bezeichnet und ist letztendlich das Ergebnis einer vollkommenen Verschmelzung des Bewusstseins mit dem Atem. Es ist eine Einheitserfahrung, die schon als Übergang zu *Samadhi* gesehen werden kann. Der Atem ist dann so fein und still, dass man seine Phasen nicht mehr wahrnimmt. Es ist, als würde man gar nicht mehr atmen.

> „Der stille Atem befähigt zur Meditation."
>
> **R. SRIRAM ZU YOGASUTRA 2, 53**

Durch die schrittweise, sanfte und einfühlsame Regulierung des Atems in seinen drei Phasen dehnt sich die Qualität des Atems unendlich weit und still aus. Es scheint so, als ob der Atem still steht, es ist kein Unterschied zwischen Einatmen, Ausatmen und Anhalten mehr wahrzunehmen. Da ist nur noch Stille und keine Aktivität mehr. Und da der Geist so still ist und jedes Handeln aufgehört hat, kann jede Zelle von Energie und Bewusstsein gleichzeitig genährt werden – es geschieht von ganz alleine.

Diese Erfahrungen wurden im klassischen *Hatha-Yoga* als so bedeutsam für den Weg zu *Samadhi* angesehen, dass *Kumbhaka,* das Anhalten, zu einem anspruchsvollen und vielfältigen Konzept entwickelt wurde. Der Begriff kommt von *Kumbha* = „Krug" oder „Topf" und bezieht sich im Yoga auf die Lungen und alle Atemräume. In der Praxis (*Kumbhaka*) geht es um das Anhalten der Luft mit „voller Lunge" und das Anhalten mit „leerer Lunge" und zwar möglichst lange und mit drei muskulären Verschlüssen (*Bandha*), um einen optimalen inneren Gasaustausch zu bewirken, der starke Wirkungen auf die Lebensenergie und das Bewusstsein haben kann.

Es gibt allerdings in dieser Praxis nicht unbedeutende Risiken. Sie bedarf einer jahrelangen Vorbereitung und ist nicht für jeden Menschen geeignet. Die schon zitierte vorsorgliche Warnung in der Hatha-Pradipika ist aus diesem Grunde ernst zu nehmen.

Kumbhaka wird im klassischen *Hatha-Yoga* auch als Synonym für *Pranayama* verwendet. Nach meiner Ansicht und nach meiner Erfahrung, die sehr viele Übende und Lehrende teilen, ist die Ausschließlichkeit dieser Zuordnung eine verengte und nicht mehr zeitgemäße Sicht. Aber auch hierbei gilt natürlich, dass jede Übung der individuellen Situation und der begründeten Notwendigkeit der Übenden entsprechen und angepasst werden muss. Wird das berücksichtigt, dann ist auch nichts gegen das *Kumbhaka*-Konzept des *Hatha-Yoga* einzuwenden.

Den Begriff und die Erfahrung von *Kevala-Kumbhaka* im *Hatha-Yoga*, also dem Atemstillstand, der sich von allein einstellt, könnte man als eine Entsprechung zu dem weiter oben bereits erwähnten *Caturthah,* dem vierten *Pranayama* bei Patañjali, verstehen.

Die Konzepte von *Pranayama* sowohl im Yogasutra des Patañjali als auch in der Hatha-Pradipika von Goraksanath wurden für Menschen einer vergangenen Zeit entwickelt und beschrieben. Es waren relativ kleine Gruppen, die weitgehend noch im Rhythmus der Natur lebten. Das hat sich über die Jahrhunderte grundlegend, sogar oft dramatisch verändert. Wir können meistens nicht mehr im Rhythmus der Natur, zu der auch unser Körper gehört, leben. Wir leben oft fremdbestimmt. Die rationale und industrielle Entwicklung mit allen Vor- und Nachteilen beherrscht das alltägliche Leben. Störungen der energetischen Balance machen sich auf allen Ebenen bemerkbar. Wir suchen und brauchen Heilung.

Die Erfahrungen der Übungstraditionen vergangener Zeiten können uns den Weg weisen, müssen aber unseren Bedingungen angepasst werden, ohne dass die innere Essenz verfälscht wird oder verloren geht. Aus dieser Notwendigkeit heraus haben sich die vielfältigen und sehr differenzierten Variationen der Yoga-Übungspraxis entwickelt. Das, was wir heute mit dem Körper, mit dem Atem und mit dem Geist üben und immer weiter kultivieren, ist ein evolutionärer Schritt des Bewusstseins.

Praxis 10: Beispiele für das Üben von Pranayama

Die nachfolgende Praxis zum Thema *Pranayama* ist exemplarisch als eine Möglichkeit zu verstehen, im Zusammenwirken von Körper- und Atembewegung eine Ausdehnung der Atemphasen zu entwickeln. Es geht:

- zunächst um die Verlängerung und Verlangsamung der Ausatmung,
- dann um die Ausdehnung beider Atemphasen (Ausatmung und Einatmung),
- darauf aufbauend um das Atemverhältnis 1:2 zwischen Ein- und Ausatmung.

Die bewusste Regulierung des Atems erfolgt in der Kehle (*Ujjayi*) und/oder durch jeweils einen Nasengang (*Nadi-Sodhana*). Auf der Grundlage dieser Praxis können weitere Variationen der Atemregulierung aus dem Yoga erfolgen (*Pranayama*), auf die ich im Rahmen dieses Buches nicht näher eingehen kann.

Praxis 10.1

Verlängerung der Ausatmung

1. Vorbereitung

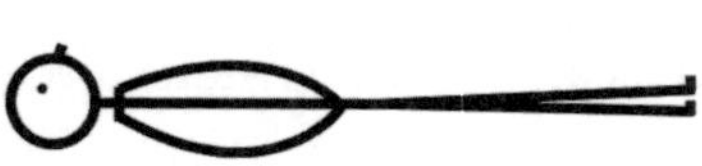

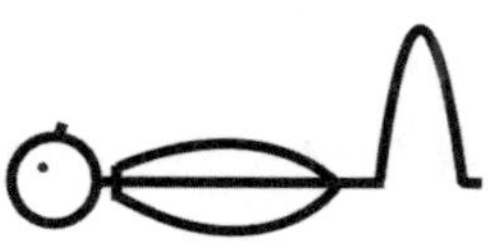

Rückenlage mit gestreckten oder mit aufgestellten Beinen; die Hände liegen einige Atemzüge auf dem Unterbauch. Dabei passiv die normale Atembewegung spüren. Der Atem fließt durch die Nase frei ein und aus. Den Fokus auf den Atem ausrichten, den Atem spüren bedeutet, aufmerksam zu sein. Können Sie einen Unterschied zwischen Einatmen und Ausatmen spüren?

Spüren Sie bei den nachfolgenden Übungen *zuerst* Ihren Atem, bewegen Sie dann erst den Körper gemeinsam mit der entsprechenden Atembewegung.

2. Die Atembewegung durch die Körperbewegung unterstützen und dem Körper beim Atmen helfen; Ausgangsposition: Rückenlage

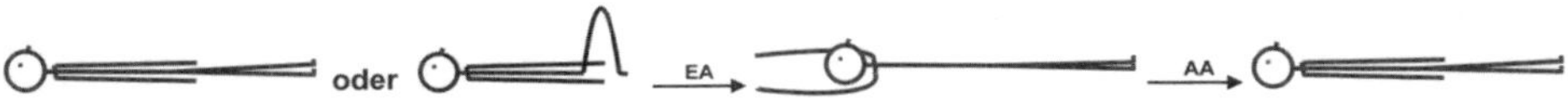

In jeder Position einen oder zwei Atemzüge verweilen.

3. Die Ausatmung unterstützen, dem Körper beim Ausatmen helfen; die Ausatmung verlängert sich; Ausgangsposition: Rückenlage mit aufgestellten Beinen

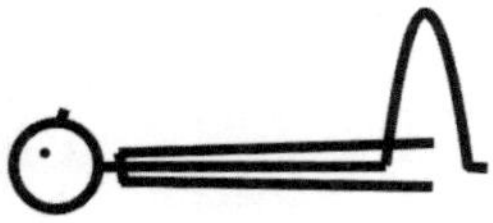

Das rechte Knie anbeugen, die rechte Hand auf das Knie legen, frei durch die Nase einatmen, Knie nach vorne bewegen, der Arm streckt sich, der Bauch weitet sich.

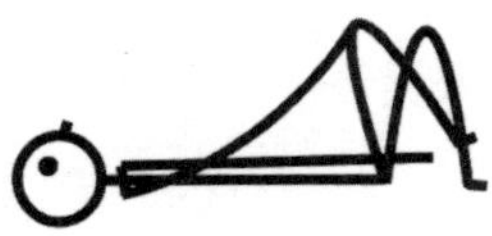

Dann langsam ausatmen mit *Ujjayi* (Kehlton), das Knie bewegt sich Richtung Brust, der Bauch sinkt ein, Ellenbogen ist gebeugt. Am Ende der Ausatem- und Körperbewegung ein bis zwei Sekunden Pause einlegen.

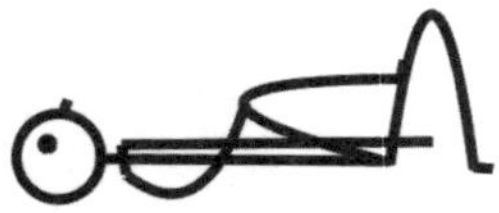

Die gleiche Praxis mit dem linken Bein und dann mit beiden Beinen ausführen. Jede Variation fünf- bis sechsmal wiederholen.

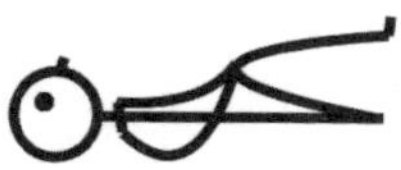

4. Die Wirbelsäule vorbereiten, die Ausatmung weiter ausdehnen, in jeder Position ein Atemzug

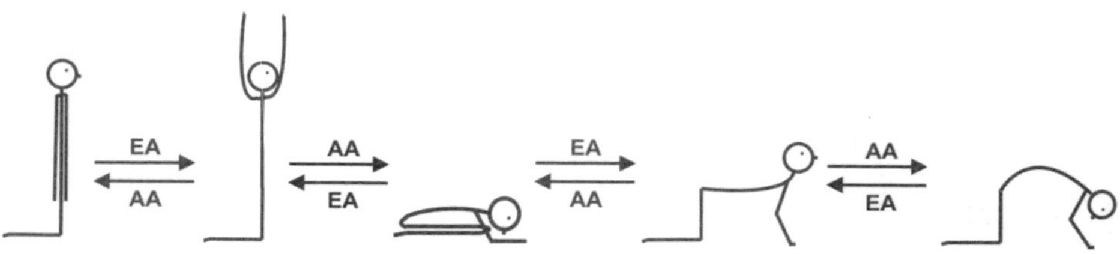

5. Die Ausatmung bis zum persönlichen Maximum ohne Anstrengung ausdehnen

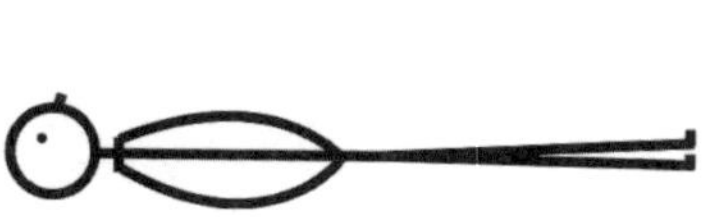

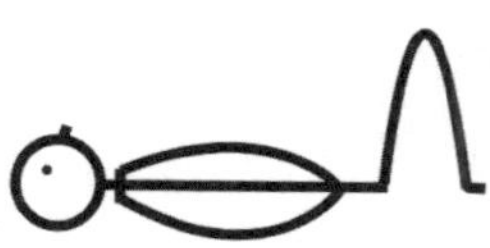

In der Rückenlage mit gestreckten oder mit aufgestellten Beinen frei einatmen, mit leichtem *Ujjayi* (Kehlton) langsam ausatmen; still im Geiste zählen.

Bei jeder Ausatmung ein bis zwei Sekunden achtsam weiter ausdehnen bis zum angenehmen Maximum.

6. Pranayama zum Thema „verlängerte Ausatmung"
Ausgangsposition: Sitz mit gekreuzten Beinen oder eine andere Sitzposition Ihrer Wahl

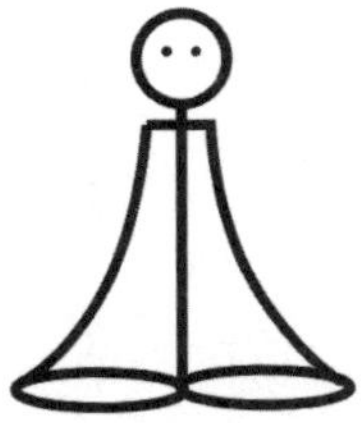

- Die aufrechte Haltung prüfen – Kreuzbein und Brustbein sind aufgerichtet, Scheitel strebt nach oben.
- Normal frei einatmen, mit feinem *Ujjayi* (Kehlton) die halbe Länge Ihres Maximums ausatmen und ca. zwei Sekunden Pause nach der Ausatmung zulassen; für sechs Atemzüge.
- Normal frei einatmen, mit feinem *Ujjayi* Ihr ermitteltes und erspürtes Maximum ausatmen; für zwölf Atemzüge.
- Dann wieder auf die Hälfte Ihres Maximums zurückkehren; für sechs Atemzüge. Das Kinn beim Einatmen ganz leicht heben, beim Ausatmen neigen, den Nacken entspannen.
- Stille in Atemachtsamkeit, passiv verweilen, die Atembewegung nur noch spüren.

Praxis 10.2

Gleichmäßige Ausdehnung beider Atemphasen 1:1 (Samavrtti) *bzw. Verlängerung der Ausatmung darüber hinaus 1:2* (Visamavrtti)

1. Vorbereitung der Atemachtsamkeit wie in der vorherigen Praxis 10.1 zur Ausatemverlängerung

2. Stabilisierung der Einatmung und der Ausatmung

a)

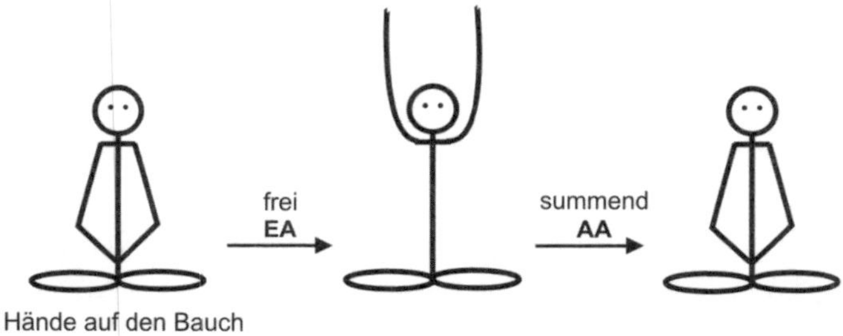

b)

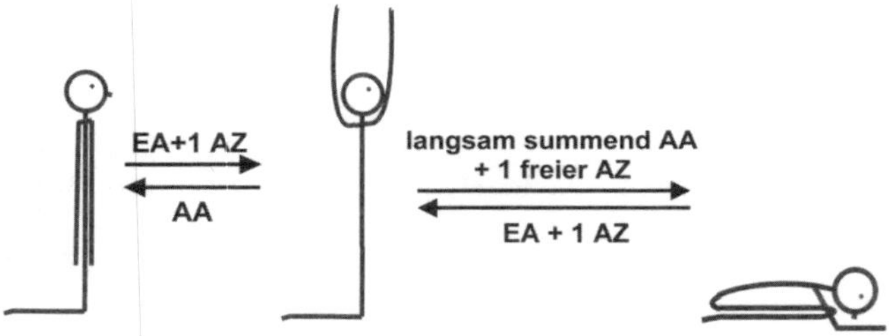

Im Kniestand nach jeder Einatmung und Ausatmung ein bis zwei Sekunden Pause einlegen.

c)

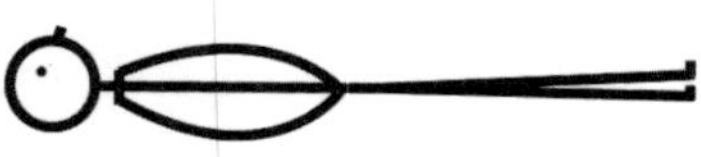

In der Rückenlage die Atembewegungen im Bauch spüren.

3. Gleich lange Ein- und Ausatmung mit Unterstützung der Arm- und Beinbewegungen

Die Körperbewegung ist die gleiche wie in Übung 3 von Praxis 10.1. Die Atembewegung sollte jetzt in beiden Atemphasen gleich lang gestaltet werden.

Achtung! Bei dieser Hinführung zu *Samavrtti* (Atemverhältnis 1:1) ist es sehr wichtig, auf die Dosierung der Luftmenge zu achten. Zunächst wenig Luft beim Einatmen einfließen lassen, damit das Verhältnis zur Ausatmung ausgewogen bleibt.

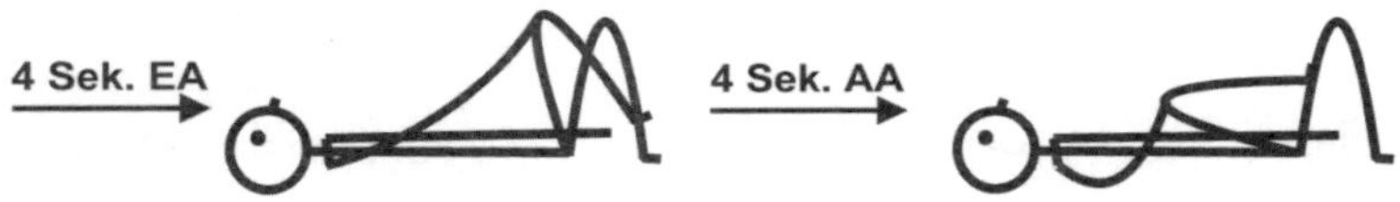

In der Rückenlage zunächst das rechte Bein, dann das linke Bein und schließlich beide Beine beugen; jeweils fünf- bis sechsmal wiederholen.

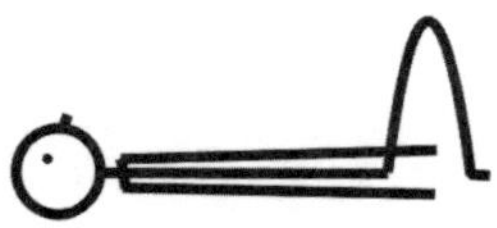

Dann frei durch die Nase vier Sekunden einatmen und vier Sekunden ausatmen; die Luft in diesem Rhythmus ein- und ausfließen lassen, kleine natürliche Pausen zulassen.

4. Ausdehnung der Atemphasen im Sitzen (1:1)

a)

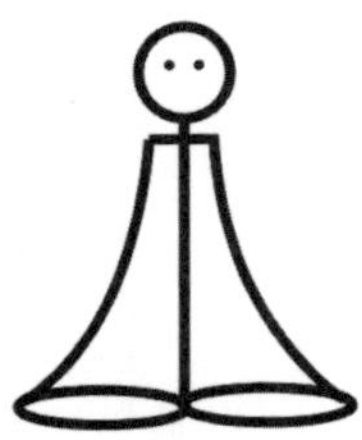

Beginnen Sie mit ganz wenig Luft und einer Länge von jeweils drei oder vier Sekunden. Üben Sie auf diese Weise einige Atemzüge. Verlängern Sie dann jeweils um eine Sekunde bis zu Ihrem Maximum. Die langsam und mühelos mögliche Länge der Einatmung ist dabei richtungsweisend für die Ausatmung, die der Einatemlänge entsprechen sollte.

b)

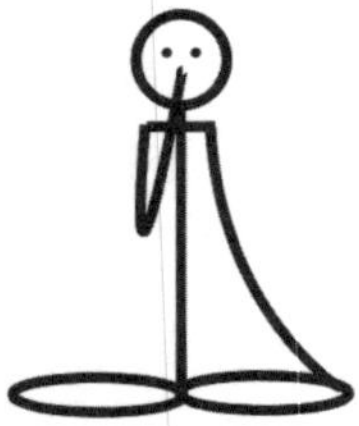

Nadi-Sodhana (wechselseitige Nasenatmung) mit dem persönlichen Maximum (1:1), mit kleinen Pausen nach Ein- und Ausatmung; fünf bis sechs Runden.

c)

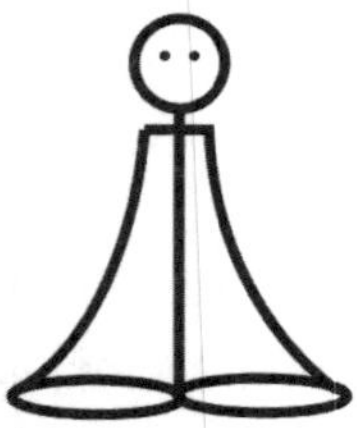

In Atemachtsamkeit passiv nachspüren.

5. Verschiebung der Atemphasen zum Verhältnis 1:2 (*Visamavrtti*), aufbauend auf Übung 4

a)

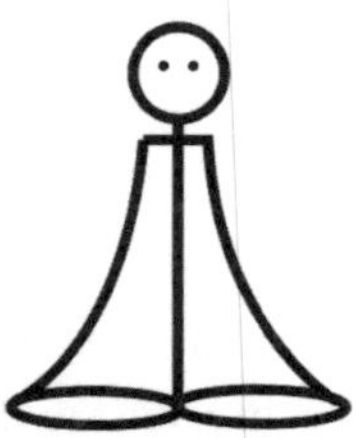

Experimentieren Sie hier etwas mit der Atemlänge und steigern Sie sich bis zu Ihrem Maximum, z.B. 2:4, 3:6 usw. Achten Sie wieder sorgfältig und einfühlsam auf die angemessene Luftmenge.

b)

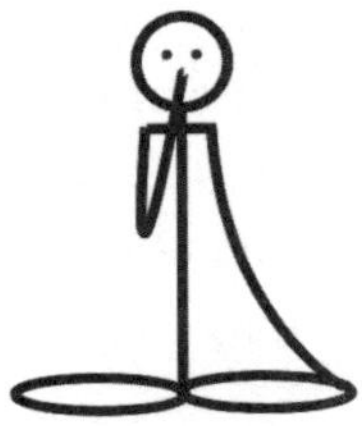

Nadi-Sodhana (wechselseitige Nasenatmung) mit Ihrem ermittelten und erspürten Maximum im Verhältnis 1:2; für fünf bis sechs Runden.

c)

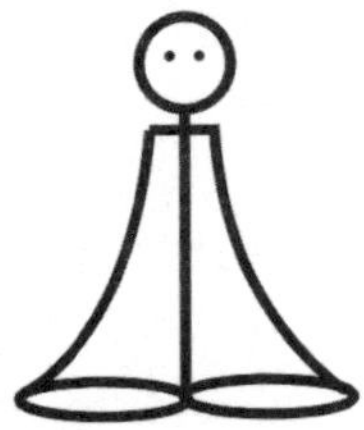

In Stille passiv verweilen und ganz verschmelzen mit dem fließenden Atem.

Fazit

Vier ineinandergreifende Schritte (*Krama*) bahnen den Weg von einer aktiven, achtsamen Regulierung des Atems hin zum passiven Verweilen im „stillen Atem. Als Grundlage für *Pranayama* und gleichermaßen als Voraussetzung für die positive Veränderung und die Stabilisierung des psycho-mentalen Geistes (*Citta*) sind die folgenden Punkte wichtig:

1. Die lange, feine und befreiende Ausatmung. Das innere Gefäß des Körpers (symbolisch: *Kumbha*, der Krug) wird dadurch leer, gereinigt und frei für

2. eine lange, feine und gleichzeitig stärkende Einatmung. Das innere Gefäß füllt sich mühelos, *Prana,* die Lebensenergie, breitet sich aus und nährt alle Zellen. Durch die vorher entwickelte gute Ausatmung wird dabei das energetische Gleichgewicht gewährleistet.
3. Einatmung und Ausatmung ergänzen sich und schwingen im Gleichklang (*Samavrtti*).
4. Andere Schwerpunkte in der Regulierung bzw. Rhythmisierung des Atems können von dieser guten, dynamischen Basis aus entwickelt werden, z.B. zunächst das Atemverhältnis 1:2 zwischen Einatmung und Ausatmung (*Visamavrtti*) und weitere Variationen, die auch die Atempausen (*Kumbhaka* = die Atemleere oder die Atemfülle im inneren Gefäß halten) einbeziehen können.

Durch diesen Prozess verlangsamt und verfeinert sich der Atem immer mehr, und die kleinen stillen Räume zwischen Ein- und Ausatmung dehnen sich mühelos aus. Der „stille Atem" schwingt sich ein. Man hat manchmal das Gefühl gar nicht mehr zu atmen und dennoch wach und lebendig zu sein.

Die Wirkung auf den psycho-mentalen Geist (Citta)

Was bewirkt die regelmäßige Praxis von *Pranayama*, die zur Erfahrung des „stillen Atems" führt? Patañjali gibt uns im Yogasutra (in den Sutren 2, 52, 53 und 54) klare Antworten auf diese Frage. Die Wirkung besteht aus drei ineinandergreifenden Schritten (*Krama*):

1. Der Schleier aus begrenzten Gedanken und trüben Gefühlen, der sich über unsere Wahrnehmung gelegt hat, wird durchlässig und durchsichtig. Unser inneres Licht, das unverfälscht Sehende in uns (*Drasta*), kann jetzt mehr und mehr ungehindert hindurchdringen. Klarheit und Licht erleuchten im wahrsten Sinne des Wortes die bisher verborgenen dunklen Winkel unserer Ego-Struktur. In dieser Erfahrung geht uns ein Licht auf (Erleuchtung), und *Viveka*, die unterscheidende Erkenntnis, breitet sich aus. Wir erkennen nun immer früher, ob die auftauchenden Gefühle und Gedanken eine positive oder eine negative, Leid verursachende Wirkung hervorrufen werden.
   In dem Maße, wie wir uns den positiven, in uns schlummernden tiefen Grundgefühlen (Freundlichkeit, Mitgefühl, Freude, Vertrauen, Dankbarkeit usw.) ungehindert zuwenden können, nähren wir sie und stärken ihre verwandelnde

Kraft. Sie sind die Quelle unserer wahren Natur. Ruhen wir in ihnen, dann spüren wir auch rechtzeitig diejenigen Energien, die aus einem verstrickten, gebundenen Geist kommen, und wir sind sofort, aber ohne große Erregung, auf der Hut. Wenn wir sie achtsam wahrnehmen, sie annehmen als das, was sie sind, uns aber nicht ergreifen lassen, dann werden sie abgeschwächt. Sie können sich auch auflösen oder einfach weiterziehen, *weil sich unsere bisherige Anhaftung löst.*

In dieser Weise wirken *Viveka* (unterscheidende Erkenntnis), *Vairagya* (Desidentifikation, Loslassen) und *Kaivalya* (innere Freiheit von der Leid schaffenden Bindung) gleichzeitig und in höchster Potenz. *Citta* wird zu einer feinen, durchlässigen Membran, durch die Innen- und Außenwahrnehmung uneingeschränkt miteinander verbunden sind und kommunizieren. Wir können dann unsere eigene Realität und die der uns umgebenden Welt so klar wahrnehmen, wie sie wirklich ist. Es entsteht Raum für bewusstes, mitfühlendes Handeln statt egozentrische Reaktionen.

2. Durch diesen Prozess wird *Manas*, dem Denken, seine eigentliche Aufgabe als dienende Kraft zugewiesen. Das Wunderbare der inneren Verwandlungsprozesse ist, dass auch sie von ganz alleine geschehen, wenn die Voraussetzungen gegeben sind. *Manas* und alle von ihm ausgehenden Sinnesfähigkeiten (*Jnanendriya* = Erkenntnissinne) sowie die auf die sinnliche Wahrnehmung reagierenden Handlungsfähigkeiten (*Karmendriya)* und ihre konkreten Handlungsaktivitäten sind ein lebendiger Ausdruck der Lebensenergie *Prana*. Das Denken und die Sinne stehen außerdem in engster Wechselbeziehung mit unseren Gefühlen.

   Interessant ist in diesem Zusammenhang die Aussage aus dem *Ayurveda: Manas,* die Hauptfunktion des Ego, muss streng genommen als sechstes Sinnesorgan angesehen werden, weil das Denken in der Wahrnehmungskette dazu beiträgt, die Außenreize zur inneren Realität zu machen.[22] Und der Atem, ein Synonym für *Prana*, ist die Grundvoraussetzung für die Wirkung der Lebensenergie im Körper und im Geist, also neben den körperlichen Funktionen auch für das Denken, das Fühlen und alle Sinne.

   Durch unsere nach außen gerichtete Identifikation mit den Sinneseindrücken, den Gedanken und den Gefühlen formen und festigen diese ununterbrochen unser individuelles „meinendes Selbst“, das Ego. Es hat durch diese Prägung

---

22 Nach Jean-Pierre Crittin, *Ayurvedische Psychologie.*

zu allem Erleben sofort eine Meinung. Es wählt zwischen Lust und Unlust und handelt nur auf der Grundlage seiner konditionierten Wahrnehmungs- und Verhaltensmuster (*Samskara*). Die Folge sind ständige Werturteile, entweder in Form von Abwertung oder Aufwertung. Eine neutrale Wahrnehmung, die auch zu einer klaren Entscheidung führen kann, ist dann nicht möglich.

Die blitzschnellen Bewegungen zwischen äußeren Reizen und den automatisierten Reaktionen bekommen eine verhängnisvolle Eigendynamik, die willentlich nicht zu unterbrechen ist. Die Kräfte, die eigentlich unserer Selbsterkenntnis und Selbstverwirklichung dienen sollten, beherrschen dann unseren Alltagsgeist. Durch die Einengung auf diese äußerliche Funktionsebene trübt sich die tiefe, klarsichtige Ebene des *Citta* und verliert die Beziehung zur Quelle, dem inneren Licht. Emotionale Fehleinschätzung der realen Lebenssituation sowie die Neigung zu Überaktivität oder Depression sind die Folgen. Atem und Körper reagieren mit Störungen, die Lebenskraft *Prana* wird geschwächt.

ieser folgenreiche Prozess in die Verzweiflung (*Duhkha)* wird durch die integrative Yogapraxis umgekehrt. Die *Pranayama*-Praxis ist hierbei von zentraler Bedeutung. Die Wirkung entsteht durch den verlangsamten und regelmäßig fließenden Atem. Das hat zunächst eine sofortige Wirkung auf das Nervensystem und die äußeren Funktionen des *Citta,* insbesondere auf die Gedankenbewegungen. Durch die achtsame Übung stabilisieren und zentrieren sich Atem und Denken gleichzeitig. Diese Qualität gibt die Kraft, sich von der Bindung an die äußeren Bewegungen und Objekte zu lösen. *Manas* und seine „Hilfskräfte", die Sinne, sind dann fähig und bereit, sich von den vielen, wechselnden Eindrücken zu lösen und sich über längere Zeit gemeinsam in nur eine Richtung zu bewegen. Innehalten, Sammlung, Zentrierung, Ausrichtung und Verinnerlichung werden möglich.

Dies dient nicht nur der formalen Yogapraxis. Das eigentliche Erfahrungsfeld ist jeder Augenblick des normalen Lebens. Die Fähigkeit der spontanen Integration von Wahrnehmen, Annehmen, Denken und Fühlen in Alltagssituationen und in zwischenmenschlichen Begegnungen lässt sofort eine Beziehung entstehen, die positiv verändern kann.

3. Die beschriebene Transformation des *Manas* bleibt natürlich nicht auf die Denkfunktionen beschränkt. Wie schon erwähnt, sind alle Sinnesfähigkeiten und Sinnesaktivitäten uneingeschränkt mit *Manas* verbunden und erfahren

den gleichen Verwandlungsprozess von der Außenbindung zur Innenwahrnehmung und Verfeinerung.
Der wohl bekannteste Vergleich dazu stammt von Vyasa und beschreibt das Verhalten von Bienen in Beziehung zu ihrer Bienenkönigin. Kehrt die Königin in ihren Bienenstock zurück, fliegt sie also „nach Hause", dann folgt ihr intuitiv der ganze Schwarm. Die Bienen lösen sich augenblicklich von ihren äußeren Objekten der Anziehung (Blüten) und schwärmen gemeinsam ins Innere. So verhält es sich auch mit den Sinnen. Beruhigen sich Denken und Fühlen, dann beruhigt sich auch die Außenaktivität der Sinne. Die Bindung an die äußeren Anreize löst sich, die sonst übliche Reaktion auf den Sinnesreiz verzögert sich und bleibt dann gänzlich aus. Das Denken und Fühlen und alle weiteren Sinne sind durch die Übung so weit zur Ruhe gekommen, dass sie sich nach innen ausrichten können. Das führt aber keineswegs zu einer Art Weltflucht, denn die Wahrnehmung weitet und verfeinert sich. Die innere Bewusstheit und die sinnliche Wahrnehmung bekommen eine neue, tiefer gehende Dimension. Auch diese Erfahrung ist ein Aspekt von *Viveka,* der unterscheidenden Erkenntnis. Wir erkennen den Zusammenhang zwischen unserer unvergänglichen Wesensnatur *(Purusa)* und den veränderlichen und vergänglichen Funktionen des *Citta.* Wir erkennen, dass diese Ebenen als zwei Aspekte des einen großen Lebens zu verstehen sind und als Einheit unser menschliches Dasein vollenden können, wenn wir die trennende und urteilende Tendenz überwinden.
Einen weiteren anschaulichen Vergleich für den Verinnerlichungsprozess der Sinne und des Denkens habe ich im englischen Kommentar zur Bhagavadgita von Bede Griffiths (1906–1993) gefunden. Er vergleicht das Ein- und Ausströmen der Sinne und der damit verbundenen Wünsche mit dem Fließen des Wassers in das Meer. Dabei entsteht sehr viel Bewegung im Fluss auf dem Weg zum Meer und an der Meeresoberfläche als Welle. In der Tiefe ist das Meer jedoch still und ruhig. Die Welle *ist* das Meer, sowohl in der Bewegung als auch in der Ruhe und Tiefe. Auf dieses Geschehen bezieht sich auch der Zen-Meister Willigis Jäger in seinem Buch „Die Welle ist das Meer".
Bezogen auf die Sinnesaktivitäten, die Gedankenbewegungen, die Wünsche und andere Emotionen kann man entsprechend sagen: Sie werden weiterhin kommen und gehen, sie gehören zum Lebensfluss. Auch an der Oberfläche des psycho-mentalen Geistes verursachen sie viele Wellen (*Vrtti*). Können wir aber durch die inneren Wirkungen unseres integrativen Übungsweges dauerhaft in unserer Wesenstiefe verankert sein und ruhen, dann fällt das

unruhige Suchen, Greifen und Festhalten von uns ab wie eine Last. Von dem, was durch Herz und Geist hindurchfließt, werden wir nicht mehr gestört, beherrscht oder mitgerissen.

Es ist dann nicht so, dass wir Wünsche und Begierden nicht mehr spüren und dass wir alles Sinnliche und unsere Gedanken aufgeben müssten. Nein, es geht nur darum, dass wir frei werden von der Anhaftung und der Bindung an das, was wir uns wünschen. Dann darf alles sein, was uns das Menschsein an Wahrnehmungsmöglichkeiten bietet. Was bindet mich? Was lässt mich frei sein?

Die drei beschriebenen Qualitäten zur *Asana*-Praxis (siehe dazu S. 176) ermöglichen *Pranayama*. Die drei beschriebenen Wirkungen von *Pranayama* öffnen das „torlose Tor" (Zen-Weisheit) zur Bewusstseinsstille hinter dem Denken und den Emotionen zur Erkenntnis der allumfassenden Potenzialität des reinen Bewusstseins. Nun sind alle Möglichkeiten des Yoga-Übungsweges verwirklicht. Yogameditation als Versenkungsprozess kann mühelos beginnen. Das durch die integrative Übung beruhigte Denken und Fühlen kann sich ohne Widerstand auf einen inneren Fokus ausrichten und dabei lange und ruhig verweilen, bis sich die Wahrnehmung über den Gedanken- und Gefühlsimpuls hinaus in den Raum der „intuitiven Weisheit" (*Buddhi*) weitet.

> „*Buddhi* ist der erste und feinstofflichste Zustand, in welchem das reine Bewusstsein, das Licht von *Purusa*, auf die individuelle Entwicklung des menschlichen Geistes einwirken kann."
>
> **NACH UNGER/HOFMANN-UNGER**[23]

Erinnern Sie sich an die Aussage von Patañjali: Durch *Pranayama* wird der Schleier, der sich durch das Denken vor unsere klar sehende innere Instanz gelegt hatte, durchsichtig. Das innere Licht dringt hindurch und wirkt als unterscheidende Erkenntnisfähigkeit (*Viveka*). (siehe Yogasutra 2, 52)

Im *Buddhi*-Zustand kann das Sehende in uns (*Drasta*) die Gedanken und die Gefühle beobachten, Zeuge sein bei allem, was uns beeinflussen und beherrschen will, und intuitive Veränderungsimpulse geben.

---

23 Carsten Unger / Katrin Hofmann-Unger, *Yoga und Psychologie*, S. 22 f.

Der Meditationsmeister Matthieu Ricard, der früher als Molekularbiologe tätig war, sagte in einem Dialog mit dem Hirnforscher Wolf Singer: „Dem Geist wohnt die Fähigkeit inne, sich selbst zu beobachten. … Man kann seine Gedanken beobachten, starke Emotionen eingeschlossen, wenn man mit dem Aspekt der reinen Achtsamkeit arbeitet, die nicht mit den Gedankeninhalten verknüpft ist.“[24]

Deshalb, liebe Leserin, lieber Leser, wird in der Yogameditation so großen Wert darauf gelegt, dass der „Alltagsgeist“ durch die integrative Übungspraxis mit dem Atem, dem Körper und der Aufmerksamkeit schon einen beruhigten Zustand entwickelt hat, bevor er sich mit „reiner Aufmerksamkeit“ auf weitere, vertiefende Schritte einlassen kann. Der gleiche Prozess ermöglicht auch die Heilung von den Folgen eines dauerhaft zerstreuten oder eingeengten Alltagsgeistes.

Heilung geschieht durch das reine Gewahrsein. Heilung geschieht ohne mentale Beteiligung durch das Einsseins mit der Quelle der Wirklichkeit. Der „stille Atem“ ist der Übergang (Transit) zu etwas ganz Neuem, das sich aus dem potenziellen, stillen Hintergrund zur Realisierung und „Kooperation“ (Hans-Peter Dürr) anbietet. Bewusstseinsstille ist dann die verwandelnde Kraft der Urwirklichkeit im *Jetzt*, ohne dass der Fluss des Lebens beeinträchtigt wird. Bewusstseinsstille ist kein Stillstand, sondern ein dynamischer Zustand in den stillen Zwischenräumen, in dem wir ruhen, uns verwandeln und die Einheit mit dem reinen Bewusstsein wiedererkennen.

---

24 Wolf Singer / Matthieu Ricard , *Hirnforschung und Meditation. Ein Dialog.*

Samyama – die schrittweise Versenkung

Im dritten Buch des Yogasutra erschließt sich nun dem Yogaübenden die besondere Übung, die sich durch das Zusammenwirken aller Wahrnehmungsebenen und Energien der integrativen Yogapraxis entfalten konnte: die Yogameditation.

Citta, der „meinende Geist“, hat sich weitgehend beruhigt. Er ist klar und durchlässig geworden wie eine feine Membran. Dieser Zustand wird verglichen mit der hohen Qualität eines edlen Kristalls oder Edelsteins (Yogasutra 1, 41), in dem sich alle Farben und Formen spiegeln, durch den alles unverfälscht wahrgenommen werden kann. Das klar Sehende in uns (*Drasta, Grahitr*), das Objekt, das sich spiegelt (*Graya),* und der verbindende Prozess durch das geläuterte *Citta* (*Grahana*) werden als Einheit erfahren.

Das Bild vom kristallenen Gemüt begegnet uns auch in der christlichen Mystik. Angelus Silesius (1624–1677) eröffnet mit diesem Bild sogar sein wichtigstes Werk, „Cherubinischer Wandersmann“: „... ganz lauter wie Kristall soll dein Gemüt sein.“

Diese Klarheit und Weisheit, das reine Sein, ist unsere Urwirklichkeit. Sie ist Bewusstseinsstille und Bewusstseinslicht zugleich und frei von Leiden. Sie kann mit der Welt aber nur über die uns innewohnende Instanz des *Citta* kommunizieren und kooperieren. Unterstützende und dienende Funktion haben dabei, wie schon beschrieben, der Körper, die Sinne, das Denken und die Gefühle.

Dieses *Citta* an sich ist für unsere Selbstverwirklichung etwas ganz Kostbares, wenn es sich nicht durch einseitige Außenorientierung abspaltet. Man kann den Alltagsgeist als einen Rohdiamanten ansehen, der viele Trübungen, Verfärbungen und Einschlüsse aufweist. Damit das Licht hindurchfließen kann, muss er im übertragenen Sinne Schicht für Schicht mit feinsten Instrumenten geschliffen und gereinigt werden. Der Übungsweg mit seinen fein abgestimmten „Instrumenten“ (Inhalten) dient diesem inneren Wandlungsprozess. Alle Wahrnehmungsmöglichkeiten sind daran beteiligt.

Samyama, die vollkommene Versenkung, nennt Patañjali die meditativen Versenkungsschritte, die jetzt erst, durch den vorausgegangenen Weg der inneren und äußeren Balance, möglich werden. Auch dies ist ein integrativer Prozess, in dem die „Integrationsdynamik“ sich verstärkt und alle Hindernisse überwinden kann.

Die drei Phasen von Samyama

Die erste Phase der Versenkung, *Dharana,* ist die Fähigkeit, sich anhaltend mithilfe der uneingeschränkten Aufmerksamkeit (dem transformierten Denken) auf nur einen Fokus auszurichten und sich damit zu verbinden. Denken, Sinne und Gefühle sind dabei ausschließlich nach innen gewandt.

Im Rückblick auf unseren „normalen" Geisteszustand erscheint uns *Dharana* womöglich zunächst als eine ungewöhnliche und besondere Fähigkeit. Sie kann durch die Auswahl eines für Sie persönlich passenden Fokus (Atembewegung, Atemraum, Wort, Mantra, inneres Geschehen in einer Körperregion, Empfindung, Symbol, *Bhavana*) nachhaltig kultiviert werden. „Einspitzigkeit" der Aufmerksamkeit ist und wird möglich. Das bedeutet aber nicht, dass man seine Aufmerksamkeit mit großer Anstrengung auf das gewählte Objekt starr fixierend ausrichtet. In einem anderen Zusammenhang habe ich schon betont, dass Bewusstsein genauso fließt wie der Atem. Man kann dieses Fließen nicht anhalten oder abschalten. Durch die vorbereitende Yogapraxis wird eine feine Regulierung der gewohnheitsmäßigen Zerstreuung eingeleitet. Dabei werden die vielen kleinen „Nebenflüsse", die durch Gedanken und Gefühle entstehen, genauso integriert wie die „Wasserfälle und Sturzbäche" starker Emotionen.

Diese Einflussnahme durch gezielte Übung bündelt und zentriert die Fließkraft zu einem „Fließgleichgewicht". Im Sinne von Patañjali kann man sagen, dass sich die wellenförmigen Bewegungen in *Citta* sich dann derart beruhigt haben, dass sie zu einem ruhig fließenden Strom geworden sind. Sinne, Denken und Fühlen werden weiterhin vielfältige Inhalte präsentieren, um diesen Strom zu unkontrollierten Reaktionen zu bringen. Er würde sich dann wieder in vielen kleinen „Nebenschauplätzen" zerstreuen und Kraft verlieren. Deshalb ist *Dharana* die stabilisierte, besondere Fähigkeit, über lange Zeit dem Bewusstseinsstrom eine ganz bestimmte Ausrichtung zu geben. Von Augenblick zu Augenblick fließt er zum Objekt, durch es hindurch und bleibt doch gleichzeitig eins mit dem bzw. der Übenden – immer wieder von Neuem.

Die Kraft des *Dharana* wächst und stabilisiert sich in dem Maße, dass andere Bewegungen, die parallel aus dem psycho-mentalen Geist auftauchen, zwar wahrgenommen werden, uns aber nicht mehr ergreifen und beherrschen können. Auch uns wichtig erscheinende Gedanken können, ja müssen wir ziehen lassen. Nur der ununterbrochen fließende Meditationsprozess wird unseren „Herzgeist" so verändern, dass wir dann im Nachhinein mit wichtigen Themen gut umgehen können. In *Samyama* selbst haben sie keinen Platz.

Dhyana, die zweite Phase von *Samyama,* entsteht durch den anhaltenden *Dharana*-Prozess von ganz alleine, ohne jedes Bemühen, ohne zusätzliche Übung. Es beginnt ein ununterbrochenes Fließen zueinander und miteinander – eine Zweiweg-Kommunikation zwischen Ihnen und dem Fokus. Aus Beziehung wird Verbindung. Die „Integrationsdynamik" verstärkt sich. Die Essenz Ihres Meditationsobjekts offenbart sich als die gleiche Essenz wie die Ihrer eigenen Wesenstiefe, die bisher durch Gedanken und Emotionen verborgen war. Das Gefühl, voneinander getrennt zu sein, oder auch das Gefühl, einem Objekt gegenüberzustehen, wandelt sich zum Gefühl der Verbundenheit und des Einsseins.

Noch nehmen Sie dieses Geschehen auf der Ebene Ihres jetzt klaren, aber dennoch individuellen Geistes (*Citta*) wahr. Friedvolle, oft beglückende Gefühle, Energieschübe oder Farbvisionen können dabei manchmal in Erscheinung treten. Es sind energetische Reaktionen des inneren Prozesses, der aber noch nicht am Ziel ist. An diesen Erfahrungen sollten wir nicht anhaften, auch wenn sie noch so angenehm für uns sind. Durch die anhaltende Verbindung, die von Vertrauen und Hingabe erfüllt sein sollte, entwickelt sich eine mächtige innere Kraft. Auf der äußeren Ebene kann man diese entstehende Kraft annähernd mit dem Bündeln der Sonnenstrahlen in einem Brennglas vergleichen. Die Bewusstseinsenergie, die aus der reinen Quelle des Seins kommt, kann auch noch die letzten Spuren des gewählten Fokus' und seiner Eigenenergie durchbrechen und sie verwandeln. Der für die Aufmerksamkeit hilfreiche Fokus verschwindet, er hat seine Aufgabe erfüllt.

Samadhi, die Verschmelzung, die Einheitserfahrung weitet nun das Bewusstsein. Diese dritte und letzte Phase von *Samyama* ist höchste Bewusstheit. Aus dem ruhig fließenden Strom ist ein klarer, stiller See geworden. Wir schauen in die Tiefe und erkennen, wer wir zutiefst sind. Der weite Raum öffnet sich, ohne dass die Erfahrung noch mit irgendwelchen Gedanken oder Gefühlen verbunden ist. In dieser neuen Dimension nehmen wir uns intuitiv und ohne nachzudenken als reines Sein wahr. Jenseits unserer Individualität nimmt Bewusstsein sich selbst wahr. Mit Worten, die ja aus dem Denken kommen, lässt sich *Samadhi* kaum beschreiben. Formloses Licht kommt diesem Seins-Zustand am nächsten.

Dass der allmählich ineinander übergehende Drei-Phasen-Prozess von *Samyama* den ganzen Menschen verwandeln kann, erfahren wir nur über dessen Auswirkungen auf unser weiteres Leben. Alles bisher Gewohnte kann sich positiv verwandeln. Ungeahnte Fähigkeiten, die bisher in uns schlummerten, kommen ans Licht und drängen zur Realisierung.

Auf die Bedeutung der *schrittweisen Annäherung* an die Einheitserfahrung verweist Patañjali aus gutem Grunde in Buch 3, Sutra 6 mit den Worten:

„*tasya bhumisu viniyogah* – Die Anwendung dessen (der Versenkung) geht schrittweise vor sich." Und R. Sriram ergänzt: „Meditation lässt sich nur schrittweise vervollkommnen."

Schrittweise und auf besondere Weise haben wir uns durch den Übungsweg auf diese tiefe Erfahrung vorbereitet. Schrittweise und mit höchster Achtsamkeit und Geduld müssen nun die Wirkungen integriert werden, damit sich unsere körperlichen, psychischen und mentalen Funktionen auf die neuen Bahnungen im Gehirn und im Nervensystem einstellen und anpassen können. Die Übung höchster Aufmerksamkeit oder spürender Achtsamkeit muss besonders im Alltag weiter kultiviert werden.

Der Übungsweg geht dadurch immer weiter, jetzt aber unter ganz anderen Vorzeichen. Alle Ebenen der Wahrnehmung sind verfeinert und schwingen miteinander. Es kommt jetzt darauf an, dass unsere spürende Achtsamkeit so stabilisiert ist, dass wir die subtilsten Schwankungen in unserem Energiefeld sofort bemerken. Wir werden ihnen natürlich nach wie vor begegnen, so wie auch immer wieder von Neuem Wellen auf der Meeresoberfläche entstehen. Die innere *Weisheit* der Selbstverwirklichung in der Tiefe wird uns aber helfen, von Augenblick zu Augenblick die Balance der Kräfte durch fürsorgliche Integration wieder ganz neu zu realisieren.

Für die Umsetzung und Erhaltung des *Samyama*-Prozesses brauchen wir jetzt auch andere, feinere Übungsimpulse, damit sich die besonderen Fähigkeiten auf ebenso besondere Art und Weise einordnen und stabilisieren. Besondere Fähigkeiten dürfen niemals zur erneuten Aufblähung unserer Ego-Struktur führen. Die unterscheidende Erkenntnis muss weiter wachsen, damit eine Verwechslung der Erfahrungsebenen und neue Anhaftungen ausgeschlossen werden können.

Patañjali bietet im dritten Buch des Yogasutra verschiedene Möglichkeiten für eine *Samyama*-Vertiefung an. Manche dieser Vorschläge sind in der heutigen Zeit für uns nicht mehr gut nachvollziehbar. Einige können auch dazu führen, dass die Begierde nach „besonderen Fähigkeiten" geweckt wird und man auf die Ebene des zweckorientierten Ego-Verhaltens zurückfällt. Aus diesen Gründen warnen einzelne Kommentatoren vorsichtshalber gleich vor *allen* Übungsansätzen des dritten Buches. Das mag für Anfänger berechtigt sein, und deshalb sollte der gesamte yogische Übungsprozess auch von erfahrenen Lehrerinnen und Lehrern begleitet werden. Spätestens jetzt sollte klar sein, dass Yoga ein spiritueller Übungsweg ist und nicht auf ein Fitnesstraining reduziert werden darf.

Einige Themen des dritten Buches erweisen sich im Hinblick auf die Verwirklichung des inneren Zieles durchaus als unterstützend und vertiefend. Das gilt insbesondere für Übungen, die auf feinstofflicher und geistiger Ebene in Beziehung zu einigen wichtigen Körperbereichen angewendet werden können. Wesentlich erscheint mir, dass sich die innere Entfaltung und *Selbst*-Verwirklichung auf der Ebene des spirituellen Herzens (*Hrdaya*) vollziehen kann. Patañjali gibt dazu im dritten Buch auch eine *Samyama*-Empfehlung für die schrittweise Versenkung in den Herzraum, die ich mit einem Übungsvorschlag aufgreifen möchte. Vorab zunächst aber einige Gedanken zum Thema „Herz".

Im Sanskrit gibt es drei Bedeutungen, die dem Begriff *„Hrd"* oder *„Hrdaya"* zugeordnet werden:

1. psychisches Herz – die Wirkebene der Gefühle
2. Wesen, Kern – eine tiefere Ebene, das spirituelle Herz, unser Wesenskern
3. Geheimnis – das innere Geheimnis unserer Existenz, die Ur-Quelle[25]

Der große, weise Yogi Ramana Maharshi (1879–1950) bezeichnete *Hrdaya* als das „Selbst" im Sinne eines verwirklichten non-dualen Bewusstseinszustandes. Er hob hervor, dass dies das Zentrum sei, aus dem alle Erscheinungen hervorgehen. Für ihn ist die Selbst-Erfahrung nicht generell an eine bestimmte Stelle im Körper gebunden. Aufgrund ihrer psychischen Auswirkungen und ihrer ganzheitlichen Erkenntnisse wird sie aber in den meisten Traditionen dem Brustraum zugeordnet. Den Brust-Herz-Raum wählt man dann auch oft als Fokus für die spürende Achtsamkeit, um dadurch den Prozess der Versenkung in den Wesenskern einzuleiten. In der *Samadhi*-Erfahrung kann sich das „Geheimnis" des spirituellen Herzens offenbaren und als „Herzgeist" unser Leben durchdringen.

Ken Wilber, einer der bedeutenden Bewusstseinsforscher unserer Zeit, betont, dass *Hrdaya* das non-duale Bewusstsein ist. Nach Wilber ist es „ein gedankenfreier Zustand des Friedens und der Stille. Es ist unser wahrer, natürlicher Seinszustand."

Ich möchte ergänzend hinzufügen: *Hrdaya* ist ein gedankenfreier Zustand des Friedens, der Stille und der alles verbindenden Liebe in der Tiefe des Herzens.

---

25 nach Klaus Mylius, *Wörterbuch Sanskrit – Deutsch.*

Das, was wir als Herz-*Cakra* (*Anahata-Cakra*) bezeichnen, ist ein energetisches, feinstoffliches Zentrum in *Pranamaya-Kosa,* der Funktionsebene des *Prana*. In ihm können alle Lebensenergien und Bewusstseinsprozesse durch einen Reinigungsprozess (Übung) integriert werden.

Im Bildsymbol für dieses *Cakra* wie auch bei allen anderen *Cakra* sehen wir einen Punkt (*Bindu*). Dieser Punkt ist das Zeichen für die vollkommene Integration aller Kräfte, die dem *Anahata-Cakra* zugeordnet werden. Die verschiedenen Erfahrungsbereiche von *Hrdaya* schwingen durch die innere Vernetzung immer miteinander und wirken dadurch während unserer Körperlebenszeit ununterbrochen auch aufeinander.

Wenn wir auf unserem Übungsweg die Voraussetzungen für die vollkommene Versenkung von Herz und Geist geschaffen haben, ist es klar, dass eine Meditation über *Hrdaya* den uneingeschränkten Raum für die Erfahrung unserer Wesensnatur öffnen kann. Gleichzeitig erkennen wir dabei die Bedeutung und die Aufgaben des *Citta* für unseren Lebensweg und für die Selbst-Findung. Wir erkennen die vielfältigen Möglichkeiten der Gedanken und der Gefühle, aber auch die Schwierigkeiten, die entstehen, wenn wir uns von ihnen beherrschen lassen. Sind wir noch im Zustand der „Unwissenheit" (*Avidya*) und durften noch keine Berührung mit der Ur-Wirklichkeit erfahren, dann kann sich die emotionale Herzebene abspalten und uns an Emotionen des Ego-Geistes binden. So entsteht „Herzeleid" (*Duhkha)* statt Freiheit des „Herzgeistes" *(Kaivalya).*

Die Übung der Versenkung in das Herz

Im Yogasutra 3, 34 heißt es: *„hrdaye citta samvit – Samyama (*Versenkung) in das Herz bringt genaues Wissen über das *Citta.*"

R. Sriram ergänzt: „Meditation über das Licht im Herzpunkt bringt Wissen über Fühlen und Denken."

Die empfohlene Übung steht auch in Beziehung zum Yogasutra 1, 36: *„visoka va jyotismati* – Besinnen auf das innere Licht, das von Leid unberührt ist."

In Verbindung mit dem Thema *Bhavana* habe ich die „Besinnung" auf das innere Licht schon weiter oben in die geführte Meditation von Praxis 8 eingebunden (siehe S. 166 f.). Für mich bedeutet diese erste Hinwendung zum inneren Licht eine mögliche Vorbereitung auf *Samyama* im Yogasutra 3, 34. Es besteht allerdings ein feiner Unterschied zwischen dem einleitenden „Besinnen" (YS 1, 36) und dem vertiefenden „Versenken" (YS 3,34).

Für die nachfolgende Meditationspraxis brauchen Sie nun eigentlich nicht mehr unbedingt eine lange Vorbereitung mit einem intensiven *Asana*-Programm. Beachten Sie aber, dass eine Praxis immer der gegenwärtigen individuellen Situation angepasst werden muss – auch bei Fortgeschrittenen. Wenn außer den kleinen, einleitenden Übungsvorschlägen noch weitere Vorbereitungen notwendig sind, dann wählen Sie Übungen aus den bisherigen Programmen aus. Es können natürlich auch Übungen sein, mit denen Sie schon länger gute Erfahrungen gemacht haben.

Wichtig ist, dass bei jeder Praxis die Priorität bei der *Atemführung* und der *Atemachtsamkeit* liegt, damit sich die verändernden Wirkungen der Atem-Körper-Integration auf den Geist ausdehnen können. Über die dann entstehende Atem-Körper-Geist-Einheit kann unser Bewusstsein die immerwährende Einheit (*Advaita*) mit der Ur-Wirklichkeit, mit dem reinen Sein erfahren.

Der Prozess der Versenkung beginnt, wie schon beschrieben, mit *Dharana,* der besonderen Fähigkeit, Sinne, Gedanken und Gefühle ausschließlich in eine Richtung und auf nur einen Fokus fließen zu lassen. Der für diese Praxis gewählte Fokus ist *Hrdaya*, der „Herzpunkt". Der Prozess führt das Bewusstsein von außen nach innen und darüber hinaus in den formlosen Raum des spirituellen Herzens. Der äußere, deutlich wahrnehmbare Körperbereich ist der sogenannte „Herzpunkt", eine kleine Kuhle am Ende des Brustbeins zwischen dem linken und dem rechten Rippenbogen. Ohne zu sehr in die Anatomie einzusteigen, kann man sagen, dass diese Stelle ein sehr sensibler Punkt ist. Herzspitze und Zwerchfellspitze treffen hier aufeinander, was nach Kurt Tittel bei tiefer Atmung eine Wirkung auf die jeweilige Form und Lage des Herzens hat: „Beim Ausatmen liegt es dem relativ hochstehenden Zwerchfell in Gestalt eines Schuhes breit auf, während beim Einatmen das Zwerchfell durch seine Abflachung das Herz mitnimmt, sodass dieses eine steile Form – man spricht in extremen Fällen von der sogenannten „Tropfen-Figur" des Herzens – aufweist."[26]

Unterhalb des Brustbeins und dicht unter dem Zwerchfell liegt außerdem das Sonnengeflecht (Solarplexus). Es besteht aus Nervenfasern des sympathischen Nervensystems und steht in Verbindung mit allen Bauchorganen.

Nun könnten Sie denken: Was interessiert uns die Anatomie? Es geht doch um Subtileres und um die spirituelle Entwicklung.

---

26 Kurt Tittel, *Beschreibende und funktionelle Anatomie des Menschen*, S. 426.

Der ganze bisher dargestellte Yoga-Übungsweg macht aber deutlich, wie wichtig es ist, auch äußere Bedingungen für innere, subtile Erfahrungen zu schaffen, damit diese auch möglich werden. Die äußerst feine und empfindliche Beziehung zwischen Zwerchfell, Herz und Sonnengeflecht darf auf keinen Fall ignoriert werden. Viele Menschen spüren an diesem „Herzpunkt" manchmal Spannungen, sogar Schmerzen, die nicht nur körperliche Ursachen haben. Die erste Wahrnehmung ist aber meistens eine körperliche, eine veränderte Empfindung.

Wenn wir den „Herzpunkt" als Fokus wählen, um uns schrittweise in die innere Wirklichkeit des spirituellen Herzens zu versenken, dann ist es hilfreich, sich zunächst in diesen Raum sanft und ohne Druck einzuspüren. Das ist durch Berührung mit den Fingern (*Nyasa*) möglich. Wir erfahren dabei auch die Atembewegung und können innerlich im Ausatmen loslassen.

Das bewusste Atmen durch den „Herzpunkt", in der inneren Haltung von „spürender Achtsamkeit", führt zur körperlichen, geistigen und psychischen Harmonie.

Auch das Ruhen in der Stille der Atemleere nach der Ausatmung hat in diesem Sinne eine vertiefende Wirkung. Wiederholen wir die Zuwendung zum „Herzpunkt" täglich, so vertieft sich immer mehr die entspannende und heilsame Information. Ruhe im Atem, Ruhe im Herzen und Klarheit im Denken können sich einstellen.

Die harmonische Kommunikation (Informationsaustausch) dieser drei Ebenen wird im Meditationsprozess zu einer einzigen, mächtigen Kraft der Kooperation (Zusammenwirken). Diese alles durchdringende Kraft öffnet den Raum für die Erfahrung der Bewusstseinsstille in unserer Wesenstiefe. Die sanfte Berührung zu Beginn der Übung verstärkt einleitend die äußere Wahrnehmung dieser Körperstelle. Sie ist uns dann gegenwärtig, und wir können nun mit der Aufmerksamkeit dort anhaltend verweilen.

Der Prozess der Erfahrung des spirituellen Herzens

In *Dharana* wird man sich spürend immer müheloser und immer tiefer auf den „Herzpunkt“ einlassen können. Die Eingrenzung der Aufmerksamkeit auf diesen Punkt wird sich aber bei längeren Übungsphasen erweitern und letztendlich von alleine verschwinden. Äußere Einflüsse wie Geräusche oder Gerüche werden weiterhin kommen und gehen, ohne dass wir zwanghaft und gewohnheitsmäßig darauf reagieren. Diese „Störungen“ sinken ein in den nun stillen Raum des Herzens. Ihre Energie wird integriert, und das Wahrnehmungsfeld dehnt sich aus. Wir fühlen uns eins mit dem „Herzpunkt“ und mit den Schwingungen des Herz-*Cakra*. Es gibt schließlich keinen Unterschied mehr.

Das feine, unangestrengte Atmen durch den „Herzpunkt“ wirkt hier unterstützend. Lassen Sie Ihren Atem ununterbrochen in diesen Raum ein- und ausfließen. Probieren Sie auch aus, wie es sich anfühlt, wenn Sie dabei im Herzpunkt eine strahlende Sonne visualisieren. Es gibt nichts zu erreichen, die Wirkung ergibt sich von ganz alleine, wenn Sie sich der Übung und dem Atem vertrauensvoll überlassen. Der Zustand von *Dhyana* tritt dann wie von selbst ein. Höchste Wachheit bei gleichzeitiger Stille kennzeichnet die Erfahrung einer Seinsweise, die jenseits unserer normalen eingeschränkten Egostruktur aufleuchtet. Wir denken nicht mehr, wir beobachten auch nicht mehr und reagieren auch nicht mehr auf Gedanken und Gefühle. Reines bewusstes Sein nimmt sich in *Samadhi*, der vollkommenen Versenkung, formlos und gedankenlos wahr.

Die Erfahrung des spirituellen Herzens ist die Erfahrung unserer leidfreien Ur-Wirklichkeit. Sie verwandelt die äußere „Funktionsebene“, die uns nun auf bisher unbekannte Weise bei der Verwirklichung unseres äußeren Lebens unterstützen wird. Erinnern Sie sich an die Definition Ramana Maharshis von *Hrdaya* weiter oben? *Hrdaya,* das sogenannte „spirituelle Herz“, ist das Zentrum unseres Seins und an keinen Körperbereich gebunden.

Dharana auf den „Herzpunkt“ ist der erste Schritt und ebnet den Weg und den Durchbruch zu dieser umfassenden Erfahrung.

Praxis 11: Beispiele für das Üben von Samyama, der schrittweisen Versenkung in Hrdaya

Vorbereitende Schritte (*Krama*):

1. Nehmen Sie den Kniestand ein. Alle Finger berühren den Herzpunkt. Spüren Sie den Atem, folgen Sie dann der angegebenen Atemführung.

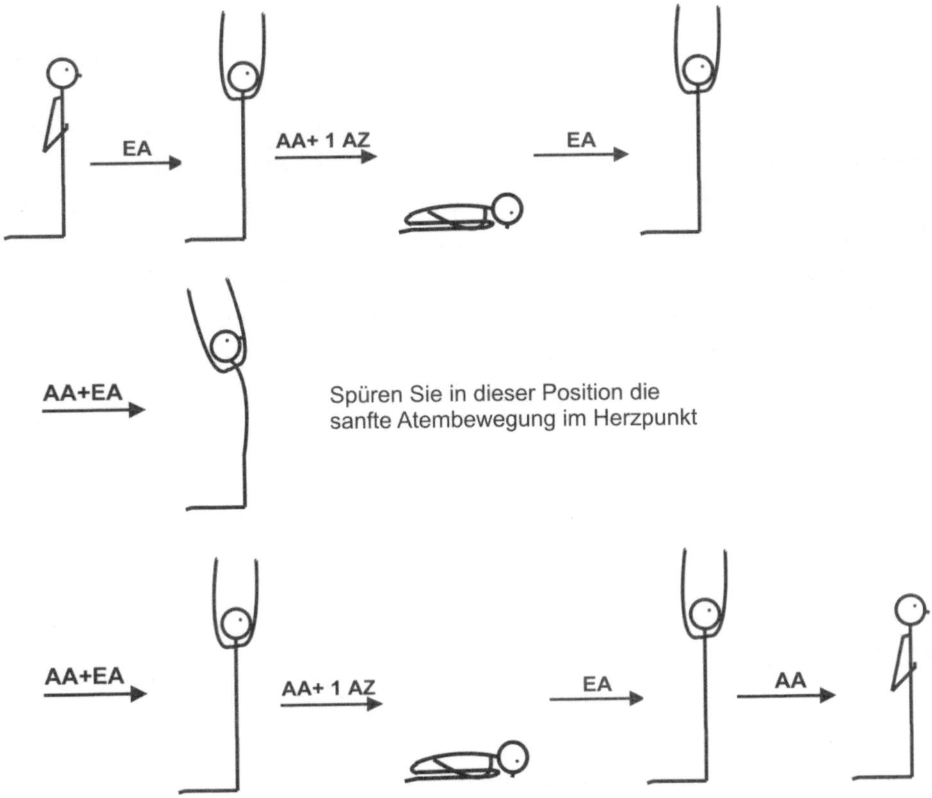

Verweilen Sie spürend einige Atemzüge in der Ausgangsposition. Wiederholen Sie den Bewegungsablauf einige Male.

2. *Anuloma-Ujjayi-Pranayama* mit *Bahyakumbhaka* (Stille in der Atemleere)
Wählen Sie eine für Sie passende Sitzhaltung.

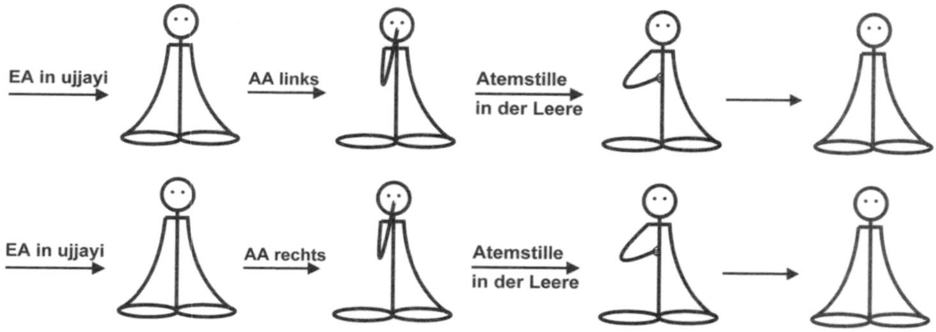

Zu Beginn der Stille in der Atemleere berühren Sie mit den Fingern der rechten Hand den Herzpunkt. Legen Sie am Ende dieser Phase die Hand ab, machen Sie eine Zwischenatmung und beginnen Sie dann wieder mit der Einatmung (EA) in *Ujjayi* usw. Linkshänder üben mit der linken Hand.

Die äußere Berührung durch die Finger und die innere Stille des Atems in der Phase der Atemleere lenkt die Wahrnehmung von außen nach innen in den Herzraum. Wiederholen Sie diese *Pranayama*-Übung möglichst zwölfmal (12 Runden = 24 Atemzüge).

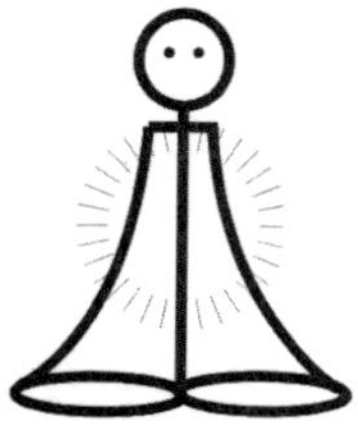

Samyama
Jetzt beginnt der Drei-Phasen-Prozess zur vollkommenen Versenkung in *Hrdaya* mit *Dharana,* dem ununterbrochenen Fließen der Wahrnehmung nur in diese eine Richtung. Die Öffnung in die Tiefe und Weite des spirituellen Herzens geschieht während der anhaltenden inneren Berührung durch den immer feiner werdenden Atem. Atem und Bewusstsein verschmelzen im Herzraum zur uneingeschränkten Seinsfühlung des reinen *Aham* (ich bin). In dieser Erfahrung können *Ananda* und *Karuna,* bedingungslose, gedankenfreie Glückseligkeit und allumfassendes Mitgefühl Ihr *Da-Sein* erfüllen und durchdringen.

Parinama – der fortschreitende innere Veränderungsprozess durch die langjährige Meditationserfahrung

Parinama heißt wörtlich „Veränderung". Darunter versteht man das universelle Lebens- und Funktionsprinzip aller Erscheinungen. Mit allen uns zur Verfügung stehenden Wahrnehmungsmöglichkeiten sind wir selbst Teilhabende an Werden, Verändern und Vergehen in unserer Welt und während unserer Körper-Lebenszeit.

Veränderung ist ein Wandel in einem bestimmten Zeitraum. Veränderung geschieht von Augenblick zu Augenblick, das heißt, im Fluss der Zeit verwandelt sich der Zustand aller Formen. Der Wandel hat drei Zeitphasen: Vergangenheit, Gegenwart und Zukunft. Beispielhaft können wir uns dieses Werden, Wachsen, Verändern und Vergehen bei allen lebendigen Formen vergegenwärtigen: bei allen Pflanzen, Tieren und Menschen. Nur der Mensch ist sich dessen bewusst und kann seine Vergänglichkeit reflektieren.

Solange der unvergängliche Seinsgrund, der Ursprung unserer äußeren Form, noch nicht erfahren werden kann, macht uns Veränderung und Vergänglichkeit Angst. Diese Angst treibt uns dazu, wider alle Erfahrung und oft verzweifelt, das festhalten zu wollen, was wir an Schätzen haben. Wir sträuben uns auch sehr oft gegen jede Veränderung von Situationen und klammern uns an eingefahrene Gewohnheiten, Meinungen und Erwartungen. Wir reagieren panisch, wenn nicht alles nach unseren Wünschen verläuft. Dann ist auch unser Handeln reaktiv und unsere Weltsicht negativ. Wir leiden am Leben und seinen energetischen Bedingungen. Durch Widerstand und Anklammern behindern wir den Fluss des Lebens.

Patañjali differenziert dieses Leiden im Yogasutra 2, 15 wie folgt:

- *Parinamaduhkha* – Leid, ausgelöst durch Vergänglichkeit
- *Tapaduhkha* – Leid, ausgelöst durch Sehnsucht
- *Samskaraduhkha* – Leid, ausgelöst durch Abhängigkeiten
- *Virodha-Gunavrtti* – Leid durch den Konflikt innerhalb der *Guna*

Und auch hier gilt die Weisheit aus dem Talmud: „Wir sehen die Welt nicht so wie sie ist, sondern so, wie wir sind." Damit ist der Zustand des psycho-mentalen Geistes *vor* dem inneren Reinigungs- und Veränderungsprozess durch den Übungsweg gemeint.

Jetzt aber, in der gegenwärtigen Balance, entstanden durch den klärenden und integrierenden Übungsweg, durchschauen wir die Kräfte der *Guna* (Grundeigenschaften) und sind dem Konflikt zwischen *Tamas und Rajas* nicht mehr hilflos ausgeliefert. *Sattva-Guna* hält uns in der labilen Balance und gibt uns die Kraft, in jeder Situation wach und aufmerksam für die Zeichen der Veränderung zu sein. Wir erkennen nun auch die Weisheit der Aussage im Yogasutra 3, 15, in der es sinngemäß heißt: Jeder Veränderung zur Ganzheit gingen Schritte voraus, die eine umfassende Wandlung erst ermöglichten.

Diese schrittweise Verwandlung bedeutet nicht, dass unserem Geist etwas ganz Neues hinzugefügt wurde. Nein, *übend* wurden über lange Zeit die Trübungen, die Fehleinschätzungen, die Enge und die Abgrenzung in *Citta* überwunden und aufgelöst. Das, was immer schon da war und frei ist von Leiden, tritt hervor, scheint hindurch, sieht die uneingeschränkte Wirklichkeit. Erst dann wird neue uneingeschränkte Erfahrung möglich. Diese Wandlung vom begrenzten Alltagsgeist zur Weisheit wird bei Patañjali (YS 3, 9 – 16) ebenfalls als ein integratives Geschehen beschrieben:

1. Nirodha-Parinama
   Als Übende haben wir alle schon die Erfahrung gemacht, dass die bewusste *Asana-* und *Pranayama*-Praxis es uns ermöglicht hat, für einige Minuten ganz still und ohne Nachdenken stehend, sitzend oder liegend zu verweilen. Wir ruhen dann in uns und nehmen die positive Veränderung durch die Sammlung wahr. Gehen wir danach wieder unseren Alltagsgeschäften nach, merken wir oft, dass die gewohnten Reaktionen uns wieder beherrschen. Wir merken, dass der Geist wieder unruhig wird, und dass Atem und Körper darauf mit entsprechenden Symptomen reagieren. Ein veränderter Geisteszustand ist also möglich, aber dieser ist noch nicht stabilisiert.
   Patañjali gibt hier den entscheidenden Hinweis und erinnert uns an die Notwendigkeit und die Wirkung des wiederholenden Übens, wie R. Sriram zum Yogasutra 3, 10 erläutert: „Durch wiederholtes Üben wird der meditative Zustand stabil.“

2. Samadhi-Parinama
   Der Prozess kann weitergehen. Durch die wiederholte *Samyama*-Praxis beruhigt und stabilisiert sich der Zustand des *Citta* immer mehr. Es zeigt sich nicht nur Ruhe im Geist *(Nirodha),* auch *Samyama*, die Versenkung in das

gewählte Objekt, und sogar die Erfahrung der Einswerdung sind zeitweise möglich. Tiefe Erkenntnisse in die inneren Zusammenhänge können sich vorübergehend schon zeigen. Dennoch stellen wir auf dieser Entwicklungsstufe manchmal fest, dass der Wunsch nach einem neuen Impuls, einem anderen Fokus in uns wach wird. Dem muss auch Rechnung getragen werden, damit Energie und Bewusstsein in Fluss bleiben und nicht durch Ungeduld oder Widerstand gestört und eingegrenzt werden.

3. Ekagrata-Parinama
   Wir dürfen nicht nachlassen, weiterhin vertrauensvoll, absichtslos und ausdauernd zu üben. *Ekagrata,* der nun anhaltende, „einspitzig" ausgerichtete Bewusstseinsstrom wird durch keine Impulse, die aus der psycho-mentalen Ebene (*Citta*) kommen, mehr berührt, gestört oder gar unterbrochen. Erst jetzt kann man von „vollkommener Versenkung" sprechen. Mut zur Veränderung und das unerschütterliche Vertrauen in die Veränderung sind die inneren Kräfte, die zum Erwachen eines „klaren Geistes" und eines „weiten Herzens" führen werden.

C: Die Übung im Alltag – der Alltag als Übung

Ausgangssituation

Während unserer Schulzeit wurde uns hin und wieder klar gemacht, dass wir nicht für die Schule, die Lehrer oder für unsere Eltern lernen, sondern für unser Leben. Damit sollte unsere Aufmerksamkeit und unsere Lernmotivation darauf gelenkt werden, dass es um uns und um unsere Zukunft geht. Das Ziel in diesem Zusammenhang war – und ist es auch heute noch –, dass ein junger Mensch während der Schulzeit, in der Lehre oder beim Studium möglichst viel Wissen ansammelt. Damit sollte/soll man später den Anforderungen der Berufswelt gewachsen sein, sich den Lebensunterhalt angemessen verdienen können und im Idealfall sogar Karriere machen.

Die Fähigkeit, Gelerntes auch in größeren Zusammenhängen und in Kooperation mit anderen Menschen anwenden zu können, geht aber über diese Form des Lernens und Studierens weit hinaus. Ganz zu schweigen von der inneren Beziehung zu sich selbst, zu anderen Lebewesen und zur Um- und Mitwelt. Natürlich spielt die Entfaltung emotionaler und sozialer Kompetenzen in den verschiedenen Ausbildungen auch eine Rolle. Bei vielen Bildungseinrichtungen hat das aber leider nicht den gleichen Stellenwert wie die reine Wissensvermittlung. Diese Kompetenzen spielen eine Nebenrolle, weil vermeintlich die Zeit dafür fehlt. Bei der Verkürzung der Gymnasialzeit um ein Jahr werden oft nicht nur die musischen Fächer und Sport reduziert. Den Schülerinnen und Schülern bleibt meistens auch kaum genügend Zeit, diesen Mangel in der schulfreien Zeit des Tages auszugleichen. Hinzu kommt in wirtschaftlichen Krisenzeiten die Ungewissheit, ob man überhaupt eine Lehrstelle oder einen Arbeitsplatz bekommt, selbst wenn die schulischen Leistungen gut sind. Diesbezügliche Sorgen der Eltern und der Lehrenden übertragen sich auf die jungen Menschen. Ängste, Unsicherheit und Mutlosigkeit können sich ausbreiten. Eine schwere Hypothek für die junge Generation!

Selbstverständlich gibt es auch Ausnahmen. Es ist aber eine Tendenz zu erkennen, dass meistens nur die Stärksten und die Hochintelligenten dem Druck gewachsen sind. Eine komplexe Gesellschaft braucht aber die Fähigkeiten aller Menschen und muss Entwicklungsmöglichkeiten aufzeigen, damit sich möglichst alle integrieren können.

Hat man einen Arbeitsplatz gefunden, dann verstärkt sich in den meisten Fällen der Druck. Die Bedeutung notwendiger Kompensationen wie Erholung, Freizeit, Muße und ungestörter, erholsamer Urlaub tritt weitgehend in den Hintergrund. Es kommt sogar auch vor, dass Menschen, die dem Wunschbild nicht vollständig entsprechen, diskriminiert werden. Der junge, dynamische, jederzeit erreichbare und bis an die Grenzen der Belastbarkeit zur Verfügung stehende Mensch ist zum Ideal der Arbeitswelt geworden.

Für viele führen diese Sichtweise und ihre Anwendung in die körperliche und in die psychische Katastrophe. Manchmal, aber leider nicht oft genug, wird man durch seriöse Medien aufmerksam gemacht und wach gerüttelt. Wachstum wird oft nur noch materiell und finanziell definiert und mit allen Mitteln durchgesetzt. Man muss sich nicht wundern, dass die Finanzkrisen sich häufen und die arbeitenden Menschen immer mehr in die Enge des Erfolgszwangs getrieben werden.

Demgegenüber muss aber unbedingt und möglichst schnell eine Kultur des *sozialen, emotionalen, spirituellen* und *kulturellen* Wachstums gefördert werden, damit der Mensch in seiner ganzheitlichen Balance leben und arbeiten kann. Dieses labile und gleichzeitig kreative Gleichgewicht kann alle Kräfte des Menschen bündeln und der Zukunft unserer Welt dienen. Wer aus dieser Kraft leben kann, hat auch Freude an der Herausforderung der Arbeit und findet individuell passende Möglichkeiten der Kompensation.

Ausblick

Stellvertretend für viele Wissenschaftler und Forscher möchte ich hier drei Persönlichkeiten nennen, die sich beispielhaft um ein neues, integratives Verständnis von äußerem und innerem Wachstum bemühen. Dazu gehört auch ein enges Netzwerk von Verantwortlichen, die schrittweise neue Bedingungen in die Tat umsetzen können. Im Rahmen dieses Themas kann ich nur einige Aspekte stichwortartig und sinngemäß wiedergeben:

Hier zunächst einige Zitate des Quantenphysikers Hans-Peter Dürr, der 1995 als Mitglied der wissenschafts- und forschungskritischen internationalen Gruppe Pugwash den Friedensnobelpreis erhielt:

„Jede Erfahrung ist zunächst eine Beziehung."

„Die Höherentwicklung des Lebendigen (Mensch) durch die Kombination aus Differenzierung und kooperativem Zusammenspiel von Verschiedenartigem ergibt eine neue Ganzheit."

„Es gibt keine Trennung zwischen Körper, Psyche und Geist."

„Alles ist mit allem verbunden durch das kooperative Hintergrundfeld."

Kernaussagen: „liebender Dialog", „kooperatives Hintergrundfeld", „Teilhabende sein" und die Bedeutung einer sich von Augenblick zu Augenblick neu gestaltenden „dynamischen Balance", „das Lebende lebendiger werden lassen".

Harald Walach, Leiter des Instituts für transkulturelle Gesundheitswissenschaften an der Europa-Universität Viadrina in Frankfurt an der Oder, äußert in diesem Zusammenhang:

„Wir benötigen eine neue Kultur des Bewusstseins. In ihr geht es um eine neue Verwurzelung in uns selber und in der Verbundenheit mit der Welt und anderen Menschen."

Kernaussagen: „die Notwendigkeit einer neuen Kultur des Bewusstseins durch Übung", „die Wirkung von Spiritualität und Achtsamkeitsmeditation auf die Gesundheit", die tägliche Kultivierung der inneren Stabilität durch eine Achtsamkeitsübung muss wie „geistiges Zähneputzen" sein und damit unverzichtbar werden.

Über Gerald Hüther, Neurobiologe und Hirnforscher, ist nachzulesen:

„Prof. Hüther startet mit anderen Wissenschaftlern, Managern, Gewerkschaftlern, Pädagogen und Künstlern ein Bündnis für eine neue Lern- und Beziehungskultur."[27]

Kernaussage: „Nicht auswendig gelerntes, sondern selbstständig erworbenes Wissen und Können ist das, worauf es für die Gestalter des 21. Jahrhunderts ankommt."

Wichtige Schlüsselworte zur Veränderung im Sinne einer „aktiven Weisheit" sind für ihn: Erfahrung, Beziehung, Verbundenheit, Verwurzelung, Einfühlungsvermögen (Empathie), Mitgefühl (*compassion*), Kultur, Dialog, Kooperation, Achtsamkeit, Balance, Teilhabe.

Eine Rückbesinnung und eine Neubesinnung auf diese Werte führen uns zur Quelle der westöstlichen Weisheitslehren. Der Ursprung aller Traditionen liegt im Vedanta und im Yoga. Die für mich wichtigste westliche Interpretation von Weisheit ist der lateinische Begriff „*sapientia*". Wie bereits in der Einführung

27 Zeitungsnotiz aus dem „Südkurier" vom 24.8.2012.

erwähnt, kommt *sapientia* von *sapere* = schmecken bzw. *sapor* = Geschmack Es geht um eine unmittelbare, uneingeschränkte Erfahrung. Das ist nicht nur ein rationales Einverstandensein mit einer interessanten These. Es ist ein aktives, inneres Verstehen. Dabei geschieht innerlich eine positive Veränderung, die bisherige einengende Strukturen grundlegend verändern kann. In diesem Prozess hat man sich das Erlernte durch ganzheitliche Erfahrung im wahrsten Sinne des Wortes einverleibt. Man hat die innere Wirklichkeit „geschmeckt" und die innere Verbundenheit zwischen innen und außen verstanden.

„Verstehen" heißt im Lateinischen *perspectare* = hindurchblicken. Durch die direkte unmittelbare Erfahrung verändert sich die Perspektive. Ein Mensch, der aus dieser Erfahrung heraus denkt, fühlt und handelt, hat den *Durchblick.* Man könnte auch sagen, er hat Einblick oder Einsicht und sieht das Ganze und nicht nur Teilaspekte des Lebens, wie z.B. nur die Gewinnmaximierung.

Diese innere Wahrnehmung ist nur möglich, wenn die Energie aller Erfahrungsebenen des Menschen in einem Zustand höchster Bewusstheit integriert und in Balance sind. Das wiederum ist nur möglich durch einen entsprechenden, dem einzelnen Menschen angepassten Übungsweg, der begleitet wird. Die begleitenden Lehrerinnen und Lehrer müssen „Hebammendienste" (Sokrates) leisten, damit der Mensch aus seiner eigenen Quelle schöpfen kann und nicht durch Dogmen instrumentalisiert wird.

Alle Weisheitstraditionen der Vergangenheit und der Gegenwart sowie die Neurobiologen, Hirnforscher und Bewusstseinsforscher unserer Zeit sind sich darin einig, dass Meditation der Königsweg der Zukunft ist. Unter Meditation kann man alle Formen von Achtsamkeitsübungen verstehen, insbesondere aber diejenigen, die integrativ die Wahrnehmung des ganzen Menschen einbeziehen und nicht nur als „Mentaltraining" eingesetzt werden. Jede Yogapraxis gehört ebenfalls dazu, wenn im Sinne der in diesem Buch vorgeschlagenen Vorgehensweise und inneren Haltung geübt wird.

Bei aller Vielfalt der möglichen Übungswege geht es aber im Wesentlichen immer darum, schrittweise einen inneren Veränderungsprozess einzuleiten, der zunächst den störanfälligen, auf alle Reize reagierenden „Alltagsgeist" beruhigt. Dann können weitere Vertiefungen nachhaltig zu mehr Klarheit, Bewusstheit, Einfühlungsvermögen, Mitgefühl und Selbsterkenntnis führen.

Die Voraussetzung für diese Veränderungen ist die systematische Schulung der Fähigkeit, über lange Zeit *achtsam*, *einfühlsam* und *ausdauernd* zu sein. Alle drei Fähigkeiten gemeinsam sind ein Ausdruck von Bewusstheit. Jede Übung der Achtsamkeit oder der Meditation muss von einer inneren Grundhaltung des bedingungslosen, erwartungsfreien Vertrauens und von vollkommener Hingabe an das Ziel und an jede konkrete Übung getragen sein. Wenn unter diesen Voraussetzungen regelmäßig geübt wird, dann können sich alte, konditionierte Verhaltensstrukturen verändern, neue Bahnungen können im Gehirn entstehen. Der unendliche Erfahrungsraum hinter dem bisher eingeengten Denken wird sich öffnen und mit unseren Wahrnehmungsinstrumenten kooperieren. Eine ganz neue Lebensqualität wird entstehen:

- Wir sind dann achtsam in jedem Augenblick.
- Wir sind dann einfühlsam und im Sinne der Verbundenheit mitfühlend.
- Wir verfolgen keine egozentrischen Ziele.
- Wir wenden keine Gewalt in Gedanken, Worten und Taten gegen andere Wesen an.
- Wir sind wahrhaftig; das Prinzip des Nichtverletzens *(Ahimsa)* hat dabei aber Priorität.
- Wir sind dann zufriedener, glücklicher und gelassener im Wechselspiel des Lebens.

Wir wissen, dass nach den Erkenntnissen der Hirnforschung die eingeübten meditativen Geisteszustände wie Aufmerksamkeit und Einfühlungsvermögen auch nach der formalen Übung auf der Yogamatte oder auf dem Sitzkissen im Alltag nicht verloren gehen (nach Wolf Singer). Sie prägen weiterhin unser Verhalten. Soll das geschehen, dann muss man aber die Achtsamkeit auch *in Alltagssituationen durch kleine Übungen des Innehaltens weiterhin kultivieren, um sie zu stabilisieren.*

Die Situation beim stillen Üben zu Hause ist natürlich immer eine andere als die während eines turbulenten Arbeitstages. Hier liegen für manche auch die Schwierigkeit und oft auch der scheinbare Widerspruch. Durch die alltägliche Konfrontation mit plötzlich sich verändernden Situationen oder mit dem Verhalten anderer Menschen kann unsere Stimmung sehr schnell umschlagen und uns zu einem reaktiven, gewohnheitsmäßigen Verhalten drängen. Dann werden wir von Emotionen und bewertenden Gedanken beherrscht und fühlen uns getrennt von unserer inneren Mitte. Oft spürt man dabei einen großen Widerstand gegen das Auf und Ab des Alltags und seiner Anforderungen. Am liebsten möchten wir uns dann aus der Welt zurückziehen und uns in die Stille der Meditation oder auf die Yogamatte flüchten. In diesen Momenten ist es uns nicht bewusst, dass beide Situationen Aspekte des einen allumfassenden Lebens sind. Alles ist in seiner ganzen Vielschichtigkeit ein energetischer Ausdruck unserer menschlichen Existenz.

Wie kann die Erkenntnis der heilsamen Beziehung zwischen Übung und Alltag entstehen?

Die formale Übungspraxis ist eine Erfahrung. Die jeweilige Situation im Alltag ist auch eine Erfahrung. „Jede Erfahrung ist zunächst eine Beziehung", hat Hans-Peter Dürr formuliert. Da alle Erscheinungen des Lebens und des Universums miteinander in Beziehung stehen und im gegenseitigen Austausch sind, gibt es auch keine grundsätzliche Trennung zwischen der formalen Übung und dem Alltag. „Alles ist mit allem verbunden." Übung und Alltag sind nur zwei Aspekte des einen Lebens, der einen Ur-Wirklichkeit. Die von uns zeitweise gefühlte Spaltung liegt am jeweiligen Zustand unseres Geistes. Ausgefeilte Techniken, Verbote, Gebote oder Anstrengungen, die Alltagsprobleme „in den Griff zu bekommen", führen nur dazu, dass sich Blockaden und Leiden noch mehr verstärken.

Der einzige, durch Erfahrung erprobte und durch die Wissenschaft unserer Zeit bestätigte Ausweg besteht darin, dass sich der psycho-mentale Zustand unseres sogenannten „Alltagsgeistes" zu mehr Ruhe, Klarheit und Einfühlungsvermögen verändert. Die Mittel und Methoden für diesen Veränderungsprozess finden wir in den Übungswegen. Werden Ruhe, Klarheit und Einfühlungsvermögen durch die Übung immer mehr zu unserer wahren Natur, dann spüren wir inmitten aller Lebenssituationen diese Kraft, die uns Halt und Vertrauen gibt und uns weise handeln lässt. Die innere Haltung in der formalen Übungspraxis und die innere Haltung im Alltag stehen also in wechselwirksamer Beziehung zueinander:

- Wir sind dann ganz bei uns (innere Haltung) und
- durch die Fähigkeit der klaren Wahrnehmung (Zeugenbewusstsein) gleichzeitig ganz im Augenblick des äußeren Geschehens.
- Dabei nehmen wir wahr, was ist, und können auch erst einmal annehmen, was ist, ohne sofort zu reagieren und zu bewerten.
- Wir erfahren die Einheit zwischen innen und außen durch die gefühlte innere Beziehung.
- Unser inneres, unverfälschtes, klares Bewusstsein wirkt dann im Außen durch klare Entscheidungen und Mitgefühl.

Praxis 12: Anregungen für die Übung im Alltag

Ideal wäre es, wenn Sie jeden Tag oder mindestens fünfmal in der Woche eine zu Ihrer Situation passende Übungspraxis ausführen würden. So könnte sich kontinuierlich eine sehr wirksame Kraft aufbauen, die Ihren „Alltagsgeist" klärt, Ihr mitfühlendes Herz weitet und Ihren Körper heilt. Die Kontinuität des vertrauensvollen Übens schafft die neuen Bahnungen im Gehirn, von denen die Hirnforschung berichtet. Damit ist die Spur zu einem neuen, weiten, spirituellen Bewusstsein gelegt, das bereits in uns angelegt ist und nun Raum bekommt.

Wie ist aber die alltägliche Situation der meisten Menschen? Wie sind die zeitlichen, die körperlichen, die psychischen und die mentalen Bedingungen?

Dem muss Rechnung getragen werden. Wenn wir unsere gegenwärtige Geistes- und Lebenssituation ändern wollen bzw. ändern müssen, um klarer, mitfühlender und ganzheitlich gesünder leben zu können, dann müssen wir Mittel und Wege finden, die dieses „Anderssein" ermöglichen:

1. Überprüfen Sie Ihren Tagesablauf. Gibt es ein Zeitfenster für eine, sich möglichst täglich wiederholende Übungspraxis? Wenn ja, bleiben Sie realistisch, was die Zeit anbelangt, seien Sie dann aber konsequent! Üben Sie möglichst immer zur gleichen Zeit, am besten morgens. Das stärkt Sie für den ganzen Tag. Wenn nur kleine Übungsphasen möglich sind (einige Minuten), dann planen Sie über den Tag verteilt weitere kleine Unterbrechungen (Auszeiten) ein, die auch wiederum nur einige Minuten Zeit erfordern. *Es ist Ihre Zeit, Ihre heilende Verabredung mit sich selbst!* Verhandeln Sie nicht mit Ihrem „Alltagsgeist" *(Citta),* der Ihnen manchmal einreden möchte, für die Übung gerade heute gar keine Zeit zu haben. Denken Sie an die Definition von Harald Walach: „Die Übung ist geistiges Zähneputzen". Für nur einige Minuten Übungszeit gibt es keine Ausrede.

2. Auch wenn Sie morgens eine längere Übungspraxis ausführen können, bleiben Sie dennoch auch in Ihrem nachfolgenden Alltag sehr achtsam und einfühlsam präsent bei jeder Handlung. Nur so können Sie rechtzeitig erkennen, wenn alte Reaktionsmuster Ihren Geist und Ihr Verhalten beeinflussen wollen. Nehmen Sie die aufkeimende Erregung und die damit verbundenen Gedanken genau wahr, spüren Sie auch die Reaktionen Ihres Körpers und

Ihres Atems. Sagen Sie innerlich „Stopp", halten Sie einen Augenblick, wenn möglich zwei bis drei Minuten inne, *lassen Sie Ihren Blick auf einer Stelle ruhen und spüren Sie dabei nur Ihren Atem*, möglichst ohne zu denken. Aus dieser inneren Sammlung heraus schauen Sie auf die entsprechende Situation. Wenn Sie wirklich für eine kurze Zeit in „reiner Aufmerksamkeit, die nicht mit Gedankeninhalten verknüpft war" (Matthieu Ricard) innehalten können, dann wird Ihr innerer Geist in der Lage sein, das äußere Geschehen zu beobachten. Ihr Verhalten und Ihre Entscheidungen werden durch die Einübung dieser alltäglichen Praxis immer klarer. Sie werden dann immer seltener von starken Emotionen und konditionierten Reaktionsmustern beherrscht werden. Ihr Nervensystem wird sich erholen, Ihr Immunsystem wird gestärkt und Ihre innere Einsicht in das Zusammenwirken aller Kräfte wird wachsen. Es sind kleine Auszeiten, Augenblicke des Nichtdenkens, des Spürens und des Friedens. Die nachfolgenden Tätigkeiten sind dann bewusst und klar und machen keinen unnötigen Stress.

3. Diejenigen, die im Augenblick durch ihre gegenwärtige Lebenssituation keine Zeit für eine längere formale Übungspraxis am Morgen oder am Abend haben, können mit großem Erfolg die „Praxis der kleinen Schritte im Alltag" einüben. Diese heilsame Praxis muss anfangs natürlich konsequent und mit kleinen „Erinnerungshilfen" so eingeübt werden, dass sie zu einer ganz normalen Verhaltensweise im Tagesablauf wird. Das kurze Innehalten, die gedankenfreie, spürende Achtsamkeit wird sich dann als neues, transformierendes und stabilisierendes Muster einprägen. Es wird so viel Kraft entfalten, dass die alten, Stress verursachenden Muster keine Chance mehr haben.

4. Möglichkeiten informaler Übungssequenzen, die Sie an jedem Ort ausführen können:

- DAS INNEHALTEN
  Für diese Anwendung eignen sich die im Teil A des Buches beschriebenen Grundhaltungen des Körpers, also das gesammelte Stehen *(Samasthiti),* das aufrechte, stille Sitzen und auch die Rückenlage, wenn die äußere Situation es erlaubt. *Samasthiti* ist traditionell die Ausgangsposition für weitere Übungen im Stand. Die Bedeutung liegt darin, dass sowohl der Körper und der Atem als auch das Denken ruhig und gesammelt sind. Ausgangsposition heißt hier: *bereit sein für den nächsten Schritt.* Das aufrechte, stille Sitzen hat die

gleiche Qualität. Es ist damit eine Variation von *Samasthiti* im Stand. In der Rückenlage ist es günstig, einige, vom Atem geführte Bewegungen mit den Armen und/oder den Beinen auszuführen, um wach zu bleiben. Diese Formen des Innehaltens im Stehen und im Sitzen können Sie sehr oft und fast überall praktizieren:

- zu Hause,
- an Ihrem Arbeitsplatz,
- vor oder nach einer Besprechung,
- im Freien,
- beim Warten auf Bus oder Bahn,
- beim Arzt im Wartezimmer,
- beim Warten in langen Schlangen an der Kasse eines Supermarktes,
- beim Warten auf einen Gesprächspartner,
- zwischen zwei einfachen, sich oft wiederholenden Tätigkeiten des Tagesablaufes.

Bleiben Sie bei diesen „Kurzformen" des Übens immer in Beziehung zu Ihrem Atem.

• ENTSCHLEUNIGUNG DURCH BEWUSSTE BEWEGUNG

An erster Stelle steht hier das achtsame Gehen. Hierbei geht es vor allem:

- darum, ganz eins zu werden mit jedem Schritt, und damit eins zu werden mit dem Augenblick des Gehens;
- um das Spüren der Körperbewegung und des begleitenden Atems;
- um das bewusste Spüren des Augenblicks, wenn ein Fuß den Boden berührt, abrollt, sich hebt und der andere Fuß die Bewegung übernimmt – Schritt für Schritt, Augenblick für Augenblick.

Körper, Atem und Aufmerksamkeit verschmelzen dabei mit jedem Schritt. Überlegen Sie sich, welche Wegstrecke für diese Übung geeignet ist. Wenden Sie das achtsame Gehen so oft wie möglich an. Es kann der Gang vor Ihrem Büro sein, der Weg vom Schlafzimmer zum Bad, die Treppe, ein Gartenweg usw. *Nicht denken, nur spüren, atmen und gehen!*

Beim schnellen Gehen (Walking, Jogging) besteht die Möglichkeit, dass man durch eine zunächst beschleunigte, aber gleichmäßige Bewegung des ganzen Körpers in einen Fluss (Flow) kommt, bei dem Körper, Atem und Geist auch zu einer einzigen Erfahrung verschmelzen. Die Entschleunigung, der Stressabbau, ist danach als Wirkung deutlich erfahrbar. Der Nachteil dabei ist jedoch oft, dass nicht jeder Körper die nötigen Voraussetzungen für das

schnelle Laufen hat. Die Qualität des Atems kann auch beeinflusst werden. Außerdem kann man diese Praxis nicht über den Tag verteilt regelmäßig ausführen. Oft verhindern auch das Wetter oder andere jahreszeitliche Umstände eine täglich sich wiederholende Praxis.
Kurze oder auch längere, vom Atem geführte Sequenzen (*Vinyasa*) aus dem Yoga haben eine vergleichbare Wirkung wie das achtsame Gehen. Eine Integration von Körper, Atem und Aufmerksamkeit ermöglicht einen zentrierten und ruhigen Energie- und Bewusstseinsfluss. Die Gedanken und die Emotionen werden sich beruhigen, sodass wir in unserer inneren Mitte ruhen können. Versuchen Sie, vom Machen zum Sein zu kommen, d. h. nicht den Bewegungsablauf machen, sondern immer mehr der sich bewegende Fluss sein.

- Kleine „Auszeiten" können auch die in der Praxis 4 beschriebenen Berührungen (*Nyasa*) sein, die man mehrmals am Tag für wenige Minuten praktizieren kann (siehe ab S. 119).

- Auch ein einfaches *Pranayama* wie die wechselseitige Nasenatmung *(Nadi-Sodhana*) oder eine Ihnen vertraute Variation davon kann eine wertvolle Unterbrechung im Alltag sein. Das gilt auch für die Rezitation (laut, leise oder mental). Jedes Wort, das für Sie von Bedeutung ist, berührt durch die häufige innere Wiederholung Ihren Wesenskern in der Tiefe.

- Das Einswerden mit dem jeweiligen Augenblick kann und sollte auch in passenden Aktivitäten des täglichen Lebens praktiziert werden: möglichst bei ganz kleinen, einfachen, sich aber täglich wiederholenden Handlungen, wie beim Treppensteigen, Zähneputzen, Gemüseputzen, Teeeingießen, Duschen und bei vielem mehr. Suchen Sie sich für Ihre tägliche Achtsamkeitsübung das aus, was für Sie passt und jeden Tag vorkommt.

In einer Fachzeitung las ich vor Kurzem, dass die Harvard University in den USA über einen Zeitraum von neunzig Jahre hinweg eine Studie über Zufriedenheit und Glück durchgeführt hat. Das Ergebnis zeigte, dass die Menschen am zufriedensten und glücklichsten sind, die ganz eins werden können mit dem jeweiligen Augenblick, unabhängig davon, was sie tun. Es wurde festgestellt, dass das Verschmelzen mit dem Augenblick im Gehirn eine Dopamin-Flutung (Botenstoff im Gehirn) auslöst, die zu Zufriedenheit und zum Glücklichsein führen kann. Interessanterweise sind diese Menschen auch glücklicher als diejenigen, die während ihrer Tätigkeit an etwas besonders Schönes denken.

Wichtig für uns ist die Aussage, dass die positive Grundstimmung durch Wiederholung des Verhaltens, durch Übung, anhält. Sie ist am stabilsten, wenn sie auch im Alltag unterstützt und stabilisiert werden kann.

> „Wenn wir das Gefühl unserer eigenen Wichtigkeit abbauen, dann verlieren wir nichts anderes als einen Parasiten, der unseren Geist schon seit Langem befallen hat. Das, was wir dadurch gewinnen, nennt man Freiheit, Öffnung des Geistes, Spontaneität, Einfachheit, Nächstenliebe und viele andere Eigenschaften, die dem Glück innewohnen."
>
> **MATTHIEU RICARD**

Literatur

Kommentare zum Yogasutra von Patañjali

Die im Buch verwendeten Zitate stammen vorwiegend aus

Sriram, R.: *Patañjali. Das Yogasutra. Von der Erkenntnis zur Befreiung.* Berlin: Theseus Verlag, 2006.

Weitere Kommentare

Deshpande, P.Y. / Bäumer, Bettina: *Patañjali. Die Wurzeln des Yoga.* München: O. W. Barth Verlag, 1982.

Desikachar, T.K.V.: *Über Freiheit und Meditation.* Petersberg: Verlag Via Nova, 1997.

Desikachar, T.K.V.: *Yoga – Tradition und Erfahrung.* Petersberg, Verlag Via Nova, 1991.

Karambelkar, P.V.: *Patanjali Yoga Sutras.* Lonavla (India): Yoga Mimamsa, Kaivalyadhama Institute, o. J.

Skuban, Ralph: *Patanjalis Yogasutra. Der Königsweg zu einem weisen Leben.* München: Goldmann Arkana, 2011.

Swami Veda Bharati (U. Pandit Arya): *Yoga-Sutras of Patañjali with the Exposition of Vyasa.* Honesdale (USA): The Himalayan International Institute, ab 1986.

Weitere Literaturhinweise

Bäumer, Bettina: *Vijnana Bhairava. Das göttliche Bewusstsein.* Grafing: Edition Adyar, 2003.

Childre, Doc / Martin, Howard: *Die Herzintelligenz-Methode.* Kirchzarten: VAK-Verlag, 2000.

Ciaramicoli, Arthur P. / Ketcham, Katherine: *Der Empathiefaktor.* München: dtv, 2001.

Crittin, Jean-Pierre: *Ayurvedische Psychologie.* Oberstdorf: Windpferd Verlag, 2010.

Desikachar, T.K.V.: *Yoga –Gesundheit von Körper und Geist. Leben und Lehren Krishnamacharyas.* Berlin: Theseus Verlag, 2000.

Dürr, Hans-Peter: *Das Lebende lebendiger werden lassen. Wie uns neues Denken aus der Krise führt.* München: Oekom Verlag, 2011.

Dürr, Hans-Peter: *Warum es ums Ganze geht.* München: Oekom Verlag, 2009.

Dürr, Hans-Peter / Oesterreicher, Marianne: *Wir erleben mehr als wir begreifen. Quantenphysik und Lebenfragen.* Freiburg: Herder Verlag, 2001.

Easwaran, Eknath: *Die Upanischaden.* München: Goldmann Arkana, 2008.

Faulstich, Joachim: *Das Geheimnis der Heilung. Wie altes Wissen die Medizin verändert.* München: Knaur MensSana, 2010.

Griffiths, Bede: *River of Compassion. A Christian Commentary on the Bhagavad Gita.* New York (USA): Continuum Publishing Company, 1987.

Griffiths, Bede / Ropers, Roland R.: *Eine Welt – Eine Menschheit – Eine Religion.* Wasserburg: Sheema Medien, 2007.

Jäger, Willigis: *Die Welle ist das Meer.* Freiburg: Herder Verlag, 2000. Jäger, Willigis: *Westöstliche Weisheit.* Stuttgart: Theseus Verlag, 2007.

Kornfield, Jack: *Das weise Herz.* München: Goldmann Arkana, 2008.

May-Ropers, Christiane: *Das neue Handbuch der Körper-Balance.* Paderborn: Jungfermann Verlag, 2002.

Mylius, Klaus: *Wörterbuch Sanskrit – Deutsch.* Leipzig: Verlag Enzyklopädie, 1975.

Ropers, Roland R. / Arzt, Thomas (Hrsg.): *Was unsere Welt im Innersten zusammenhält. Hans-Peter Dürr im Gespräch mit bedeutenden Vordenkern, Philosophen und Wissenschaftlern.* München: Scorpio Verlag, 2012.

Simm, Hans-Joachim (Hrsg.): *Die Gunst des Augenblicks.* Frankfurt a. M.: Insel Verlag, 2005.

Simon-Wagenbach, Helga: *Vollende, was du bist. Der Integrale Weg.* Stuttgart: Theseus Verlag, 2007.

Singer, Wolf / Ricard, Matthieu: *Hirnforschung und Meditation. Ein Dialog.* Frankfurt a. M.: Suhrkamp Verlag, 2008.

Sloterdijk, Peter: *Du musst dein Leben ändern.* Frankfurt a. M.: Suhrkamp Verlag, 2008.

Soder, Martin / Dalmann, Imogen (Hrsg.): *Viveka – Hefte für Yoga.* Berlin (erscheint zweimal jährlich).

Tittel, Kurt: *Beschreibende und funktionelle Anatomie des Menschen.* Stuttgart: Gustav Fischer Verlag, 1990.

Unger, Carsten / Hofmann-Unger, Katrin: *Yoga und Psychologie.* Ahrensburg: Verlag ganzheitlich leben, 1999.

Vollmar, Klausbernd: *Chakra-Arbeit.* München: Goldmann Verlag, 1994.

Vollmar, Klausbernd: *Chakren.* München: Gräfe und Unzer Verlag, 1989.
Wehr, Gerhard: *Jean Gebser. Individuelle Transformation vor dem Horizont eines neuen Bewusstseins.* Petersberg: Verlag Via Nova, 1996.
Wilber, Ken: *Eros, Kosmos, Logos.* Frankfurt a. M.: Krüger Verlag, 1996.
Wilber, Ken: *Integrale Psychologie.* Freiamt: Arbor Verlag, 2001.
Wolz-Gottwald, Eckard: *Yoga-Philosophie-Atlas. Erfahrung ursprünglicher Bewusstheit.* Petersberg: Via Nova Verlag, 2006.

Wir danken für die Abdruckrechte aus:

Hans-Peter Dürr, *Das Lebende lebendiger werden lassen. Wie uns neues Denken aus der Krise führt* © Oekom Verlag, München 2011.
Eknath Easwaran (Hrsg.), *Die Upanischaden.* Aus dem Englischen von Peter Kobbe © Goldmann Arkana, München 2008.
Joachim Faulstich, *Geheimnis der Heilung. Wie altes Wissen die Medizin verändert* © Droemersche Verlagsanstalt Th. Knaur Nachf. GmbH & Co. KG, München 2010.

Danke

Mein herzlicher Dank gilt allen Menschen, die mich bei der Verwirklichung dieses Buches über das integrative Üben im Yoga unterstützt und inspiriert haben:

Meinen Lehrern, meinem Mann Bernd Wagenbach, allen Schülerinnen und Schülern und vielen Kolleginnen und Kollegen im Yoga. Wir alle sind gemeinsam auf dem Weg!

Ganz besonders danke ich meiner Lektorin Susanne Klein für die sehr kompetente und einfühlsame Begleitung dieses Projektes, Veronika Karl für die professionelle Ausarbeitung und Gestaltung der Praxisvorlagen und meinem Verleger Werner Vogel für die freundschaftliche Unterstützung.

Helga Simon-Wagenbach

Über die Autorin

Helga Simon-Wagenbach ist Yogalehrerin (BDY/EYU) in der Tradition von Sri Krishnamacharya, Desikachar und Sriram sowie Zen-Lehrerin der Zen-Linie von Willigis Jäger. Sie war neun Jahre im Vorstand des Berufsverbandes der Yogalehrenden in Deutschland (BDY). Ihre Schwerpunkte sind Yogameditation, Integrale Spiritualität, Einzelunterricht und individuelle Begleitung.

Kontaktadresse:
Helga Simon-Wagenbach
Rebsteig 6
78345 Moos
Tel.: 0 77 32 / 5 78 82
E-Mail: h.simonwagenbach@t-online.de
info@helga-simon-wagenbach.de
Internet: www.helga-simon-wagenbach.de

Weitere Bücher aus dem Verlag Via Nova:

Eutonie – Bewusst mit dem Körper leben

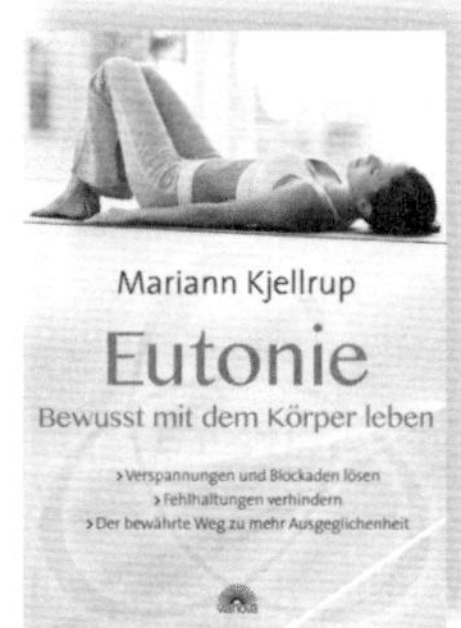

- **Verspannungen und Blockaden lösen**
- **Fehlhaltungen verhindern**
- **Der bewährte Weg zu mehr Ausgeglichenheit**

Mariann Kjellrup

Paperback, 128 Seiten, 13 farbige Fotos und 56 Zeichnungen, ISBN 978-3-86616-255-6

Mechanische Bewegungen oder körperliche und seelische Anspannungen, z.B. in Stresssituationen, rufen auf Dauer Energieblockaden und Verspannungen hervor. Diese können sich zu organischen Störungen und körperlichen Fehlhaltungen verfestigen. Die in diesem Buch dargestellten eutonischen Körperübungen helfen Ihnen, sich bewusster und gelöster zu bewegen, Körperbewusstsein zu entwickeln, Ihren eigenen Rhythmus zu finden, Blockaden abzubauen, sich selbst besser kennen zu lernen und Ihren Mitmenschen unverkrampft zu begegnen. Durch gezieltes und regelmäßiges Üben mit der Methode der Eutonie bringen Sie Leib und Seele wieder in Harmonie, erreichen Sie größtmögliche Ausgeglichenheit.

Das große Yoga-Therapiebuch

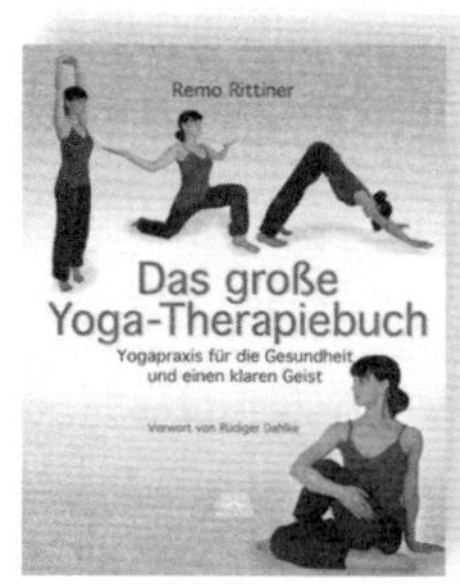

Yogapraxis für die Gesundheit und einen klaren Geist
Vorwort von Rüdiger Dahlke
Remo Rittiner

4. Auflage

Paperback, 200 Seiten, 400 Fotos, ISBN 978-3-86616-149-8

Das Buch basiert auf den Grundprinzipien der Yogatradition des Yogameisters T. Krishnamacharya und seines Schülers A.G. Mohan sowie auf den neuesten Erkenntnissen der westlichen Anatomielehre. Es ist klar und verständlich geschrieben und eignet sich sowohl für AnfängerInnen als auch für fortgeschrittene Yogaübende, die sich für das große Heilungspotential der Yogatherapie interessieren. Remo Rittiner hat seine langjährige Erfahrung mit zahlreichen Menschen, die regelmäßig unter seiner Anleitung Yoga praktizieren, in dieses Buch einfließen lassen.

Yoga der Befreiung

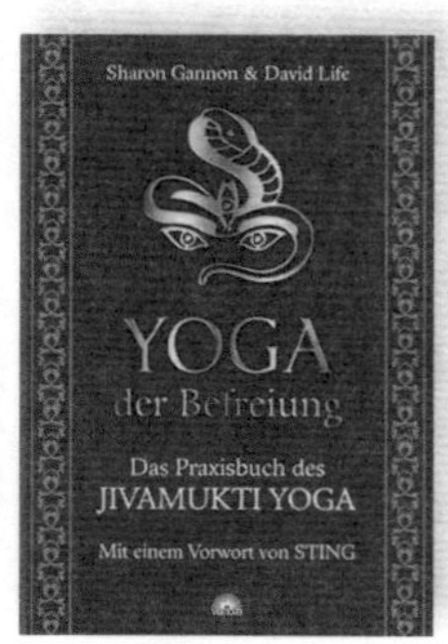

Das Praxisbuch des JIVAMUKTI YOGA
Mit einem Vorwort von Sting
Sharon Gannon / David Life

2. Auflage

Paperback, Format: Din A 4, 288 Seiten, über 800 Fotos, ISBN 978-3-86616-161-0

Entdecke die einzigartige Energie und Kraft des Yoga, die dein Leben transformiert. Die Gründer des Jivamukti Yoga Centers in New York erklären in diesem umfassenden Handbuch ihr körperliches und spirituelles Yogasystem, das auf fließenden Bewegungsfolgen basiert. Sie verknüpfen die Weisheit der yogischen Schriften und der Meditation mit der herausfordernden Praxis des Hatha Yoga, beschreiben die körperlichen Haltungen und zeigen auf, wie sie in der jahrtausendealten Tradition entstanden sind, welche psychotherapeutischen Vorteile durch regelmäßige Übung entstehen und wie spirituelle Kräfte freigesetzt werden, wenn die Energie durch Körper und Geist frei fließt. Das Buch gibt in Bild und Text viele sachkundige Anleitungen, wie man durch Übungen physische Stärke, Gesundheit, Gelassenheit, Selbsterkenntnis und spirituelle Freiheit erreichen kann, und erklärt, wie Yoga zum verantwortungsbewussten Handeln führen kann.

Yoga-Meditation für Anfänger

Einfach meditieren lernen – Schritt für Schritt

Anna Trökes

Hardcover, 192 Seiten, ISBN 978-3-86616-193-1

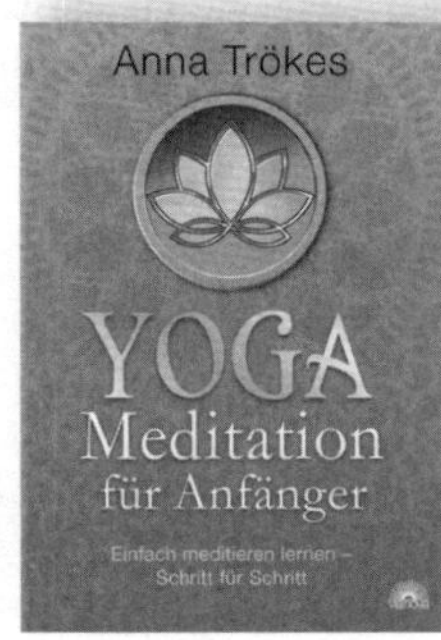

Yoga-Meditation lehrt uns, dass alles, was sich in uns abspielt, mit unserer Geisteshaltung zu tun hat. Und an dieser Geisteshaltung können wir arbeiten, wenn wir lernen, sie zu modifizieren. Dazu werden in diesem Arbeitsbuch Methoden vorgestellt, die helfen, einen Zustand wacher Ruhe zu etablieren, aus dem heraus sich Klarheit, innerer Frieden und die Stabilität des Geistes entwickeln können. Diese Qualitäten sind unverzichtbar, damit wir den steigenden Anforderungen des Alltags gewachsen sind und wir unsere mentale und körperliche Gesundheit bewahren können. Damit stellt die Yoga-Meditation einen ganz entscheidenden Beitrag zur Bewältigung unseres modernen Lebens dar. Gleichzeitig ist sie zeitlos und wendet sich an das menschliche Potential in uns, das ebenfalls zeitlos ist und immer der Entfaltung harrt.

Ruheloser Geist trifft Achtsamkeit

Aus der Zeit in den Moment

Matthias Dhammavaro Jordan

Taschenbuch, 160 Seiten, ISBN 978-3-86616-252-5

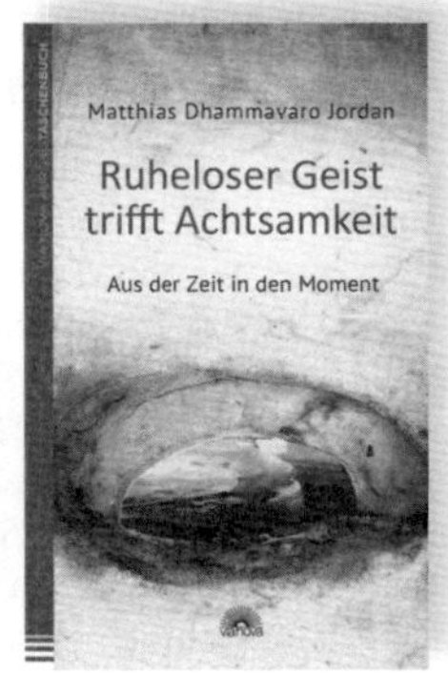

Einfachheit und Tiefe sind die Qualitäten dieses Buches. Der ehemalige buddhistische Mönch spricht aus eigener Erfahrung, verständlich, unterhaltsam, lehrreich, inspirierend und mitten im Leben stehend. Sofort findet der Leser sich selbst wieder und wird behutsam und fundiert an essentielle Weisheiten herangeführt. Vor allem aber zeigt das Buch, sowohl bei den Betrachtungen über die Wirkungsweise des menschlichen Geistes als auch bei den Meditationsanleitungen, wie man durch bewusstes Üben der Achtsamkeit innere Ruhe und Frieden finden und ein entspanntes und erfülltes Leben führen kann. Zeit ist kostbar und dieses Buch zeigt uns den Weg vom Hier ins Jetzt und, wie wir den Reichtum des Augenblicks neu erleben und wertschätzen können.

Das Gesundheitsbuch der HI. Hildegard von Bingen

Die besten Heilmittel der Hildegardmedizin

Peter Pukownik

Hardcover, 176 Seiten, 40 farbige Abbildungen, ISBN 978-3-86616-232-7

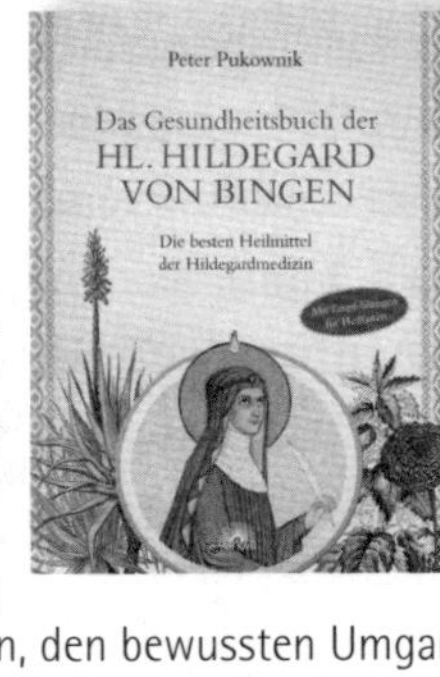

In diesem Buch erfahren Sie, wie man die Heilkräfte der Natur richtig nutzt, Erkrankungen vorbeugen oder auf natürliche Weise selbst heilen, seine Gesundheit erhalten kann. Zum besseren Verständnis der Hildegard-Heilkunde geht der Autor auch auf Hildegards Welt- und Menschenbild ein: Die Gesundheit ist für sie ein lebenslanger, kreativer Prozess, der eine neue Lebensumstellung, eine ganzheitliche religiös-sittliche Haltung, eine Änderung krankmachender Lebensgewohnheiten, die Einhaltung von Lebensrhythmen, den bewussten Umgang mit der Natur und das rechte Maß umfasst.. Vor allem werden die Heilmittel der Hildegardmedizin, ihre Herstellung, ihre Anwendung und ihre körperliche und psychische Wirkung dargestellt, sowie Möglichkeiten der Behandlung verschiedener Krankheiten und Beschwerden, einschließlich der Empfehlungen für das Heilfasten.

Die Aktivierung des Weltinnenraums

Was Sie in sich selbst bewegen, bewegen Sie in der Welt

Mike Kaiser

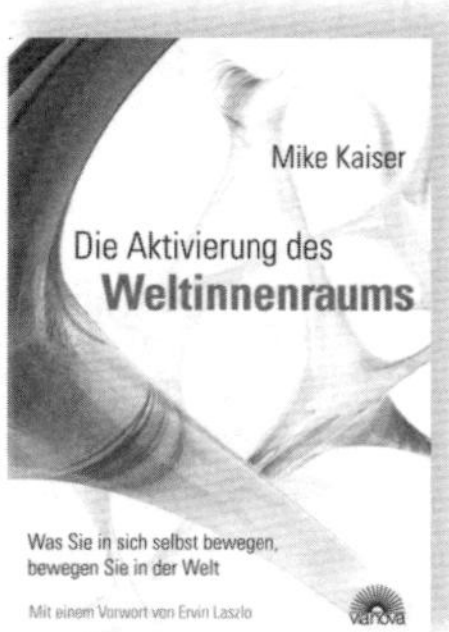

Paperback, 576 Seiten, ISBN 978-3-86616-229-7

Der versierte Umgang mit dem eigenen Bewusstsein - dem Weltinnenraum - zählt zu den Schlüsselkompetenzen des 21. Jhs. Indem der Mensch seinen Weltinnenraum mit seinen physischen, mentalen, emotionalen, energetischen und seelischen Dimensionen erkundet und gestaltet, verleiht er wesentlichen Bereichen seines Lebens eine völlig neue Qualität und verändert auch erfolgreich die äußere Welt. Dieses Buch beschreibt Aufbau und Funktionsweise des Weltinnenraumes und gibt dem Leser praxiserprobte Techniken an die Hand. Es verbindet das Wissen alter Weisheitstraditionen mit den neuesten Erkenntnissen der Quantenphysik sowie der Gehirn-, Bewusstseinsund Meditationsforschung. Dieses umfangreiche Werk ist ein wertvoller Ratgeber für alle Menschen, die wiederkehrende Probleme lösen und den Grundstein für ganzheitliche Gesundheit und Glück legen wollen.

Ich bin ich – Wer sonst!

Sei du selbst und lebe glücklich

Maria Färber-Singer

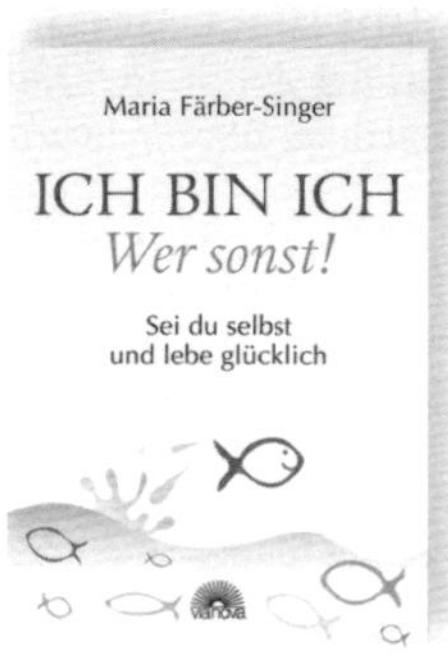

Paperback, 192 Seiten, ISBN 978-3-86616-237-2

Bestätigen wir „die Welt" immer mit denselben Gedanken, die Realität erzeugen, bleiben wir in sehr engen Vorstellungen von dem, was das Leben kann, gefangen. In diesem Buch werden humorvoll „Hindernis-Klassiker" wie Sorgen, Zweifel, Angst oder Liebe zum Dramatisieren so beschrieben, dass es gut nachvollziehbar wird, wie wir diese selbst erzeugen und wie wir sie in unserem Alltag auch wieder auflösen können. Vor allem durch unser kraftvolles Bewusstsein des „Ich bin ich", einzigartig in seiner Kreativität und Wirksamkeit, ist es möglich, das konditionierte Denken zu überwinden und neue Lebensenergie zu schaffen, um ein Leben in Freude und Freiheit zu führen.

Weitergehen – das Leben wartet nicht

Anders denken – anders handeln

Franz Decker

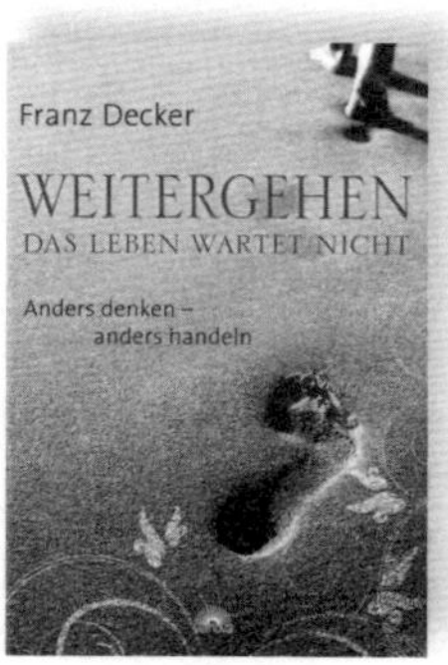

Paperback, 208 Seiten, 10 Grafiken, ISBN 978-3-86616-240-2

Lebensumstellungen und persönliche Wendepunkte lösen in uns oft Sorgen und Ängste aus, zwingen uns aber auch zum Weitergehen, denn das Leben bleibt nicht stehen. Es bedarf der Kunst des Loslassens für einen Aufbruch in einen neuen Lebensabschnitt. Der Lebens-, Gesundheits- und Mentalberater Franz Decker ermutigt mit vielen Übungen und Tipps aus seiner langjährigen Praxis, einen neuen Lebensabschnitt mit Hoffnung, Orientierung und Tatkraft zu beginnen. Er zeigt, wie wir unsere Umstellungsfähigkeiten verbessern, uns selbst vertieft kennenlernen, neue, bisher verborgene Fähigkeiten entdecken und nutzen können, um ein anderes, sinnvolles Lebenskonzept zu finden. Übungsprogramme fördern Ihre geistig-mentalen und seelischen Kräfte und helfen Ihnen, anders zu denken und zu handeln, weiter zu wachsen und zu reifen.

Karten der Selbstheilung

Illustrationen von Petra Kühne

Chuck Spezzano

100 farbige Karten mit Begleitbuch (240 Seiten), ISBN 978-3-86616-209-9

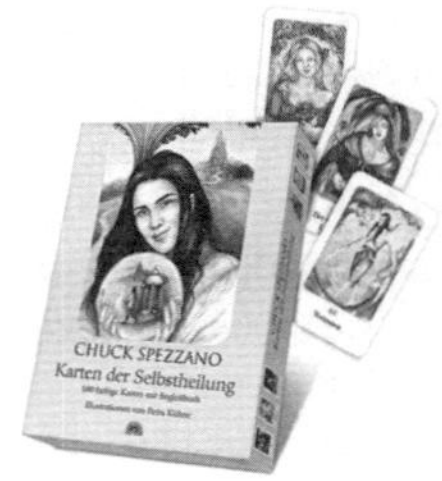

Die Karten der Selbstheilung sind eine große Hilfe, denn sie geben jedem die Möglichkeit, unterbewusste Muster zu erkennen und aufzulösen, die oft Ursache von Krankheiten und Problemen sind. Die Karten der Selbstheilung sind nach bewährter Manier in fünfzig positive und fünfzig negative Karten unterteilt, und wie schon bei den Karten des Lebens und den Karten der Partnerschaft hat die Künstlerin Petra Kühne wunderbare kleine Kunstwerke geschaffen, die die Aussagen der Karten mit Leben erfüllen. Ein Begleitbuch erläutert die Bedeutung der Karten, macht Vorschläge für mögliche Legungen und stellt zudem heilende Übungen vor, die helfen, die Ursachen von Krankheiten und Problemen zu erkennen und aufzulösen.

Wohlfühlhormon Serotonin – Botenstoff des Glücks

Der körpereigene Aufbau durch native Ernährung

Rolf Ehlers

Hardcover, 288 Seiten, ISBN 978-3-86616-208-2

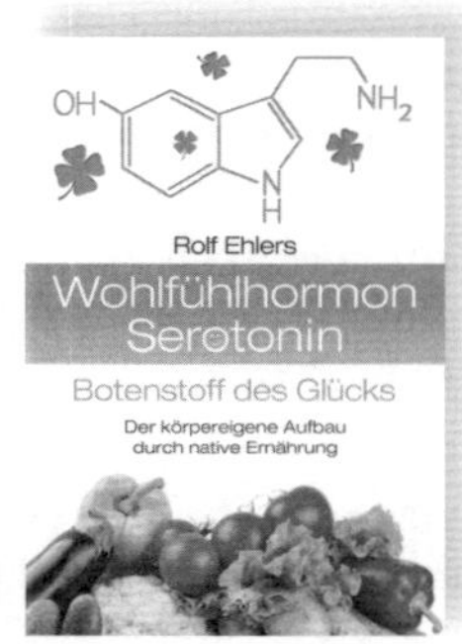

Das unverzichtbare Schlüssel- und Wohlfühlhormon Serotonin ist der zentrale Botenstoff, der in uns Menschen eine mental-hormonelle Balance, Gesundheit und damit Lebensglück bewirkt. Rolf Ehlers stellt in diesem Buch das Aminas-Prinzip vor, das er entdeckt und entwickelt hat, und begründet umfassend und überzeugend, dass mit dem Verzehr nativer Kost auf leeren Magen Serotonin zuverlässig auf natürliche Weise im Gehirn aufgebaut und im gesamten Körper sowie auch seelisch wirksam wird. Fachleute haben seine Erkenntnisse zu Recht als bedeutendste Entdeckung auf dem Gebiet der gesunden Ernährung in den vergangenen Jahren bezeichnet.

Essenspausen

Der einzige Weg zur nachhaltigen Gewichtskontrolle

Rolf Ehlers

Taschenbuch, 144 Seiten, ISBN 978-3-86616-234-1

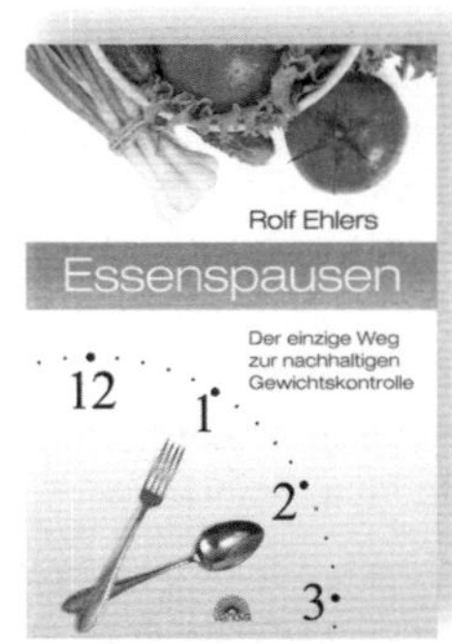

Starkes Übergewicht ist für mehr als die Hälfte der Menschen in der westlichen Welt ein großes Problem und belastet auch das öffentliche Gesundheitssystem. Die meisten Vorschläge zum Abnehmen enttäuschen. Der Ernährungswissenschaftler Rolf Ehlers begründet in diesem Buch dieses Versagen und empfiehlt aufgrund eigener Erfahrung und Erkenntnissen, Zwischenmahlzeiten zu vermeiden, Essenspausen konsequent einzuhalten, mehr native Kost und körperliche Bewegung. Das Buch gibt konkrete Anregungen und Hilfen, wie man die Nahrungsaufnahme für sich oder in Gruppenarbeit kontrollieren und in kurzer Zeit ohne Mühe und Qualen sein gesundes Normalgewicht erreichen kann.

Die Verbindung mit dem Urgrund des Seins

Ein Zugang zur unerschöpflichen Kreativität des Universums
Arnold Mindell

Paperback, 288 Seiten, ISBN 978-3-86616-228-0

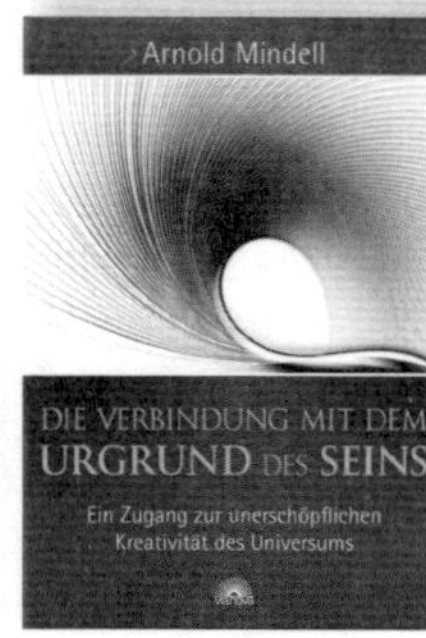

Dieses Buch ist die Antwort eines weltweit bedeutenden Naturwissenschaftlers und Psychologen auf Einsteins berühmten Wunsch: „Ich möchte die Gedanken von Gott kennen. Alles andere sind nur Details." Der Autor geht der Frage nach: „Worin besteht der Geist von Gott?" Diesen Geist, der für ihn der Ursprung aller Lebens- und Naturgesetze ist, nennt Dr. Mindell den „Prozessgeist". Dr. Mindell verbindet dabei die Erkenntnisse der modernen Physik (Quantenforschung) mit den grundlegenden Erfahrungen der transpersonalen Psychologie, dem Taoismus und der Mystik in den spirituellen Traditionen. In 20 inspirierenden Kapiteln stellt dieses Buch überprüfte und praktische Methoden und Übungen vor, wie jeder einzelne mit seinen Beziehungen und wie Organisationen die Verbindung mit dem Prozessgeist als Urgrund des Seins herstellen können. Es hilft, mit Träumen, Körpersymptomen und damit verbundenen Schmerzen, mit Beziehungen und Konflikten besser umzugehen und sich selbst zu erfahren.

Der Mensch ist mehr als sein Gehirn

Hirnforschung und Geistesfreiheit
Manfred Stöhr

Paperback, 256 Seiten, ISBN 978-3-86616-238-9

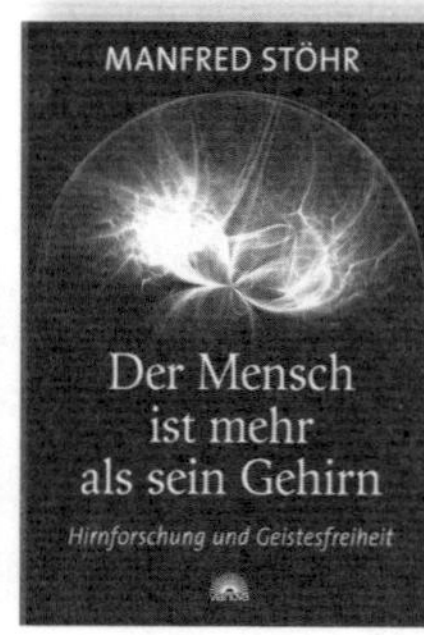

Endlich ein kritisches Wort eines kompetenten Wissenschaftlers zur modernen Gehirnforschung! Der Neurologe, Psychiater und Universitätslehrer Prof. Stöhr hat als Fachmann die Forschungsergebnisse vieler Gehirnforscher unserer Zeit und deren wissenschaftliche Aussagen mit den entsprechenden Folgen für den Menschen und sein ethisches Verhalten überprüft. Er kommt zu dem Ergebnis, dass die Gehirnforschung zwar Analyse stofflicher Vorgänge im Gehirn und dessen Funktionen in bestimmten Gehirnbereichen vornehmen kann. Aber Aussagen über die Natur des Menschen, über Erziehung, Recht und Moral seien wissenschaftlich nicht begründbar und überschritten die Kompetenz der Hirnforscher. Der Autor wendet sich besonders gegen die Auffassung eines damit verbundenen reduktionistischen Menschenbildes. Er macht deutlich, dass viele Aussagen einer Neuauflage des materialistischen Dogmas von der Alleinexistenz der Materie entspringen, das die ganzheitliche Wirklichkeit des Menschen nicht zu begreifen vermag.

Heilung durch Energiemedizin

Verborgene Konflikte erkennen und heilen
Dr. med. Reimar Banis

Hardcover, 336 Seiten, 180 mehrfarbige Abb., ISBN 978-3-86616-215-0

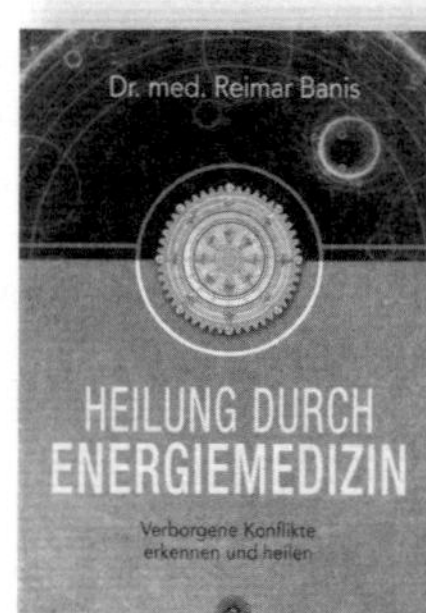

Große seelische Konflikte rauben Lebensenergie und beeinträchtigen erheblich unser Denken, Fühlen und Handeln. Der Autor, Heilpraktiker und Arzt mit Schwerpunkt Naturheilverfahren, zeigt in diesem Buch, auch an zahlreichen Fallbeispielen, wie mithilfe einer von ihm entwickelten alternativmedizinischen Methode, der Psychosomatischen Energetik (PSE), sowie homöopathischer Komplexmittel solche Konflikte, auch Traumata, erkannt und aufgelöst, Selbstheilungskräfte ausgelöst werden. Hier werden auch die Geschichte der Seelenforschung und ein neues Weltbild skizziert, das naturwissenschaftliche, schamanistische und tiefenpsychologische Erkenntnisse verbindet, die individuelle Seele als Erscheinungsmoment eines Reifeprozesses deutet.